事例でわかる
人間作業モデル

山田 孝●編著

協同医書出版社

序　文

　日本語版『人間作業モデル－理論と応用』の第4版が出版されたのは2012年6月だったが，その後間もなくして，協同医書出版社の関川さんから，人間作業モデル事例集を出版しないかという話をいただいた．私もそのようなことを考えていたこともあり，さっそくやりましょうと返事をした．構想はあったものの，具体化は進まず，2014年の年末を迎えてしまった．関川さんから強い勧めがあり，それではと重い腰を上げて，日本作業行動学会の機関誌である「作業行動研究」の事例報告から，事例を選んだ．以下にあげる事例は，筆頭筆者の名前をつけた事例論文と事例番号とする．

事例論文の流れ

　最初に選んだのは，自分の「作業に関する自己評価により，状態悪化を引き起こしていた友人との死別体験が明らかになった高齢障害者に対する支援」（事例5）であった．自分の書いた事例を最初に選び，それを再度書き直し，原稿として協同医書に送った．間もなく，レイアウトされた原稿が送り返されて来て，印刷にあたっていろいろな修正事項も書き添えられていた．私が自由に書き直すことができるという点では，私が共同執筆者になっている事例を選び出す方が好都合だと考えて，そのような事例論文を選び出していった．

　同時に，人間作業モデルの概説と評価法の説明があった方が良いのではないかということになり，人間作業モデルの歴史，概説と評価法の解説も書くことになった．それを書き上げた時点で，全体の想定ページ数から，全部で16事例にすることになった．選んだ事例は全部で30以上あったため，何度も読み返して，残り15の事例を選んだ．最近では急性期の事例報告も見られるが，まだ学術集会での報告にとどまっており，事例報告にはなっていない．したがって，入院場面は回復期リハビリテーション病棟に入院中のクライアントが中心となった．武山論文（事例1），牧山論文（事例2），宗形論文（事例3，4）である．次に維持期になり，介護老人保健施設に入所したり，通所リハビリテーションを利用したり通院していたり，訪問リハビリテーションを受けているクライアントとした．介護老人保健施設の事例は，山田論文（事例5），佐藤論文（事例6），篠原和也論文（事例7），長谷川論文（事例8）であり，通所リハビリテーションや通院場面は，篠原千春論文（事例9），石川論文（事例10），田村論文（事例11）であり，訪問リハビリテーション場面は，川又論文（事例12）と南論文（事例13）であった．次に，終末期場面は，早川論文（事例14）であった．井口論文（事例15）は介護老人保健施設の事例であり，青山論文（事例16）は精神科場面の事例であるが，この2論文は認知症高齢者の絵カード評価法（APCD）に関連する事例であるので，絵カード評価法を用いた事例という特別枠を設けることにした．評価法を中心にまとめると，作業に関する自己評価・改訂版（OSA

Ⅱ）を用いた牧山論文（事例2）や山田論文（事例5），人間作業モデルスクリーニングツール（MOHOST）を用いた長谷川論文（事例8）や篠原千春論文（事例9），興味チェックリストを用いた早川論文（事例14）などになるが，基本的には，回復期の病院－維持期の介護老人保健施設，通所リハビリテーション，通院や訪問リハビリテーション場面－終末期という流れを重視して，それらの場面での人間作業モデルの事例論文とした．したがって，絵カード評価法の2論文は例外的なものと理解していただければ幸いである．

　また，複数の論文は夫と妻というダブルシステムについて論じている．ダブルシステムというのは，笹田が最初に述べたもので，子どもをターゲットにして介入していたが，子どもだけにアプローチしていたのでは片手落ちだということに気づき，母親も巻き込んで母子双方にアプローチすることで，うまくいった事例を報告したことに始まる[1]．牧山論文（事例2），石川論文（事例10），田村論文（事例11）は笹田のダブルシステムを明確に念頭においで書かれたものであったが，南論文（事例13）もこれにあたると思われる．夫と妻のいずれかが障害を持っているが，もう一方の健常な夫や妻にも働きかけることで，円滑な作業療法が達成されたという論文である．そういう点に注目して読んでいただければ幸いである．

　また，武山論文（事例1），宗形論文（事例3）と佐藤論文（事例6）は，ともにナラティブ（語り）をテーマにした論文で，ナラティブに基づき，人生の物語を語ってもらうというものである．宗形論文（事例3）と佐藤論文（事例6）にあるような男性のクライアントは，仕事中心で働き続けて定年を迎え，そうこうしているうちに病気になり，機能障害になってしまったという方が多い．したがって，無趣味であり，やりたいこともないということになる．こうしたクライアントにあう作業が，人生を語るという作業である．男性のクライアントにお困りの方は，是非とも参考にされてはいかがかと思う論文である．

図表とリーズニング

　本事例集には，図表を統一して載せることにした．基本的には，初回評価の時点でのクライアントの問題に焦点を当てた図（これを「状態の説明／理論」とした）とMOHOのリーズニングの図，そして，介入を実施して最後にどのようになったかを示す図（これを「治療仮説と実施」とした）の3つの図をすべての事例に示した．このような図を示した論文もあったが，私の責任で単純なこれらの図に書き換えた．MOHOのリーズニング以外の図は，1991年にKielhofnerが来日して札幌と京都で講演をした時に示したOHPに書かれていたものを参考にしたものである．

　MOHOのリーズニングについては，人間作業モデルの概説（p.19〜）で説明をしているので参照してほしいが，ここではリーズニングそのものに触れておく．もともとはクリニカルリーズニングといったが，クリニカルとは医学の臨床を示すために，作業療法のリーズニングとなり，さらにMOHOのリーズニングになったという経緯がある．リーズニングは推論とか推理と訳されるが，皆さんがクライアントにある特定の事柄を提供している時の理由のことである．MOHOのリーズニングでは，クライアント中心であり，作業を提供することが重視され

ることになる．例えば，武山論文（事例1）では，クライアントにネット手芸をやってもらっている場面を見ることができる．では，なぜ武山さんはクライアントにネット手芸をしてもらっているのだろうか．武山さんは，そのクライアントに話を聞いたところ，昔は刺繍を楽しんでいたと語ったが，左片麻痺になって両手動作はできなくなったというクライアントの状態を考えると刺繍は難しいので，その代わりに針と糸で作品を作るというネット手芸を提案したところ，クライアントは「お世話になった人にプレゼントしたい」と興味を示したため，ネット手芸を提供していると語るであろう．このようなリーズニングは，クライアントの語り（ナラティブ）を重視するため，ナラティブ（叙述的）リーズニングと言う．クライアントの語りを重視するということは，クライアント中心であり，実際に趣味的な活動を提供していることから作業中心ということになる．このように，人間作業モデルは，意志，習慣化，遂行能力，環境と言う概念を重視しながら，クライアント中心で，作業に焦点を当てるというリーズニングを用いるのである．

　今回，残念ながら見送りになった事例論文は15論文以上に上る．また，今回は全事例が高齢期の事例であると言っても過言ではない．日本での事例報告は，高齢期で維持期という特徴があるようである．しかし，急性期の事例も，精神科や小児の事例も検討したいと考えているので，多くの方々が「作業行動研究」に事例報告をお寄せいただくように期待している．また，できれば事例集の第2集も考えたいと思っている．

2015年　夏　　山田　孝

文　献
1) 笹田　哲：就学前の精神発達遅滞児に対する母子ダブルシステムによるアプローチ．作業行動研究4：6-17, 1997.

編　者

山田　孝（やまだ・たかし）一般社団法人日本人間作業モデル研究所，東京保健医療専門職大学
　　　　　　　　　　　　　　リハビリテーション学部　作業療法学科，東京都立大学名誉教授

執筆者（五十音順）

青山克実（あおやま・かつみ）九州栄養福祉大学　リハビリテーション学部　作業療法学科
井口知也（いぐち・ともや）大阪保健医療大学大学院　保健医療学研究科
石井良和（いしい・よしかず）東京都立大学　健康福祉学部　作業療法学科
石川哲也（いしかわ・てつや）済生会神奈川県病院　リハビリテーションセラピスト科
岩永拓也（いわなが・たくや）医療法人水の木会萩病院　作業療法科
河津　拓（かわつ・たく）びわこリハビリテーション専門職大学　リハビリテーション学部
　　　　　　　　　　　　　作業療法学科
川又寛徳（かわまた・ひろのり）福島県立医科大学　新医療系学部設置準備室
京極　真（きょうごく・まこと）吉備国際大学　保健医療福祉学部　作業療法学科
小林法一（こばやし・のりかず）東京都立大学　健康福祉学部　作業療法学科
笹田　哲（ささだ・さとし）神奈川県立保健福祉大学大学院　保健福祉学研究科
佐藤晃太郎（さとう・こうたろう）介護老人保健施設あいぜん苑
篠原和也（しのはら・かずや）常葉大学　保健医療学部　作業療法学科
篠原千春（しのはら・ちはる）医療法人社団あずま会平安の森
鈴木憲雄（すずき・のりお）昭和大学　保健医療学部　作業療法学科
武山雅代（たけやま・まさよ）医療法人愛全会愛全病院　リハビリテーション部
田村浩介（たむら・こうすけ）株式会社いきがいクリエーション
野藤弘幸（のとう・ひろゆき）常葉大学　保健医療学部　作業療法学科
長谷川由美子（はせがわ・ゆみこ）介護老人保健施設あいぜん苑
早川　亮（はやかわ・あきら）医療法人ガラシア会ガラシア病院　診療技術部　リハビリテーショ
　　　　　　　　　　　　　　ン科
原田伸吾（はらだ・しんご）株式会社つむぎ
牧山大輔（まきやま・だいすけ）医療法人社団明芳会横浜旭中央総合病院　リハビリテーション
　　　　　　　　　　　　　　　センター
南　征吾（みなみ・せいご）大阪河﨑リハビリテーション大学　リハビリテーション学部　リハビ
　　　　　　　　　　　　　リテーション学科
宗形智成（むなかた・ともなり）あったか訪問看護ステーション
村田和香（むらた・わか）群馬パース大学

目 次

序文 iii

第1部 人間作業モデルの歴史 … 1
初版 ◆ 第2版 ◆ 第3版 ◆ 第4版 ◆ 時代とともに変化する理論におけるMOHOの位置づけ

第2部 人間作業モデルの概論と評価法 … 13
人間作業 ◆ MOHOの10の概念 ◆ リーズニングと評価 ◆ 治療

第3部 事例 … 27

1. 回復期リハビリテーション病棟での人間作業モデル

事例1 在宅に復帰した超高齢女性からみた回復期リハビリテーション病棟での作業療法の意味 …… 28
（武山雅代, 山田 孝, 村田和香, 小林法一）

事例2 回復期リハビリテーション病棟での作業療法によって主婦役割を再獲得した事例 …… 39
〜夫婦両者への作業に関する自己評価の活用〜
（牧山大輔, 笹田 哲, 山田 孝）

事例3 脳卒中で高次脳機能障害を経験し, 自殺したいと語った男性クライアントに対する回復期リハビリテーション病棟での作業療法 …… 49
（宗形智成, 山田 孝）

事例4 回復期リハビリテーション病棟で肯定的な人生物語を紡ぎ出し, 自宅復帰したADL全介助レベルの事例 …… 60
（宗形智成, 山田 孝）

2. 介護老人保健施設での人間作業モデル

事例 5 作業に関する自己評価により，状態悪化を引き起こしていた ……… 74
友人の死別体験が明らかになった高齢障害者に対する支援
（山田　孝, 石井良和）

事例 6 人生と自己を再構築する超高齢者との協業 ……… 83
〜100歳の自叙伝作り〜
（佐藤晃太郎, 山田　孝）

事例 7 脳卒中維持期の対象者に人間作業モデルを用いた ……… 98
作業療法実践の3事例
（篠原和也, 山田　孝）

事例 8 人間作業モデルスクリーニングツールの活用により ……… 115
認知症の行動障害の軽減に至った事例
（長谷川由美子, 山田　孝）

3. 通所リハビリテーションや通院での人間作業モデル

事例 9 通所リハビリテーションを利用する認知症高齢者に対する ……… 128
人間作業モデルスクリーニングツールを用いた作業療法の効果
（篠原千春, 篠原和也, 山田　孝）

事例 10「何もしたくない」と語った脳卒中後うつの女性が ……… 140
旅をすることで作業参加に至った一例
〜夫婦間における相互的社会的環境の良循環〜
（石川哲也, 鈴木憲雄, 京極　真, 山田　孝）

事例 11 通所リハビリテーションを利用する事例に対する ……… 149
役割再獲得のための作業療法介入
〜夫婦システムを考慮する必要性について〜
（田村浩介, 原田伸吾, 笹田　哲, 山田　孝）

4. 訪問リハビリテーションでの人間作業モデル

事例 12 1枚の絵はがきがもたらした変化からみる在宅生活支援 160
（川又寛徳, 山田 孝）

事例 13 作業同一性を反映した作業に焦点を当てた 169
訪問リハビリテーションがクライアント夫婦の
コミュニケーションと交流を深めた事例
（南 征吾, 野藤弘幸, 山田 孝）

5. 終末期での人間作業モデル

事例 14 作業に焦点を当てた介入により, ... 179
終末期に作業参加が改善した事例
（早川 亮, 南 征吾, 河津 拓, 野藤弘幸, 山田 孝）

6. 認知症高齢者の絵カード評価法を用いた実践

事例 15 認知症高齢者の絵カード評価法を用いた2事例 191
〜認知症高齢者に対するクライアント中心の考え方と
作業に焦点を当てた作業療法実践〜
（井口知也, 山田 孝, 小林法一）

事例 16 軽度アルツハイマー型認知症高齢者に対する 209
認知症高齢者の絵カード評価法を用いた作業療法
（青山克実, 山田 孝, 井口知也, 岩永拓也）

索引　223

第1部 人間作業モデルの歴史

人間作業モデル（Model of Human Occupation；以下，MOHO）は，1980年に発表された．American Journal of Occupational Therapy（アメリカ作業療法学雑誌．以下，AJOT）の1980年9月号から12月号の4回に分けて掲載された．その翻訳は「作業行動研究」誌に掲載されている[1-4]ので，興味のある方は参照してほしい．

　1980年という時代はどのような時代だったのだろうか．MOHOの提唱者であるKielhofner, G（キールホフナー）[5]は，以下のように述べている．

> 作業療法のほとんどのモデルが機能障害に注意を集中していた頃，そして，作業の重要性が再発見されつつあった頃（筆者注：1980年），MOHOは開発された．このモデルの意図は，作業療法の知識で見られたギャップを埋めることであり，また，クライアントの動機づけとライフスタイル，そして環境の流れを理解することで，機能障害に向けた焦点を補完することであった（p5）．

　つまり，当時の作業療法（以下，OT）のモデルは，運動学モデルや感覚統合モデルのように，機能障害に注目しており，機能訓練が全盛の時代であったが，Reillyが提唱した作業行動のように「作業」が重要であるという再発見がなされつつあった時代という背景であった．MOHOはそのような時に，作業療法士は理学療法士と同じような機能訓練ばかりをするのではなく，クライアントを実際に作業に就かせることこそが重要であるとして提起されたのである．このことは後に再度詳しく述べる．

　AJOTに掲載された1980年の4部作は，第1部[1]が「概念的枠組みと内容」，第2部[2]が「時間的適応の観点からの個体発達」，第3部[3]が「良性の循環と悪性の循環」，第4部[4]が「評価と治療的介入」と，現在の『人間作業モデル』改訂第4版[5]の構成とそれほど異なってはいない．図1は，第1部に掲載されたMOHOの説明図であり，これは『人間作業モデル』の初版[6]でも同じ図が用いられていた．

初版

　その5年後の1985年に，著書『人間作業モデル』の初版[6]が出版された．初版は執筆者がドイツとオーストラリアの各1人を含めて30名もいた．本は一年前には誰が何を書くかが決まるので，実質的には3年ほどの期間に，30名もの賛同者を得て書かれたということは驚きであり，Kielhofnerという人物の人柄が影響していたと思われる．初版は全562ページであり，421ページからは，読者自身にMOHOを当てはめてみるという演習と臨床的応用の演習があるのがユニークであった．例えば，個人的原因帰属とはどういうことなのかなどの解説と自分に当てはめる評価法のようなものが提供されていた．この試みは初版だけであったため，初版は厚くなった．全体で4部からなり，「第1部　モデルの理論的側面」では，開放システムとしての人間，各サブシステム，開放システムの力動性，作業機能障害などが説明されていた．「第2部　作業の発達」では，児童期，青年期，成人期，成人後期の説明である．「第3部　本モデル

第1部 ◆ 人間作業モデルの歴史

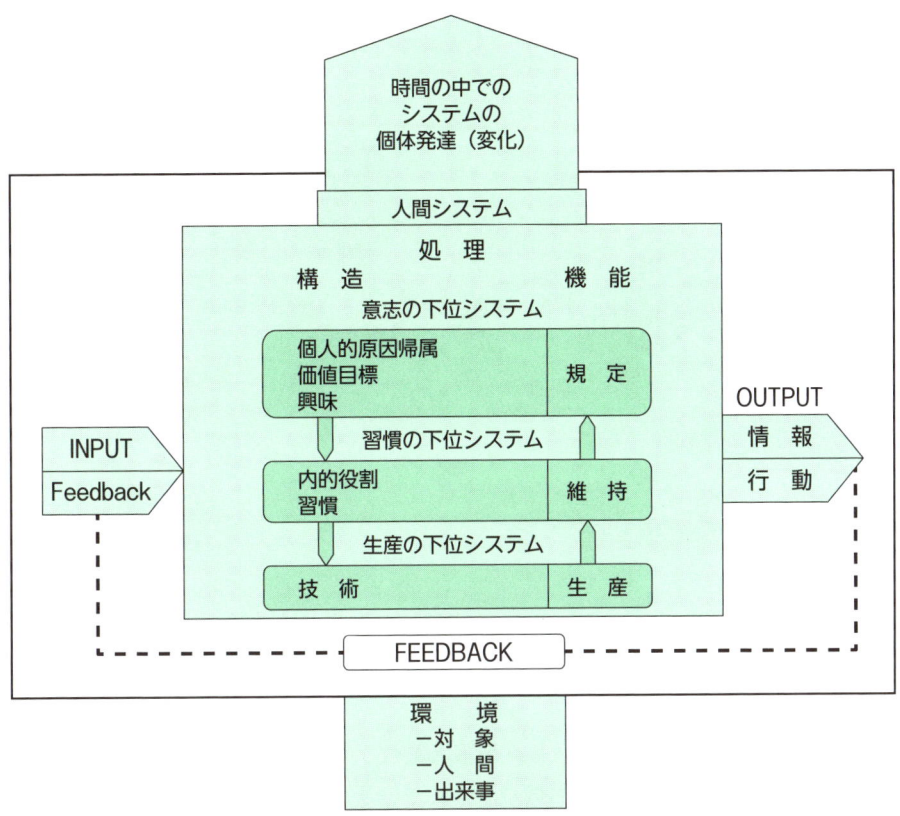

図1 ◆ 1980年のAJOTに掲載されたMOHO[1]

の包括的応用」では，治療計画，作業分析，プログラム開発などがあった．そして，「第4部 本モデルの特定領域への応用」では，身体障害，心理社会的障害，小児の機能障害，高齢機能障害，精神遅滞と，領域別で疾患別の19事例が報告されていた．初版は全18章からなっており，私が北海道大学から秋田大学に移った1990年に日本語訳が出版された．

第2版

初版の出版から10年後の1995年に，改訂第2版[7]が出版された．第2版の特徴は21名の執筆者で書かれ，うち6名がアメリカ合衆国以外の外国人であった．スウェーデン4人とカナダとチリが1名であった．このことはMOHOがこの10年間で国際化が進んだことを意味する．アメリカ合衆国内では，15名の半数以上の9名がイリノイ州の人であり，その意味ではローカルであったが，コロラド州の執筆者もいた．グローバル化といっても，スウェーデンに特化しており，執筆者という観点からは，まだまだローカルな理論であったといえよう．第2版は私が秋田大学から京都大学に移った1999年に日本語訳が出版され，410ページと薄くなった．

第2版の大きな違いは，部の構成がなくなり，第1章から第15章までの15章で，第10章までは，現在の第4版と同じような構成である．特にMOHOが基礎を置くシステム理論が，一

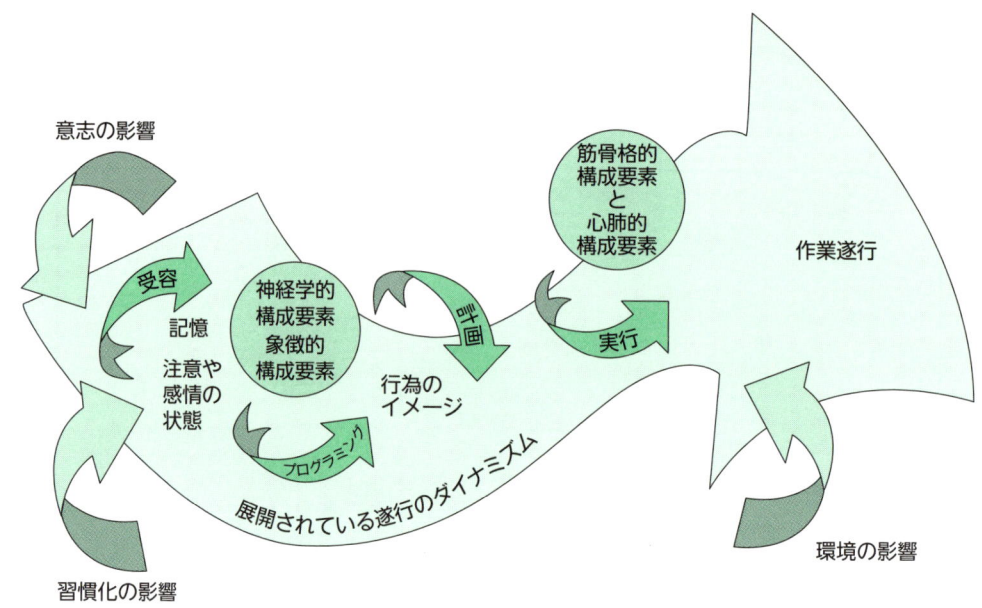

図2 ◆ 第2版のMOHO[3]

般システム理論からダイナミカルシステム理論に変わったため，第2章の人間システムが大きく変化した．事例は，第14章に11事例が示されていた．図2は，第2版のMOHOのダイナミックスを説明する図である．この図はダイナミックスを説明する良い図だと思っているが，第3版以後には消えてしまったので，私は今もこの図を使っている．

第3版

　第2版の出版から7年後の2002年に，改訂第3版[8]が出版された．第3版の執筆者は54名で，うち26名が外国人で，日本の林純子さんや台湾の方もおり，ヨーロッパではスウェーデンの9名ばかりでなく，イギリス5名，ドイツ，イスラエル各2名，フィンランド，ベルギー各1名おり，また，南米もチリとアルゼンチンが各1名と，国際化がいっそう進んでいた．28名のアメリカ人のうち19名がイリノイ州で，9名が東海岸を中心とした人たちであった．ここから見ると，国際化がいっそう進むと同時に，アメリカ合衆国でも広がりを見せていることがわかる．第3版は2007年に日本語訳が出版され，第2版から大幅に増えて626ページとなった．

　第3版の変化は，ダイナミカルシステム論が徹底してきたためか，システムとかサブシステムという言葉が使われなくなったことである．また，第2版は15章だったのに対して，27章とほぼ倍増したことである．それが第3版のページが大幅に増えたことに影響している．第I部の第10章は，第2版の第9章までと変わりがないが，「第3章 人間作業のダイナミックス」の内容が，第2版の「第2章 人間システム」から大きく変わった．ダイナミカルシステム理論がうまく説明されてはいたが，ダイナミカルシステム理論の理解は依然として困難であった．

第1部 ◆ 人間作業モデルの歴史

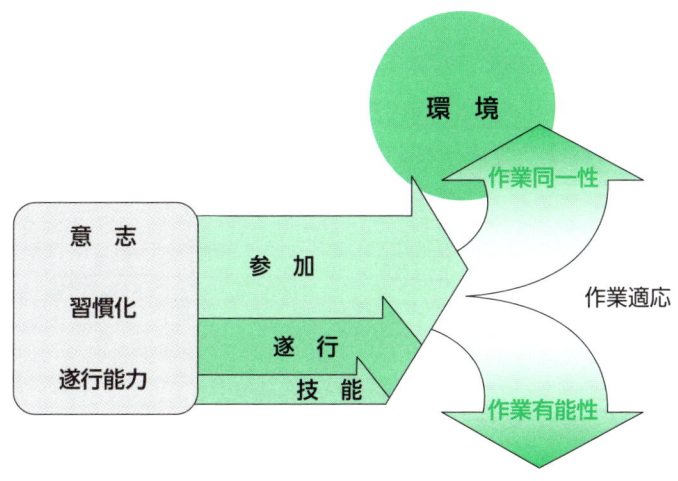

図3 ◆ 第3版のMOHO[3]

また，第2版では「第10章 作業機能障害」があったが，第3版では作業適応という概念とその下位概念である作業同一性と作業有能性という概念が入ってきたために，作業機能障害という概念そのものもなくなっている．第Ⅱ部は「MOHOを作業療法に適用するためのクライアント中心のアプローチ」となり，第11章から第20章と，第2版の第11章から第13章の3章よりも詳細な説明になった．「第Ⅲ部 事例の提示」は第21章から第25章と事例の見出しのような章立てとなり，20の事例が含まれた．第Ⅳ部は「第26章 プログラム開発」と「第27章 研究」と全く新しい内容になった．MOHOは研究を重んじ，エビデンスを作り出すという意気込みが伝わってきた．図3は作業適応の説明もある図であり，ダイナミックスも一部は説明できる．第4版も同じ図を用いている．

第4版

第3版の出版から6年後の2008年に，現在の改訂第4版[5]が出版された．執筆者は第3版とほぼ同じ53名で，外国人が28名と多くなった．内訳はヨーロッパがスウェーデン8名，イギリス5名，イスラエル2名，フィンランド，スイス，ドイツ各1名，北米がカナダ1名，南米がアルゼンチン2名，チリ，ブラジル各1名，アジアは日本2名，台湾1名であった．日本では私も著者の1人に名を連ねた．アメリカ人は25名で，イリノイ州が17名，その他が各州1名ずつ8州にまたがっていた．このことから，MOHOはアメリカ合衆国でも全国に広がり，世界的にはますます広がっていることがわかる．このことは，第4版によると，「MOHOに基づく評価法と出版物は，今では20以上の言語で利用できる（p2）」とされていることからもわかる．

第4版は，第3版と大きな違いはない．「第3章 人間作業のダイナミックス」が，ダイナミカルシステム理論を前景に出さずに説明するという新しいやり方で説明しており，いっそうわかりやすくなった．第3版の第18章と第19章が，第4版では第13章と第14章になるなど，

章立てが異なっており，評価と介入を続けて説明していること，第Ⅲ部を評価法としたこと，第Ⅳ部の事例が，第3版の20事例から第4版では14事例になっていること，第Ⅴ部に「第25章 人間作業モデルの実践の証拠」と「第27章 人間作業モデル，ICF，作業療法実践枠組み」に関する章が新たに設けられたことが新しい点である．

このように改訂版を見てくると，第2版と第3版では大きく異なっていることがわかる．第2版しか持っていないと，今日的なMOHOを論じることは難しいことが理解できるであろう．MOHO講習会を各地で開催しており，そこで第4版を販売しているので，是非とも購入していただければ幸いである．

Kielhofnerの奥様であるRenée R Taylorさん（イリノイ大学シカゴ校作業療法学科教授で，臨床心理士）から，2015年2月28日にメールがあり，「キールホフナーのMOHO 第5版」という名称で，2016年に出版したいから，第4版と同じように書いてくれないかという依頼があった．2016年に第5版が出版されると，またまた翻訳に忙しくなることだろう．

時代とともに変化する理論におけるMOHOの位置づけ

1 変化する理論

Kielhofnerは，1977年に，OTが正式に誕生した1917年から60年後の1977年までのアメリカ合衆国の歴史を「アメリカにおける作業療法の60年：その同一性と知識の変遷について」[9]と題して，AJOTに発表し，当時の作業療法士（以下，OTR）に衝撃を与えた．Kielhofnerが南カリフォルニア大学大学院を修了したのは1975年なので，その2年後ということになる．弱冠28歳の若者がアメリカ合衆国の作業療法の歴史を書いたのであるから，アメリカ合衆国のOTRたちはショックであったであろう．彼は，知識は蓄積的に増加するという当時の考えを否定し，知識は科学における「革命」のように劇的に変化し，以前には当たり前のこととされていたことがまったく顧みられなくなってしまうとするKuhn, T（キューン）の「科学革命」[10]という考えを用いて，アメリカ合衆国のOTの歴史を検討した．Kuhnは科学史家であり，物理学の知識がどのように発展したかという検討の中で，ある学問領域のメンバーが1つの見方を共有することで団結していることを明らかにした．彼はその学問領域のメンバーが焦点を当てた見方，中核的構成概念，そして，価値によって，見方を共有し構成すると考え，この共通の見方をパラダイムと呼んだ．パラダイムが科学革命によって変化していくと考えたのである．

2 パラダイムの変化

Kuhnは，科学革命は前パラダイム期，パラダイム期，危機期，そして，パラダイム期への回帰という流れを取ると考えた（図4）[10]．前パラダイム期の間に，ある領域を形成しようとする最初の考えが出現し，相対する考えも出てくるが，そのうち，その領域のメンバーが共通の

第1部 ◆ 人間作業モデルの歴史

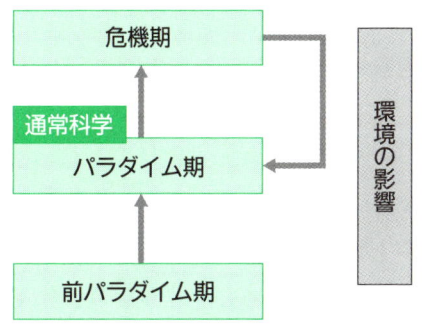

図4 ◆ パラダイムの発展段階[10]

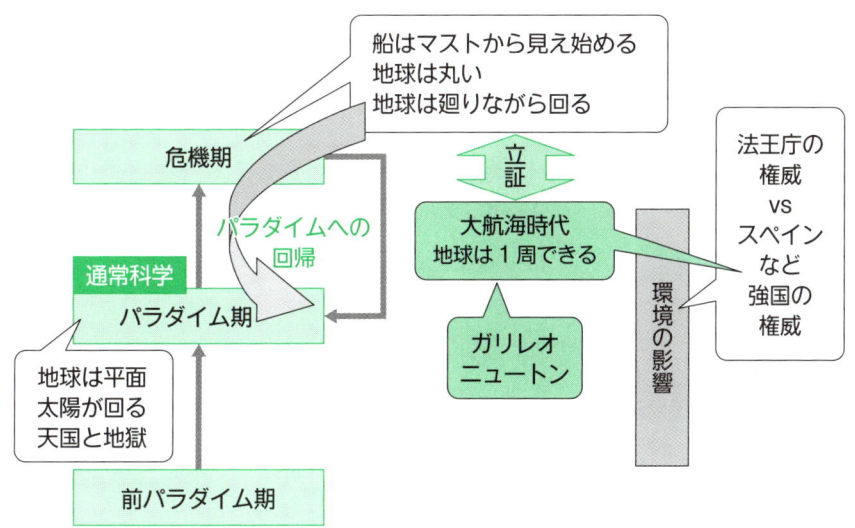

図5 ◆ パラダイムの例

考えを明瞭に表現し承認すると，その考えがパラダイムとなりパラダイム期となる．パラダイム期に，科学は通常の形で情報を蓄積していくが，時間とともに，そのパラダイムは現実を反映したものではなくなってくる．パラダイムが拒否される理由は，強力な部外者による批判や，その領域で新たな問題を扱う上でのそのパラダイムの無能力ということなどがある．Kuhnは，あるパラダイムから別のパラダイムへの転換は，その領域のメンバーが古いパラダイムの原理を拒否して，危機という状態を引き起こすとした．新しい考えである新パラダイムが明瞭に表現され，受け入れられた時に，危機は終わり，パラダイムの転換が完了する．パラダイムが転換した時，その領域のメンバーにはそこにある世界が根本的に異なって見える．専門職におけるパラダイムの転換は，メンバーが共有する実践の同一性と視点を変えることになる．このようなパラダイムの変化は，知識がゆっくりと徐々に発達するという考えに挑戦し，急進的な変化という段階を通して，ある領域の最も基本的な見方が変化するというものである．

　例えば，14世紀まで，地球は平面で，太陽が地球のまわりを回ることで昼と夜になると考え

られていた．そうしたパラダイムのもとで，天文学（宇宙物理学）の知識が収集されていた．ところが，技術の進歩により遠眼鏡が作られると，船乗りは船がマストから見えてくることを知った．舳先からではなく，マストから見えるということは，地球が丸いからなのではないかという考えが生まれた．ガリレオのような物理学者が「地球は丸い」と主張したが，ローマ法王庁は聖書の記載を絶対であると考えて，ガリレオに自説を曲げるよう迫害したことはよく知られている．当時の現世の権力を握っていたスペインやポルトガルの王は，ローマ法王庁の権威を失墜させるためには，「地球は丸い」ということを証明するだけで良いと考え，イザベラ女王はコロンブスのスポンサーになり，「地球は丸い」ことを証明した．そこで，地球は平面であるというパラダイムから，地球は丸いというパラダイムへの急激な変換（科学革命）が起こったのである（図5）．

3 アメリカ作業療法史のパラダイムの変化

　Kielhofner[9]は，このようなデザインにより，アメリカ合衆国のOT史を検討し，知識，つまり理論が時代によって変化したことを明らかにした（図6）．それによると，19世紀までのOTの前パラダイム期では，後にOTの基本的な考え方になった道徳療法という考え方と，後に精神医学となった科学的指向性をとる考え方の両者が，精神障害者のケアの覇権を争っていた．その結末は科学的な考え方（精神医学）が勝利をおさめた．しかし，20世紀に入ると，道徳療法の再生を願い，OTと呼ぶ仕事に価値を認める人々が出現し，作業療法士（以下，OTR）になっていった．この過程には，アーツ・アンド・クラフツ（arts and crafts）運動[脚注1]や，アメリカ陸軍が1917年にreconstruction aids（機能再建助手）[脚注2]という制度を新設したことは見逃すことができない．このようにして生まれた人々が1917年に「全米作業療法推進協議会」という専門職団体を結成した．この団体の人々がOTをどのようにとらえていたかは，OTの最初の30年間の文献を見ると，かなりの合意がみられていたことを示している．作業への参加は人間のニーズであり，作業は健康な生活を導き，また，時間の使用を組織化する習慣と役割に依存すること，精神と身体は複雑に結びついていること，作業への参加が中断された時に障

脚注1：アーツ・アンド・クラフツ（arts and crafts）運動
19世紀末にイギリスのモリスにより主導された運動で，美術工芸運動とも呼ばれる．産業革命の結果，ベルトコンベアで大量に作られた，安価だが粗悪な商品があふれていたのを見て，モリスは中世の手仕事に戻り，生活と芸術を統一することを主張した．自分で商会を設立し，インテリア商品などを製作販売した．アーツやクラフツが健常な人にも良いのならば，障害を持つ人にはなお良いのではないかということになった．OTはそのような流れをつかんだと言われている．

脚注2：reconstruction aids（機能再建助手）
アメリカ合衆国で第一次世界大戦中に，ヨーロッパ戦線で負傷した傷痍軍人に対して，国家がきちんとリハビリテーションを行わなければ，次に戦争に行ってくれる若者は激減するかもしれないという雰囲気が高まってきた．その結果，軍医と看護兵（看護師）しか医療職がなかった陸軍に，1917年に機能再建助手というポストが新設された．その第Ⅰ種は基本的な身体運動機能の訓練にあたる人とされ，後に理学療法士になった．第Ⅱ種は基本的な職業訓練（職業前訓練）にあたる人とされ，後に作業療法士になった．国家が新しいOTのような職業を新設したということで，その民間の受け皿として作られたのが全米作業療法推進協議会であった．OTは職業訓練をするという認識があった当時を考えてみることは，現状を打破することにつながるかしれない．

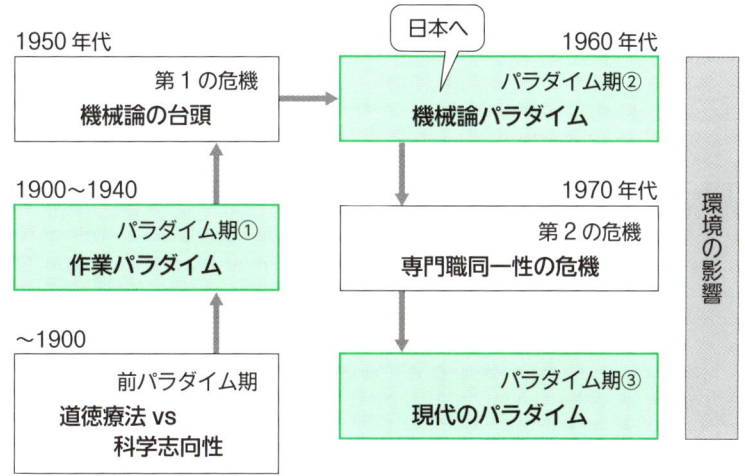

図6◆作業療法のパラダイムの変化[9]

害が起こること，そして，作業は失われた機能を再生する治療的道具として適していることなどを示していた．これをKielhofnerは作業パラダイムと呼んだ．作業パラダイムの中心概念は，興味，価値，有能感，習慣，役割，技能，環境であり，これらの概念は後にReilly,Mによって作業行動として再生され，KielhofnerによってMOHOという形で再現されている．

しかし，1940年代に入ると，チームリーダーである医師から，OTは理論的に妥当性と経験的事実を確立すべきであるとする圧力を受けるようになった．治療はどのような人を，何によって，どのように，そして，どの程度改善させるのかということを説明することが必要だが，OTにはそのような理論はなく，OTはそうした理論を早急に持つべきであるという批判であった．また，病理学に基礎を置く医学のように，要素還元論を採用するようにという要請もあった．OTRの中にもそうした考えを受け入れて，OTはそのような科学的な考え方（還元主義）を持つべきであるとする人々があらわれた．1950年代に，OTの理論は機械論パラダイムへと変化した．機械論パラダイムは，身体障害では運動学モデル，精神障害では精神分析モデル，発達障害では感覚統合モデルという3つのモデルを作り上げた．

しかし，1970年代に入ると，機械論パラダイムは，OTと理学療法（Physiotherapy；以下，PT）や心理療法の違いを説明することができないという大きな問題があると指摘する声が上がった．また，機械論の還元主義という見方と対立するシステム理論という考え方がOTの中にも広まってきた．そこで，中心的な焦点を作業に当てるべきであるとする考え方，作業を求める人々の動機づけへの認識の高まり，作業役割と習慣の影響，適応を支援したり妨げたりする環境の重要性などを中心とする作業行動という新たなパラダイムが起こっているとKielhofnerは考えた．まさにこの流れの中で，1980年にMOHOが提唱されたということは，新たなパラダイムとして立候補したと考えることができよう．以上がOTの歴史分析であるが，最近，Kielhofnerはこの考え方を進化させているので，興味のある方はそちらをご覧いただきたい[11]．

4　日本人がなぜアメリカの作業療法史を学ぶのか

ところで，私たちは日本人であり，なぜアメリカ合衆国のOTの歴史を学ぶ必要があるのかという疑問を持つかもしれない．しかし，日本のOT史を見ると，OTは1963年に主にアメリカ合衆国から輸入されたことがわかるので，アメリカ合衆国のOT史を学ぶことは意味があるといえる．

日本では，1963年（昭和38年）に最初の作業療法士養成校であった国立療養所東京病院附属リハビリテーション学院が創設されたが，そこで最初にOTの専門科目を教えた人は誰だったのだろうか．後に成立する「理学療法士及び作業療法士法」では，OTの専門科目はOTRが教えることとされることがわかっていたため，当然，OTRが教えた．しかし，日本にはOTRが一人もいないという状況の中で，誰が教えたのであろうか．当時の厚生省は世界作業療法士連盟（World Federation of Occupational Therapist；WFOT）に援助を仰ぎ，WFOTはOTRの教官を募集してくれた．実際に来たのはアメリカ合衆国を中心とするOTRであり，次々と日本にやってきてOTを教えてくれた．その数は41人にのぼるといわれている[12]．このようにして，初期の日本のOT教育はアメリカ人のOTRの教師に依存することになった．

OT教育の特徴に長い臨床実習があるということは，昔も今も違いはない．昔は臨床教育時間数が長く，1,080時間（24週間）にも上っていた（現在は810時間，18週間）．臨床教育指導者もまた，OTRであるという条件があるが，当時はまだOTRはいないという時代だった．その当時，日本のOT学生はどこで臨床教育を受けたのだろうか．

日本のOT学生はアメリカに行ったのである．物理的にアメリカに行ったということではなく，国内にあるアメリカに行ったのである．つまり，治外法権がある在日米軍基地内の病院のOTRの指導によって臨床実習を受けたのだった．米軍基地は，当時は今よりも数も多く，そこで多くのOTRが患者の治療にあたっていた．その人々に実習指導を受けたということは，養成校のOT教師と同様に，1965年頃のアメリカ合衆国のOTがストレートにわが国に入ってきたことを意味する．

図7は，国立療養所東京病院附属リハビリテーション学院の第2期生の卒業式の記念写真である．前列右側に軍服を着た外国人がいるし，私服の外国人もいる．最後列にも私服の外国人がいる．この外国人たちはアメリカ合衆国の軍人で，OTRたちと理学療法士たちで，卒業式に招待された実習指導者たちであった．

その頃のアメリカ合衆国のOTは，機械論パラダイム（すなわち，機能訓練）の全盛期であって，OTとPTの区別がつかないようなOTであった．例えば，クライアントの機能訓練のためには，PTの運動療法の手技も積極的に取り入れるというのが当時のOTであった．本家のアメリカ合衆国は，1970年代になると，機械論的パラダイムではやっていけないということになり，パラダイムを転換させて，初期のパラダイムへの回帰を含めた作業行動パラダイムの方向に転換したが，わが国のOTはそのままの状態が続いてきたと見ることができよう．MOHOはまさにそのような時に提起された．その意味で，機能訓練ではないMOHOを学び，適用す

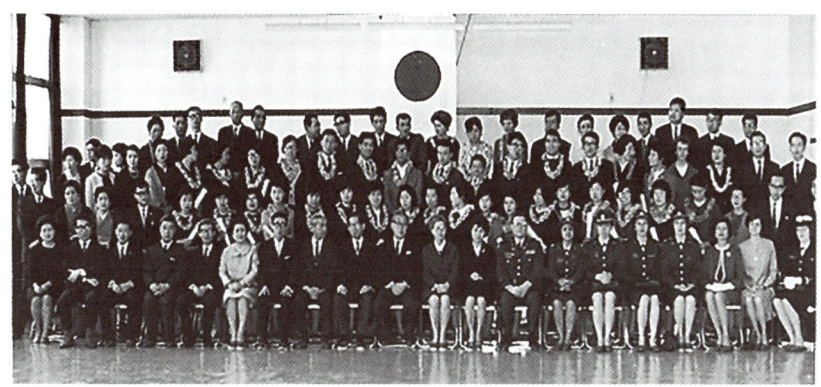

図7◆国立療養所東京病院附属リハビリテーション学院2期生の卒業式（1967年）の記念写真．前列右に並んだアメリカ人軍人（作業療法士，理学療法士）に注目（菊池恵美子先生提供）

ることには，機能訓練主体の流れにブレーキをかけるかもしれない．こうした歴史を学んだ以上，わが国のOTもパラダイムの転換をはからなければならないということを自覚しなければならない．パラダイムの転換はMOHOを学び，クライアントに適用し，効果を検討することで達成されるであろう．

文献

1) Kielhofner G, Burke JP（山田 孝・訳）：人間作業モデル．第1部 概念的枠組みと内容．作業行動研究12：50-61, 2008.
2) Kielhofner G（山田 孝・訳）：人間作業モデル．第2部 時間的適応の観点からの個体発達．作業行動研究12：142-150, 2008.
3) Kielhofner G（山田 孝・訳）：人間作業モデル．第3部 良性の循環と悪性の循環．作業行動研究13：58-66, 2009.
4) Kielhofner G, Burke JP, Igi CH（山田 孝・訳）：人間作業モデル．第4部 評価と治療的介入．作業行動研究13：210-222, 2009.
5) Kielhofner G（山田 孝・監訳）：人間作業モデル－理論と応用，改訂第4版．協同医書出版社，2012, p5.
6) Kielhofner G（山田 孝・監訳）：人間作業モデル－理論と応用．協同医書出版社，1990.
7) Kielhofner G（山田 孝・監訳）：人間作業モデル－理論と応用，改訂第2版．協同医書出版社，1999.
8) Kielhofner G（山田 孝・監訳）：人間作業モデル－理論と応用，改訂第3版．協同医書出版社，2007.
9) Kielhofner G, Burke JP：Occupational Therapy After 60 Years：An Account of Changing Identity and Knowledge, American Journal of Occupational Therapy 31：675-689, 1977（山田 孝・訳：アメリカにおける作業療法の60年：その同一性と知識の変遷について．作業行動研究5：38-51, 2000）．
10) Kuhn T（中山 茂・訳）：科学革命の構造．みすず書房，1971.
11) Kielhofner G（山田 孝・監訳）：作業療法実践の理論，原著第4版．医学書院，2014, pp10-77.
12) 矢谷令子：作業療法学概論，第2版．協同医書出版社，2000, p240.

第2部 人間作業モデルの概論と評価法

人間作業

人間作業モデル（以下，MOHO）[1]は，特に作業に焦点を当てたクライアント中心の理論であり，実践のために研究され，開発されてきた．人間作業という概念は，人間の生活のほとんどを特徴づけている物理的および社会文化的な環境の中で，仕事，遊びや余暇活動，日常生活活動（activities of daily living；ADL）を行うことを指している．仕事（work）とは，介護などのサービスや商品を他人に提供する活動であり，支払いを受けるかどうかは問わない（ボランティアでもよい）．遊び（play）や余暇活動とは，自分自身のために行われる活動である．ADLとは，身辺処理と自己維持のために必要な一般的な生活課題であり，身繕い，入浴，食事，家の掃除，洗濯といった活動である．これらの3つは，お互いに日常生活の経過の中に織り込まれており，ときには，重複していることもある．

人間が行うことは，時間と空間という物理的な枠の中にある．また，人間は，行為と意味という共通の世界を共有する社会文化的存在でもある．このように物理的環境と社会的環境の中で，作業を行うことが人間作業なのである．

MOHOは，国際的な作業療法（以下，OT）の実践において，作業に焦点を当てたモデルとして最も広く使われている．アメリカでは，最近，作業療法士（以下，OTR）に対するランダムサンプリングによる全国調査の結果，OTRの80％が自分の実践にMOHOを使っているとしていた[1]．これらのOTRは，MOHOが自分のOTの見方と合致しており，また，自分のクライアントのニーズを反映しているために，MOHOを選んだとしていた．

MOHOの10の概念

MOHOは，作業がどのように動機づけられているのか，行為の再現パターンは何か，そして，遂行のための驚異的な能力はどのようなものなのかを説明する．これらはそれぞれ意志，習慣化，遂行能力と呼ばれる．MOHOでは，このように，人間を意志，習慣化，遂行能力という3つの相互に関係する構成要素からなると見る．そうした意志から遂行能力までの広範囲の現象の説明を提供することで，人間作業に対する幅広く総合的で，全体論的な見方を提供する．MOHOは人間の内部にある意志，習慣化，遂行能力という3つの概念が，環境との交流によって，作業適応の状態が生まれるとする．

意志は，著書[1]の第4章に書かれているように，「個人的原因帰属（能力の自己認識）」，「価値」，「興味」という3つの下位概念からなる．**習慣化**は第5章に書かれており，「習慣」と「役割」の2つの下位概念からなる．**遂行能力**は第6章と第8章に書かれており，客観的遂行能力と主観的遂行能力からなり，さらに技能という形になる．技能には，「運動技能」，「処理技能」，「コミュニケーションと交流技能」の3つがある．**環境**は第7章に書かれており，「社会的環境」と「物理的環境」の2つがある．MOHOを適用するということは，自分のクライアントをこの合計10の下位概念を明らかにすることである．なお，第3版[2]から，人間と環境の交流のな

かから作業適応が生まれるが，作業適応には作業同一性と作業有能性があるとされている．

1 意 志

意志は，人間が自分の行為を予測し，選択し，経験し，解釈する時に生じる世界の中での一人の行為者としての自分に関する考えと感情を指す．例えば，自分はうまくできる人であるとか，自分は病気のためにできなくなってしまったなどと考えることである．人は日常生活で行うことを選択するが，この選択に対する動機づけが意志である．人は興味があり，価値があると認識し，自分自身ができると信じることに基づいて選択するのである．

意志的な感情や考えの内容を説明する概念が，個人的原因帰属（能力の自己認識），価値，興味である．個人的原因帰属は能力や有効性に関する自己認識であり，価値は行うことに重要性や意味を見出すことであり，興味は行うことに楽しみや満足を見出すことである．この3つは，毎日の生活の中で相互に関係する認知的で情緒的な複合体，つまり意志へと織り込まれていく．意志は自分が行ってきた物事，行いつつある物事，行うであろう物事に抱く考えや感情に反映されている．この意志的な考えや感情は，作業を予測し，選択し，経験し，解釈するにつれて，時間をかけて生じる．これは意志の過程と呼ばれる．

例えば，私たちはあることを「やってみませんか」と言われると，それが「面白そうだな（興味）」と思い，できそうだな（個人的原因帰属）と予想すれば，「やってみます」と言ってその作業を選択する．そしてしばらくの間，その作業を経験し，うまくできたとすると，後で自分を振り返って，自分はうまくできた，うまくできてうれしかったなどと解釈する．この場合は，意志は円滑に展開し，発達していくことになる．一方，あることを「やりませんか」と言われて，それが面白そうではないし（興味なし），自分にはうまくできそうには思えない（個人的原因帰属）と予想すると，選択しないとなる．選択されないのだから，当然経験することもない．しかし，後になって，どうして自分は声をかけてくれた時に断ってしまったのだろうかとか，自分は何もできない存在なのかなどと解釈すると，意志は否定的な方向をたどることになる．

予想とは，行為に対する潜在能力や期待を認知し，反応する過程である．選択には活動と作業の2種類の選択がある．活動選択とは，作業活動に出入りするための短時間の熟慮された決定であり，作業選択とはある作業役割に入ったり，新たな習慣を身につけたり，あるいは，個人的企画にとりかかるといった熟慮の上での約束である．例えば，私たちはOTRになると自分に約束して，3年間以上の年月を経てOTRになったが，これは作業選択である．経験とは，遂行のまっただ中にあって創発してくる直接的な考えや感情である．解釈とは，遂行を自分自身や自分の世界に対する意味という点から思い出したり，反省したりすることであるとされる．

2 習慣化

私たちが毎日行っていることのほとんどは，自分が以前に行ったことと同じようなことである．自分がこれまでの日々を作り上げてきたように，今日もそうしている．私たちは慣れ親しんだことをやっているにすぎないのである．例えば，私たちは，これまでの出会いを真似て他

人と交流しているし，以前と同じようにやり遂げようとして課題に従事しているし，自分がしていることを計画したり反省したりすることなしに，こうした日課を自動的に行っているにすぎない．これが習慣化である．習慣化は役割と習慣によって導かれる．

　私たちが行うことの多くは，配偶者，親，勤労者，学生などとして行われている．私たちはそのような役割を取り入れた（内在化した）後に，自分の役割を反映するやり方で行動している．この役割の内在化は，その役割に属する同一性，外見，動作をとることを意味する．このように役割とは，社会的および個人的に定義された立場と，それに関連する態度や行為を取り入れることである．

　私たちは，自分をある立場や地位を占めていると認識するがゆえに，また，自分をこうした役割を持つ人として行動していると経験するがゆえに，自分を学生，勤労者，親などと見ている．役割同一性は，他人が自分をある特定の立場を占めていると認識し，対応する時に生み出される．また，人々は内在化した役割台本があるために，与えられた役割をどのように行うのかを知る．この台本は人が他人をどのように認識し，コミュニケーションをとり，判断し，働きかけるのかを組み立てる一連の図式からなる．役割台本は，どのような種類の交流や行為が起こるはずかを予想するために，人々に様々な出来事の意味を理解させることになる．

　習慣は，慣れ親しんだ環境や状況の中で，首尾一貫した一定の方法で，自動的に反応したり遂行したりするために獲得された傾向である．物事を行う習慣的なやり方から遊離するのは，慣れ親しみのなさである．したがって，習慣は慣れ親しんだ出来事や文脈を認識するための，また，行為を導くための内在化された評価能力として作用する．つまり，習慣は，周囲の世界で起こっていることを適切に評定し，行為を構成する方法を私たちにもたらすのである．習慣になるのは，行為が有効であると証明され，そして，何度も繰り返された後にのみである．例えば，間違った道を曲がってしまっても，時間が経つにつれて，そのような非効率的で非効果的な行為はなくなっていく．このように旅行の反復は，目的地に到達する一連の曲がり角を覚えさせ，結局は，その場所に進ませることになる．課題の全体的な範囲の中で，人々は，時間が経つ中で何かをするうまいやり方と認識された事柄を取り入れて，行為を遂行するやり方を定着させる．

3　遂行能力と技能

　エンジントラブルに取り組んでいる整備士に「何をしているのですか」と尋ねると，以下のような3つの答えが出る．第1は，私は仕事に就いています．第2は，私はエンジンを調整しています．第3は，私は一連の計算された判断と運動の動作（チューニング）を行っていますという答えである．第1は作業参加，第2は作業遂行，第3は作業技能ということができる．

　作業参加とは，ある人の生活状況への関与を指す．参加は，人々の生活の中での経験とともに，社会への参画を意味する．個人の社会文化的流れの一部であって，個人の健全な状態にとって望ましく，必要な仕事，遊び，日常生活活動への従事を指して用いられるものである．この従事は，客観的な遂行だけでなく，主観的な経験も含まれる．

作業遂行とは，以下の例を考えるとわかりやすい．例えば大工の仕事には，壁の組み立て，屋根の張り付け，ドアや窓の取りつけといったことがある．その人の遊びには，毎週末のポーカー，釣り，サイクリング，友人とのスポーツへの参加などがある．この人のADLには，シャワーを浴び，服を着，収支を計算し，食事の準備をすることがある．私たちが行っているこうした区分された事柄が作業形態である．それは，私たちが認識し，名前を付けることができ特有な目的，構造，外観を持っている．人は，そうした作業形態を行っている時に，作業遂行をしているということになる（つまり，やり遂げようとしている，あるいは，文字通りに，その形態を行っている）．

どの作業遂行の中にも，多くの区分された合目的的動作がある．例えば，サンドイッチを作るということは，サンドイッチの材料を集め，これらの材料を扱い，必要なステップを順序立てて行うことといった合目的的動作を行うことである．作業遂行を作り上げているこうした動作は技能と呼ばれ，人が遂行している間に用いる観察できる目標指向的な動作である．

MOHOでは，技能には運動技能，処理技能，コミュニケーションと交流技能の3種類があるとする．運動技能とは，自分自身や課題対象物を動かすことを指し，身体を安定させたり，曲げること，対象物を把握したり，持ち上げたり，移動するといった動作である．処理技能とは，時間の中で動作を論理的に配列したり，適切な道具や対象物を選択したり使用すること，問題に出会った時に遂行を適応することを指す．これには，対象物を選択したり，空間内に組織立てるといった動作や，遂行のあるステップを開始したり終了したりする動作がある．コミュニケーションと交流技能とは，意図やニーズを伝達すること，他人と一緒に行為を行うために社会的に動作を協調することを指し，ジェスチャーをしたり，他人との身体的な接触をしたり，話したり，他人と交流を始めたり協業したり，自己主張をすることなどがある．

4 環 境

私たちは，特定の地理的領域に住んでいる（例えば，荒川区）．私たちは，社会の一部を占めている．私たちは，特定の文化の一員である．私たちは，ある住居に住み，近所，農村，町，あるいは都市を毎日移動している．私たちは，自分を取り囲み，使っている物や道具を持っている．私たちは，日課として交流する人々の中で生活している．これらのことが全て環境である．

環境は物理的環境と社会的環境に大別される．物理的環境は空間と対象物に分けられる．作業は自然空間と人工的空間で行われる．自然空間の物理的特性は，天候，行動の機会，支援，要請を提供する．作業は，OT室といった特殊な人工的空間でなされることが多い．人工的空間は文化を反映しており，文化への手段でもあるため，行為のための特定の機会と制限をもたらす．対象物とは，私たちが交流し，その特性がそれらを用いて行うことに影響する自然発生的な物と作られた物である．どんな対象物があり，どのように構成されているかは，空間と文化的習慣の目的に依存する．対象物は作業に影響を及ぼす．私たちは，興味や活動のパターンの確立を反映し，自分が何者かを反映する対象物で自分を取り囲む傾向がある．対象物の象徴

的意味は，それらを使うやり方をどのように支援したり要求したりするのかに影響を及ぼす．

社会的環境は社会的集団と作業形態とに分けられる．社会的集団とは，様々な公式的・非公式的な目的のために集まってくる人々の集合で，その中で私たちが行うことに影響する．社会的環境の代表例は家族である．私たちに役割を果たす機会をもたらしたり要求したり，集団の雰囲気，規準，風土に従って形作られる社会的空間を作り，時間を越えて持ちこたえ，内部組織を持ち，価値と興味といった持続的な雰囲気は集団の特徴であるため，人々はそれと同じ価値と興味を得る傾向があり，また，役割は集団の文脈の中で学習されるために，ある人が利用できる集団はその人が利用できる役割にも影響を与えるという特徴がある．

作業形態とは，ある目的に向けられ，集団の知の中に維持され，文化的に認識でき，名づけられる慣例的な一連の行為のことである．作業形態は典型的なやり方や慣例に従い，常に何らかの認識できる目的に向けられ，文化は作業形態とその意味を作り出し，支える事で物事を行う機会を提供し，それ自体は，私たちがそれを遂行するたびに，私たちに特定の影響を及ぼし，社会環境の中で利用できるという特徴がある．

5 作業適応

作業適応とは，自分の環境の中で，肯定的な作業同一性を構築することと時間の経過の中で作業有能性を達成することとされる．この定義は，作業適応は区別されるが相互に関係する2つの要素を持つことを認識している．この定義はまた，適応がその機会，支援，制限，要求を伴う特定の流れの中で生じることを示している．

作業同一性とは，ある人が作業参加の個人史から作り出す作業的存在として，自分は何者であり，どのような存在になりたいのかという複合的な認識と定義される．ある人の意志，習慣化，生きた身体としての経験の全てが作業同一性へと統合される．したがって，作業同一性は複合体として以下のものを含んでいる．行為に対する自分の能力と有効性の認識（個人的原因帰属），行うことに興味と満足を見出すこと（興味），自分の役割や関係により定義されたものとしての自分は何者かということ（役割），自分が行う義務があるとか重要であると感じていること（価値），生活の慣れ親しんだ日課の認識（習慣），自分の環境，そして，それが何を支援し何を期待しているかという認識（遂行能力）ということである．

作業同一性は，自分が何者であったのかという理解と，自分の将来への希望と可能な方向性という認識へと組織化される蓄積された生活経験を反映している．それは自己の定義の手段として，また，次になされる行為のための青写真として，役立つ．予備的研究から，作業同一性は，自己評価から始まり，生活から自分が望むことの責任を受け入れ，そのことを知るといったますます挑戦的な要素へと広がる連続体として示される．このように，作業同一性の構築は，経験からの能力と興味の自己認識に始まり，自分の望む価値に根ざした将来像を作り上げることへと広がるもののように思われる．

作業有能性とは，私たちが自分の作業同一性を反映する作業参加のパターンを維持することである．このように，同一性は自分の作業的生活の主観的意味と関係しているが，一方，有能

第2部 ◆ 人間作業モデルの概論と評価法

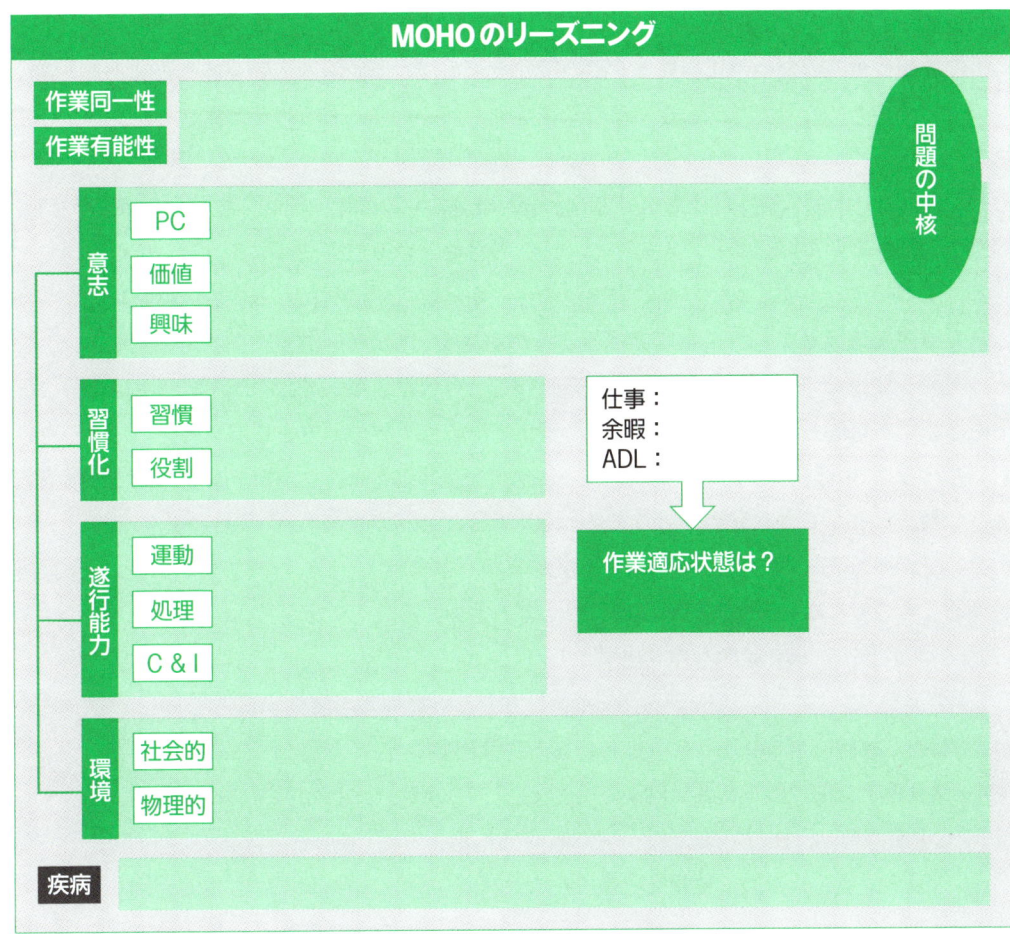

PCは個人的原因帰属，C＆Iはコミュニケーションと交流技能を指す

図1 ◆ MOHOのリーズニングの表

性は現在行っているやり方で動作に移すことである．作業有能性は以下のこと含んでいる．自分の役割期待と自分の価値や遂行基準を満たすこと，自分の責任を果たすルーチンを維持すること，能力，統制，満足，達成などの認識をもたらすある範囲の作業に参加すること，自分の価値を追求し，好ましい生活の成果を達成するために行為に就くことである．

図1は，MOHOのリーズニングの表で，10の主要な概念を示している．この表を完成させると，クライアントの状態があきらかになるので，活用してほしい．

リーズニングと評価

OTのリーズニングとは，OTRがクライアントを理解し，クライアントのためにOT計画を作成し，実施し，追跡するために，理論をどのように用いるのかということである．MOHOを用いるリーズニングは，意味のある作業を提供し，クライアント中心で，理論に動かされ，そして，証拠に基づくものでなければならない．

MOHOは，2つの重要な点でクライアント中心のモデルである．第1は，クライアントをOTの目標と戦略のための正当性とOTの特性を決定づける特有な人と見ることである．第2に，変化の中心的なメカニズムを，クライアントが何を行い，どう考え，感じるかを考えることである．

　MOHOのリーズニングは，クライアントを，自分自身の価値，興味，能力と有効性の認識，役割，習慣，そして関連する環境の中で，遂行の経験という点で理解することに焦点を当てている．クライアント中心は，言語的表現ができなかったり，協業によっても活動的にはならなかったりするクライアントにまで広げることができる．したがってOTRは，クライアントにとって何が問題なのか，クライアントが楽しむことは何か，そして，クライアントは自分の能力をどのように感じているのかといったクライアントの世界の見方を理解するために働かなければならない．OTRはまた，クライアントにケアを提供し，またクライアントのための擁護者として働くことができる家族や他の人々と協業することができる．

　OTのリーズニングには，6つのステップがある（図2参照）．これらのステップは，厳密に時系列的なものではないので，行きつ戻りつしてもよい．

1：情報収集へと導く疑問を作り出すこと
2：クライアントに関する情報やクライアントとともに情報を収集すること
3：利点と挑戦を含むクライアントの概念を作り出すこと
4：クライアントが就く目標と計画，そして，OTの戦略を明らかにすること
5：OTを実施し，検討すること
6：成果を評価するために情報を収集すること

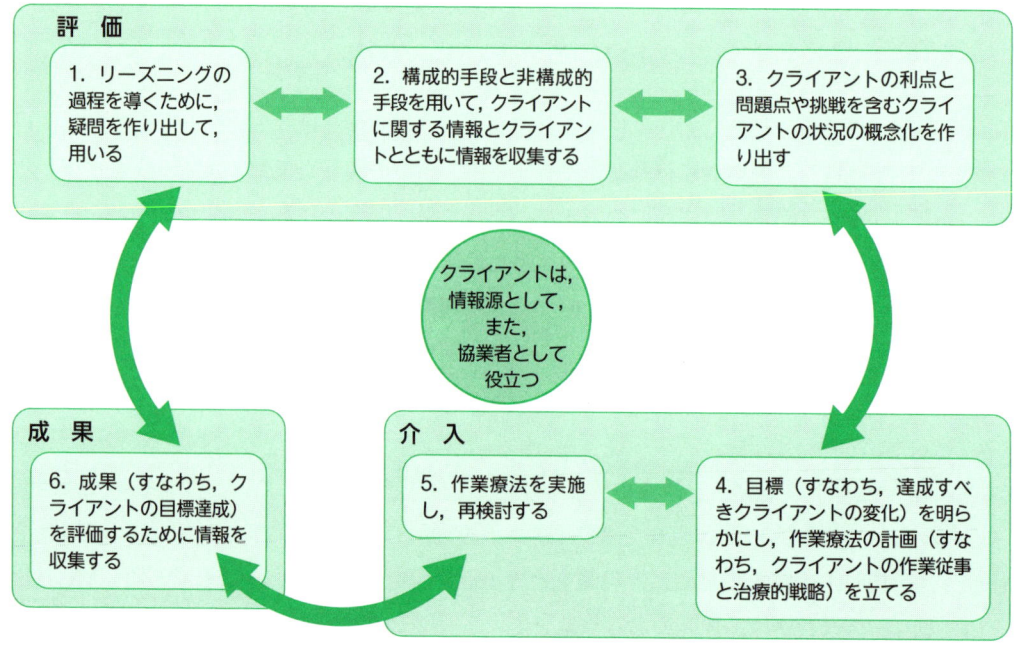

図2 ◆ 作業療法のリーズニング過程の6つのステップ[1]

第2部 ◆ 人間作業モデルの概論と評価法

　上記の1から3の過程は，評価と呼ばれる．評価で重要なことは，クライアントに関する疑問を作り出すことである．例えば，このクライアントはいつも横になっているが，なぜなのだろうといったことである．横になることは，易疲労性のためかもしれないし，あるいは，自分は片麻痺になってしまって何もできないと思っているからなのかもしれないといった疑問である．特に後者の場合，MOHOの個人的原因帰属という概念そのものであるため，重要になる．図3は理論から生み出された7つの一般的疑問である．人間作業モデルの歴史の項の第3版で示した最新のMOHOの説明図の各概念に対して一般的な疑問をあげたものである．最新版の第4版[1]に示された図であり，参照してほしい．

　次は情報収集，すなわち，評価法を用いることである．評価は構成的評価法と非構成的評価

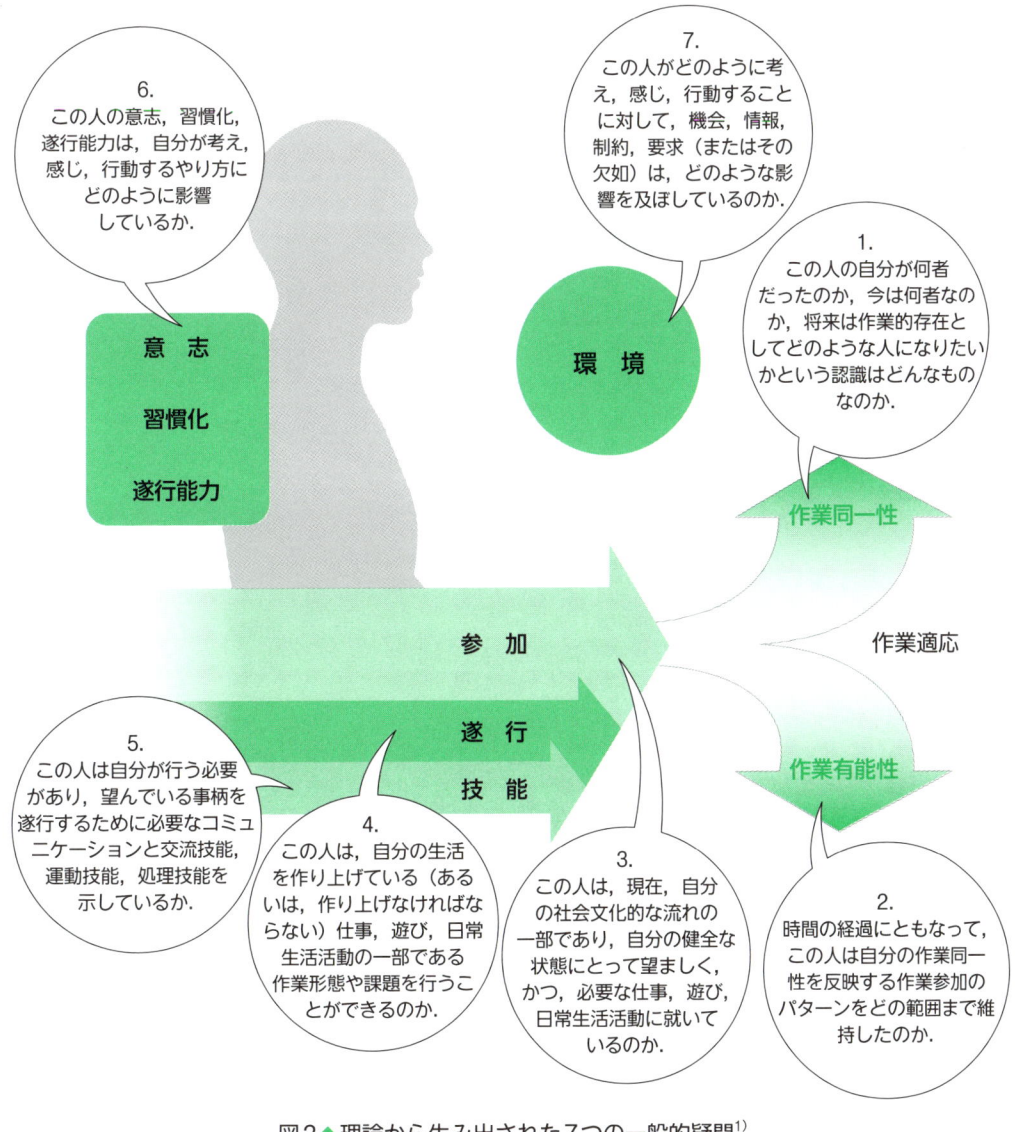

図3 ◆ 理論から生み出された7つの一般的疑問[1]

法に大別される．構成的評価法は，研究によって開発され，検証された一連のプロトコールに従うものであって，バイアスから守り，解釈可能な結果を提供するものである．非構成的評価法は，非公式的で，自然な場面で，役に立つ情報を得ることである．通常は会話と観察という形をとる．図4を見ると，MOHOでは20以上の構成的評価法が開発されていることが理解できる．どのような情報を得たいのかによって，評価法は異なる．

次は利点と問題点を含むクライアントの状況の説明を作り出すことである．クライアントに対する疑問に答えるために収集された情報により，MOHO理論に基づくクライアントの理解を作り出すことができる．このクライアントの状況は，クライアントに関する特定の情報と理論とを統合することが必要になる．したがって，理論を知ることが必要になる．また，クライアントを中心に据えて，この過程にクライアントを含めることも重要になる．例えば，こうい

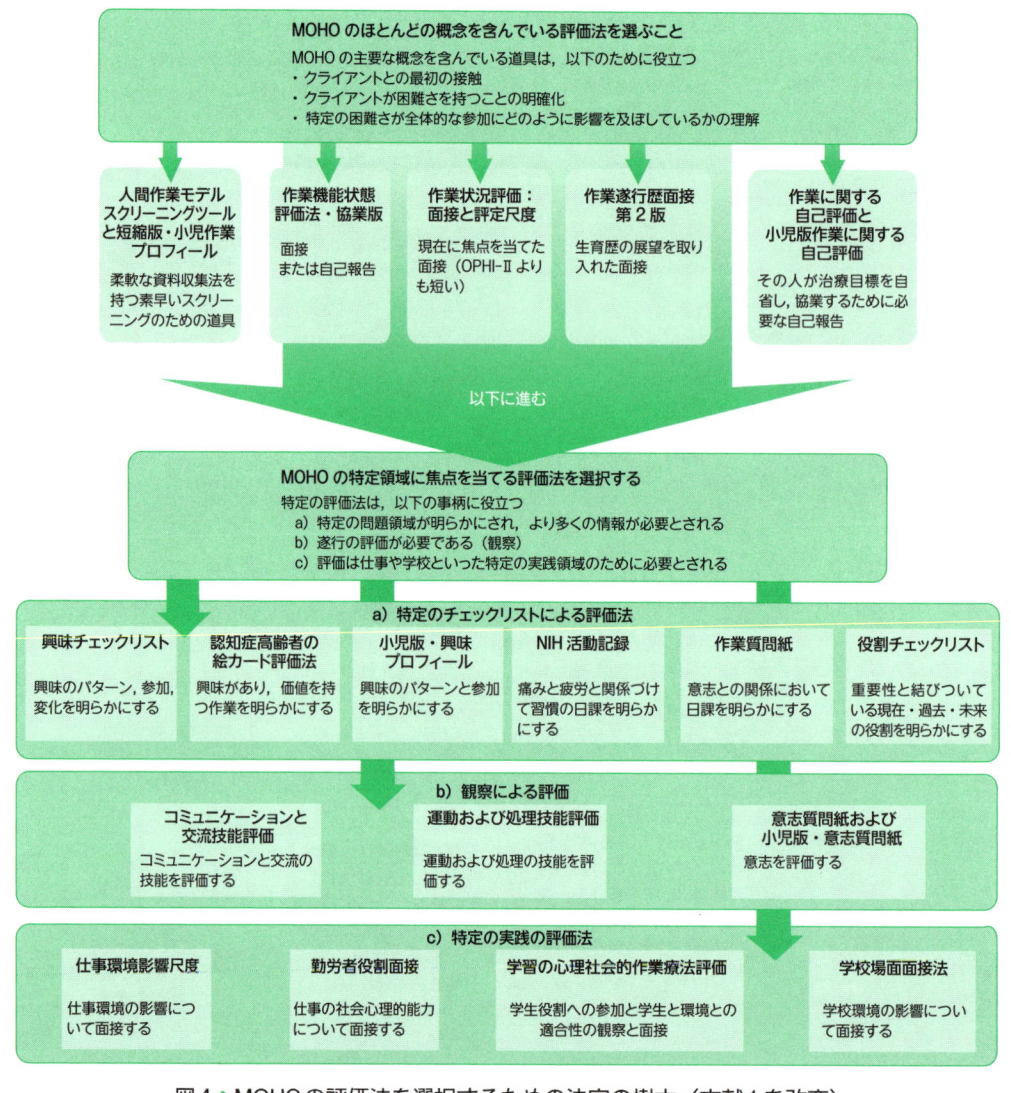

図4◆MOHOの評価法を選択するための決定の樹木（文献1を改変）

う解釈をしたのだけれども，その解釈でよいかどうかをクライアントに尋ねることなどである．手の内をクライアントにさらけ出すことも，クライアント中心ということになる．

1 MOHOの包括的評価法

　MOHOの評価は，図4の上段に示すように，MOHOのほとんどの下位概念を含む評価法（包括的評価法）を選択することから開始する．MOHOの多くの下位概念を含む評価法は，クライアントがどんな点に困難さを持つのかを明確にしてくれるし，その困難さが全体的な作業参加にどのように影響しているのかを理解させてくれるという点で，最初に行うと良い．ただし，上段の中央の3つの評価（作業機能状態評価法・協業版，作業状況評価：面接と評定尺度，作業遂行歴面接第2版）は面接による評価法で，特別の訓練などを必要とするので，注意してほしい．一般的には，図4の左端と右端の評価法（人間作業モデルスクリーニングツールと短縮版・小児作業プロフィール，作業に関する自己評価と小児版作業に関する自己評価）を用いることをお勧めしたい．右端の評価法は文章を読め，その文章を理解でき，自分の状況に当てはめて考えることができるクライアントに用いられる．左端の評価法は，文章を理解できず，自分の状況を当てはめて考えることができないクライアントに用いられる．つまり，認知症や長期入院の精神科のクライアントのような方々である．

　図4の右端にある「作業に関する自己評価（Occupational Self Assessment；以下，OSA)[3]」は，MOHOに基づいて作成された「作業機能自己評価」を改訂したものである．OSAはクライアントとOTRの協業を促進するものであり，MOHOを理論的基礎とし，クライアント中心の実践である．

　OSAは，2部からなる評価法である．第1部は自分の遂行能力，習慣化，意志に関する一連の文章に対して，自分がどれくらいうまく参加しているのか（有能性尺度），自分がそれをどれくらい大事に思っているのか（価値尺度，つまり作業同一性尺度），そして，自分が変えたいものを4つ選び，優先順位をつける．第2部は自分の物理的および社会的環境に関する一連の文章が示され，第1部と同じようにつける．ただし優先順位は2つまでである．OSAは初回評価の一部として実施するように期待されており，これにより，クライアントが認識する作業有能性と価値に関する理解を深めること，クライアントとOTRとのラポートを育み，両者のパートナー感覚を促進すること，OTRにクライアントの視点と優先順位に関する情報を提供することが期待されている．評価用紙は事例の中に見られるので，ここでは割愛する．

　図4の左端は，MOHOを理論的基礎とした人間作業モデルスクリーニングツール（Model of Human Occupation Screening Tool；以下，MOHOST)[4]である．MOHOSTは，資料収集法という点でMOHOに基づく評価ツールの中では最も柔軟なものである．つまり，OTRは自分が知らなくとも，看護師や介護福祉士に尋ねたり，家族に聞いたりしてつけることができる．MOHOSTは，作業に対する動機づけ（意志），作業のパターン（習慣化），コミュニケーションと交流技能，処理技能，運動技能，環境に関する作業参加の状態を，それぞれ4項目（合計24項目）に対して4点法で評定するものである．4点法は，4：作業参加を促進する（F），3：作

業参加を支持する（A），2：作業参加を抑制する（I），1：作業参加を制限する（R）であり，そして，観察されなかった場合は，見られなかった（N/S）というように記録する．このようにして，クライアントの作業活動を測定し，なぜ身辺処理，生産性，あるいは，余暇に従事しないのか，なぜ作業に参加しないのかを理解する枠組みを提供するため，活動分析でもある．その目的は治療計画を立てるためであり，記録はOTRが認識すべきクライアントの利点と弱点の視覚的なプロフィールとして役立つ[12]．したがって，中核症状や周辺症状を持つために正確な自己評価が困難であったり，長い面接に対応できなかったりすることが多い高齢の認知症の対象者にも有効である．評価用紙は事例の中に見られるので，ここでは割愛する．

2　MOHOの特定領域の評価法

　包括的評価法によって興味が問題であるとわかったような場合に，興味という特定領域の評価法を実施することになる．図4の矢印の下に示すように，MOHOでは特定領域の評価法がたくさんある．意志の興味，習慣化の習慣と役割，遂行技能のコミュニケーションと交流技能，運動技能と処理技能などの評価である．これらの評価は紙筆による検査，観察による検査，特殊な領域の評価に大別される．一般的には紙と鉛筆によって，自己評価という形でされる評価法が簡単に用いることができるものである．図4のaに示されるような興味チェックリスト，認知症高齢者の絵カード評価法，作業質問紙，役割チェックリストなどである．次は観察による評価法で，図4のbにあるコミュニケーションと交流技能評価，運動および処理技能評価，意志質問紙である．これらを行うためには，講習会に参加して，技能を養う必要がある．次に，特殊領域の評価法は，就労支援の場面や学校と関係する場面の評価で，図4の最下段cにある評価法である．

　ここで，わが国で開発された認知症高齢者の絵カード評価法[5]に触れておく．図4のaに示す「認知症高齢者の絵カード評価法」（以下，絵カード評価法）は，OTRがクライアントと協業して，70枚の絵カードを3つのカテゴリーに分類するものである．絵カード評価法で用いる絵カードは，高齢者が実際に行っている日常の作業をもとにして作成したものである．絵カードを用いることで，作業のイメージがつきやすくなることから，抽象的な作業の想起が困難である高齢者のクライアントが，生活上で重要と思う作業を，円滑に明らかにすることができる．実施者は一枚ずつ絵カードの作業名を読み上げ，クライアントに70枚の絵カードを「とても重要である」，「あまり重要ではない」，「全く重要ではない」の3つのカテゴリーに分類してもらう．作業名がわからないと質問があったり，クライアントが理解できていない表情を見せたりした場合には，実施者はそれをさらに説明して，作業の意味理解を深める．また，絵カードを通して語られる作業の文脈からクライアントが体験してきており，体験している作業的生活を評価することができる．そのため，実施者は絵カードの分類だけを行うのではなく，絵カードを通じて語られるクライアントの言葉にも注意を向けることが必要である．評価用紙は事例の中に見られるので，ここでは割愛する．

治療

　図2の4と5は治療介入である．クライアントがOTでどのように変化を達成するかを検討し，OTの計画を立てることと，OTを実施することである．人々が何を行うのかといったことや自分の行為をどのように考えたり感じたりするのかによって，意志，習慣化，遂行能力が作られ，維持され，そして変えられる．さらに，環境条件もまた，変化が起こるかどうかの鍵となる決定要因でもある．したがって，この前提は，OTにおけるあらゆる変化はクライアントの作業従事によって動機づけられるということである（図5）．作業従事という用語は，OTのまっただ中や，あるいは，計画されたOTの結果として，ある環境条件下におけるクライアントの行為，考え，感情を指すものである．クライアントがOTの中で，あるいはOTの結果として，ある作業形態や課題に従事する時，意志，習慣化，遂行能力の全ては何らかの形で関与している．OTRは常に，OTのまっただ中にあって，環境条件のみならずクライアントの意志，習慣化，遂行能力に気を配る．そして，OTが展開するにつれて，これらの要素がどのように交流しているのかを心に留めておかなければならない．OTのリーズニングは，クライアントの作業従事の過程を注意深く観察することに伴って生じるものである．OTRが作業従事のダイナミックスに特に気を配ることのできる1つのやり方は，変化の重要な誘因となりうる作業従事の間に，クライアントがする大きな努力を考慮することである．変化に寄与する作業従事の9つの重要な側面は，選択または決定する，約束する，探索する，明らかにする，交渉する，計画を立てる，練習する，再検討する，維持するである．第4版[1]の13章，第3版[2]の第18章には，これらのことが詳しく述べられているので，参照していただきたい．

　OTRとクライアントとの関係は，常にOTの成功や失敗の重要な鍵である．OTRの自己の治療的利用は，クライアントとOTRの良好な仕事上の関係の維持に主に焦点を当てるものであり，この関係の流れの中で自然に生じる様々な個人間の事柄に取り組む．治療戦略とは，図5に示すように，特にクライアントの作業従事を支援するOTRの行為である．ここでは，MOHOから生まれる治療戦略について詳細は論じない．それは常にクライアントの状況の概念化に基づくものでなければならない．さらに，それはOTRがクライアントのニーズを満たすために，OTの経過の中で，その利用を調整できるように，熟慮して用いられなければならない．

　治療戦略は，妥当にする，明らかにする，フィードバックを与える，助言する，交渉する，組み立てる，指導する，励ます，身体的支援を提供するという9つがあるとされる．第4版[1]の第14章，第3版[2]の第19章には，それぞれの治療的戦略と例が示されているので参照していただきたい．

　以上，本事例集の事例を理解するための基本的な考え方を示してきたが，詳細を知りたい方は著書の第4版[1]を参照していただきたい．第4版は多くの例をあげて説明しているので，理解しやすくなっているから，楽しんで読み進めることができる．しかし，読む順序には工夫が必要である．通常の本と同じように第1, 2章を読む．しかし，第3章のシステム理論の章はわか

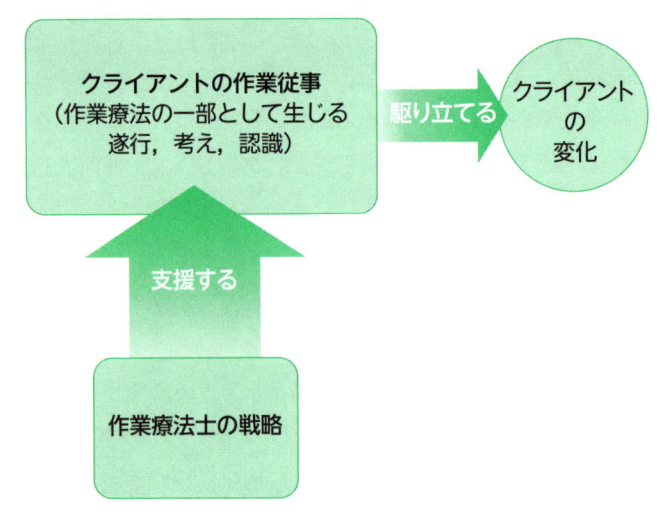

図5 ◆ クライアントの作業従事を支援する治療戦略[1]

らなかったら，飛ばして進む．次に第19章から第22章の事例へと進み，読んでいくと，中には自分の臨床場面でよく出会うような事例にぶつかる．その事例を詳しく読んでいくと，その事例にはどんな評価が行われているかがわかるので，第15章から第18章の評価法に進む．次に第11章と第12章の評価の総論に進む．次に第13章と第14章の治療の章に移り，さらに，第23章の記録・報告に進む．MOHOを自分のクライアントに適用する準備ができるだろうから，実際に適用してみる．そうすると，「あなたはMOHOをクライアントに当てはめているというので，次回の勉強会でMOHOの話をしてほしい」などと言われることがあろう．そこで初めて理論をじっくりと勉強するために第4章から第8章までを読んでみる．その次に第9章と第10章に進み，最後に第24章から第26章，そして，第3章に戻ると良いであろう．

文献

1) Kiehofner G（山田　孝・監訳）：人間作業モデル−理論と応用，改訂第4版．協同医書出版社，2012.
2) Kiehofner G（山田　孝・監訳）：人間作業モデル−理論と応用，改訂第3版．協同医書出版社，2007.
3) Baron K, Kiehofner G, Iyenger A, et al.（山田　孝，石井良和・訳）：作業に関する自己評価使用者用手引き，改訂第2版．日本作業行動学会，2004.
4) Parkinson S, Forsyth K, Kiehofner G（山田　孝・監訳）：人間作業モデルスクリーニングツール（MOHOST）使用者手引書，改定訳．日本作業行動学会，2011.
5) 山田　孝・監修：認知症高齢者の絵カード評価法（APCD）使用者用手引書．日本作業行動学会，2014.

第3部 事例

1. 回復期リハビリテーション病棟での人間作業モデル

事例 1 在宅に復帰した超高齢女性からみた回復期リハビリテーション病棟での作業療法の意味

武山雅代, 山田 孝, 村田 和香, 小林法一

要旨 95歳の超高齢女性が回復期リハビリテーション病棟（以下，回復期リハ病棟）に入院してきた．本事例は当初，自宅トイレでの排泄を強く希望し，家族もポータブルトイレの使用を拒否していた．作業療法士は生活についての会話（ナラティブ）をしながら協業し，本事例にとって価値のあるネット手芸を提供したことにより，本事例は母としての自己認識を高め，ポータブルトイレの使用という新たな価値観を構築して，自宅へと退院した．本研究では，こうした経過を人間作業モデルの視点で検討を加え，能力の自己認識の改善と価値観の転換をはかることが重要であることを明らかにした．

キーワード 回復期リハビリテーション病棟，超高齢者，協業，生活の再構築，ナラティブ（会話），価値のジレンマ，価値の置き換え，ポータブルトイレ，意味のある作業，ネット手芸

はじめに：回復期リハビリテーション病棟

2000年（平成12年）4月の診療報酬改正によって，回復期リハビリテーション病棟（以下，回復期リハ病棟）入院料が新設された．回復期リハ病棟とは，脳血管疾患や大腿骨頸部骨折等の患者に対して，医師，看護師，理学療法士（以下，RPT），作業療法士（以下，OTR）などのスタッフや患者本人と家族が，ADL能力の向上による寝たきりの予防と家庭復帰を目的としたリハビリテーション（以下，リハ）プログラムを共同で作成し，それに基づいてリハを集中的に実施する病棟であり，回復期リハを必要とする状態の患者が常時8割以上入院している病棟である[1,2]とされている．

ADLにかなりの介助量を必要とし，抑うつ傾向にあった95歳の超高齢者が，回復期リハ病棟でのアプローチにより自宅に退院することができた．本報告では，高齢障害者に対する作業療法（以下，OT）には様々なアプローチがあるが，本事例が自宅退院に至った経過を振り返ることにより，回復期リハ病棟でのOTRが何を目的とし，何を行ったのかを人間作業モデル（以下，MOHO）[3]の視点から検討する．また，それによって本事例が環境にどのように適応したのか，本事例が望んだ生活再構築の過程がどのようなものであったのかを，MOHOとクライアントを中心とした協業という点から検討する．

事例紹介

Aさん：95歳の女性．

生育歴：北海道内のB町で，6人姉妹の長女として生まれた．尋常小学校卒業後は自宅で家事を手伝い，18歳で近所の医師の助手として診療所に勤務した．22歳で結婚し，現在も住むC市に住居を構え，4人の子どもを育てた主婦として生活してきた．80歳からの4年間は，自宅で心筋梗塞の夫を介護し，看取った．93歳までは，庭の手入れを生きがいにし，毎年，野菜や花などを1人で栽培してきた．同居する2人の娘たちとの関係は良好で，家族や友人との談笑や外出を楽しみに過ごしてきた．新聞を読むことを欠かすことのない日課とし，隅から隅まで読んでいた．Aさんは入院時まで娘2人との3人暮らしで，66歳の長女と60歳の次女は，現在も自宅の隣の下宿業を営んでいる．

現病歴：Aさんは，93歳の夏に脳梗塞を発症して左片麻痺になったが，室内は自立歩行ができ，浴槽への出入りに介助を必要とする入浴を除いて，ADLは自立していた．しかし，94歳の春に，左上下肢が脱力して脳梗塞を再発した．Aさんは自宅療養を強く希望したため，自宅で経過を観察することにし，RPTとOTRによるそれぞれ週1回の訪問リハが開始された．自宅で利用できる介護サービスを紹介したが，Aさんも娘たちも拒否したため，導入には至らなかった．しかし，食事以外のADLは全介助が必要で，排泄時の介助は2人がかりで行わなければならなかった．特に夜間に約2時間おきに行う排泄介助が家族の負担となった．娘たちとOTRらとの話し合いの結果，再発作から1カ月後に，回復期リハ病棟へ入院した．

OT初期評価

入院時には，Aさんも家族も自宅退院を希望していた．心身機能では，片麻痺回復度はブルンストロームステージが左の上肢Ⅱ－手指Ⅱ－下肢Ⅲだった．改訂長谷川式簡易知能評価スケール（HDS-R）は26点で，認知症は認められなかった．しかし，表情は硬く，「もうだめです」，「年寄りには先がありません」といった抑うつ的発言が頻繁に語られていた．車いす乗車（座位）は，持続時間15分程度で疲労を訴えるという状態だった．

遂行能力は，ADLでは，食事のみが自立し，起き上がりは1人でできたが，他は全介助だった．排泄は尿意や便意が保たれており，失禁はなかった．しかし，立位保持の困難さと，入院後もトイレでの排泄を強く希望してポータブルトイレの使用を拒否したために，介助者が2人必要だった．コミュニケーションは構音障害と難聴はあるものの，日常会話に支障はなかった．

習慣（している活動）は，日中のほとんどを臥床して過ごし，離床は食事と排泄，リハを受ける時だけで，離床時間を測定したところ4.5時間だった．役割は入院している「患者」の役割しかなかった．今回の入院を主に娘たちが決定するなど，Aさんの希望する家族の一員および

Aさんの状態の説明／理論①

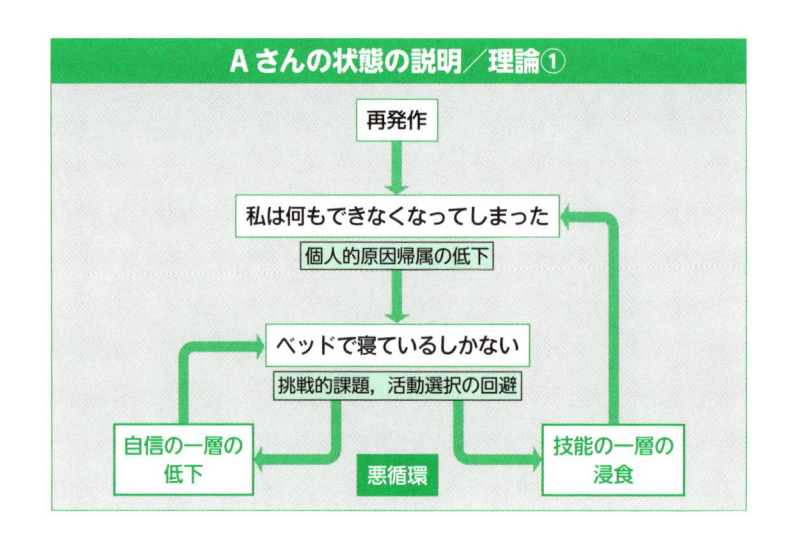

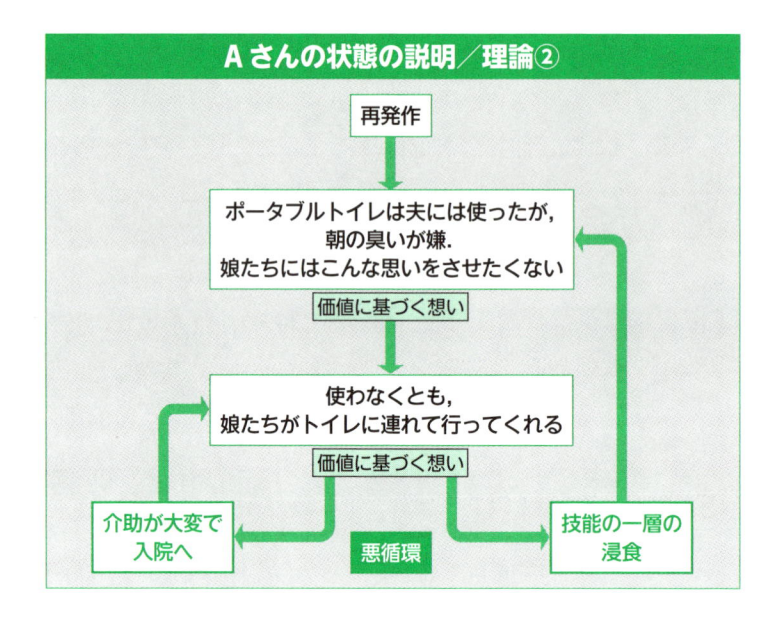

```
再発作
  ↓
私は何もできなくなってしまった ←──────┐
  │ 個人的原因帰属の低下          │
  ↓                              │
ベッドで寝ているしかない            │
  │ 挑戦的課題，活動選択の回避     │
  ┌─┴─┐                         │
  ↓   ↓                         │
自信の一層の    技能の一層の─────┘
  低下           浸食
       悪循環
```

Aさんの状態の説明／理論②

```
再発作
  ↓
ポータブルトイレは夫には使ったが，←──┐
朝の臭いが嫌．                      │
娘たちにはこんな思いをさせたくない   │
  │ 価値に基づく想い               │
  ↓                               │
使わなくとも，                      │
娘たちがトイレに連れて行ってくれる   │
  │ 価値に基づく想い               │
  ┌─┴─┐                          │
  ↓   ↓                          │
介助が大変で   技能の一層の────────┘
入院へ          浸食
       悪循環
```

母親（養育者）としての役割を果たすことができない状態だった．

　Aさんは，他人の役に立つことと自宅で生活することに価値を置いていた．今回の入院について，Aさんは「もう自宅には帰れない」といった悲観的発言を頻繁にするなど，自分の機能状態に自信を失っていると考えられた．また，趣味にしていた庭で野菜や花を育てることや，慣れ親しんだ人とのおしゃべりを十分にできていない状態だった．

　環境についてみると，物理的環境では，自宅はC市に2階建ての持ち家があり，車いす使用による室内移動はトイレ内と浴室以外は可能だった．社会的環境では，2人の娘が同居しており，娘たちはAさんの介護に協力的で，Aさんの自宅退院も望んでいたが，自宅退院のためには夜間の排泄介助量の軽減を強く望んでいた．

　こうした情報を総合すると，Aさんは人の役に立ちたいと希望してはいたが，95歳という高

MOHOのリーズニング　Aさん

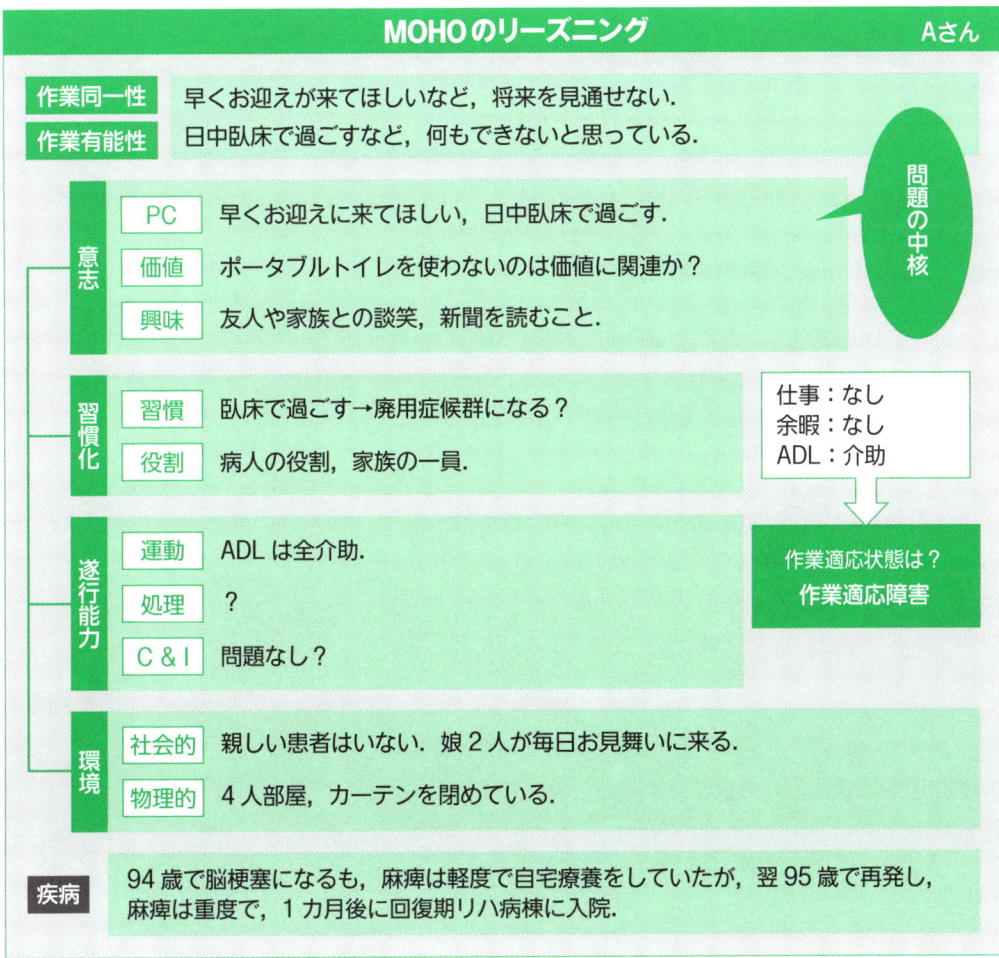

作業同一性　早くお迎えが来てほしいなど，将来を見通せない．
作業有能性　日中臥床で過ごすなど，何もできないと思っている．

意志
- PC：早くお迎えに来てほしい，日中臥床で過ごす．
- 価値：ポータブルトイレを使わないのは価値に関連か？
- 興味：友人や家族との談笑，新聞を読むこと．

→ 問題の中核

習慣化
- 習慣：臥床で過ごす→廃用症候群になる？
- 役割：病人の役割，家族の一員．

仕事：なし
余暇：なし
ADL：介助

→ 作業適応状態は？
作業適応障害

遂行能力
- 運動：ADL は全介助．
- 処理：？
- C & I：問題なし？

環境
- 社会的：親しい患者はいない．娘2人が毎日お見舞いに来る．
- 物理的：4人部屋，カーテンを閉めている．

疾病　94歳で脳梗塞になるも，麻痺は軽度で自宅療養をしていたが，翌95歳で再発し，麻痺は重度で，1カ月後に回復期リハ病棟に入院．

PCは個人的原因帰属，C & Iはコミュニケーションと交流技能を指す

齢と入院したことによる自信の喪失により，病室で臥床しているだけの生活だった．さらに，トイレでの排泄に固執してポータブルトイレの利用を拒否しており，このままでは寝たきりになっていくのではないかと危惧された．

回復期リハ病棟チームの主目標とOTの方針

　初回カンファレンスでの検討の結果，回復期リハ病棟チームの主目標は，自宅に帰って満足できる毎日を送ることとされた．その主目標を達成するために，各職種が連携して，排泄時の介助を軽減することとし，入院期間は3カ月と設定された．

　OTの方針は，Aさんが排泄自立を希望しているため，排泄動作から介入を開始することにした．また，Aさんにとって意味のある作業を探り，本人が納得できる院内生活を送ることができるようにすることにした．さらに，必要に応じて，病棟や自宅の環境をできる限り調整することにした．

OT経過

　OTRがかかわった退院までの19週間を，OT場面で観察されたAさんの行動や会話の内容から，抑うつ傾向が続いた時期，活動量が増加した時期，そして，生活の語りの中から価値観を明らかにした時期の3期に大別できると考えた．以下に，Aさんの各期の状態と変化を示す．

1 経過1：抑うつ傾向の時期

　チーム方針を受けて，OTでは便座での座位保持を，理学療法（以下，PT）では立位保持を中心に，1日合計1.5時間のリハを実施した．OTでは，PTアプローチによって改善がみられた立位保持や移乗を適宜取り入れながら，排泄動作を訓練することにした．病棟では，看護・介護職がベッドでの食事時にギャッチベッドを起こしてポジショニングを行った．

　毎日の病棟内リハによって，2週目には全身の持久性と排泄動作の遂行能力が向上したため，トイレでの排泄が介助者1人でも可能となるなど，介助量は減少した．そこでOTRは，遂行可能となった排泄動作を看護・介護職に伝え，病棟生活での定着（習慣化）をはかった．また，Aさんは入浴後や夜間などの時間帯の排泄時に疲労により介助量が変動するため，過介護や過負荷の状態とならないように状態を把握して，看護・介護職との情報交換と連携を強化した．

　OTRは，Aさんに介助量が減少したことを伝えたが，Aさんは満足せず，依然として抑うつ状態が続いた．日中の座位時間の延長を促したが，「もう家には帰れないと思います」，「衰えるばっかりです」，「年寄りには先がありません」，「今年の冬は越せそうにありません」など，老いや死といった悲観的発言が頻繁に語られ，離床時間に変化はなかった．

　帰宅願望が強いため，抑うつ傾向の改善を期待して，庭の種まきをするという理由で，1週間の外泊を計画し実施した．外泊に先立ち，自宅トイレとほぼ同じように病棟環境を設定して，娘たちに排泄介助を指導した結果，1人でもAさんを介助できるようになった．また，Aさんのベッドを自宅の居間以外の部屋に置くことが困難であったため，居間の家具の配置換えをしてベッドを置くことにした．さらに，夜間時のみのポータブルトイレの使用も提案したが，10年前に夫の介護で使用した経緯から，「それは使いたくありません」，「匂いもあるし，ベッドの横にトイレなんて嫌です」，「夜だけといっても，居間だし，片づけも大変ですし……」と，Aさんも家族もともにポータブルトイレの使用を拒否した．

　自宅では，ベッドからトイレの便座までの移動に十数歩の介助歩行が必要であった．また，家族からは，Aさんが庭の種まきの準備を眺めたり家族との談笑をしたりするために座位を取るなど，日中の座位時間や活動量が増加したため，疲労が募り，結局，排泄の介助に2人が必要になったとの情報が寄せられた．外泊後，Aさんは家に帰ることができたことの喜びよりも，病前通りのことが何もできなかったという印象を強く残したようで，「家では何もできなかった」と落ち込んでいた．

2　経過2：活動量が増えた時期

　外泊の結果，Aさんの抑うつ傾向が強まったため，OTの目的を，成功体験の獲得と日中の活動量の拡大に変更した．OTRとAさんとの話し合いの中で，昔，娘たちのために白いブラウスにきれいな糸で刺繍を施してあげたら，娘たちが喜んでくれたことが語られた．刺繍のようなものをやってみたいという本人の希望が出たため，OTRはネット手芸を提案した．すると，「お世話になった人にプレゼントしたい」と興味を示したため，OTRはさっそくネット手芸の準備をして，ベッドサイドで作り方を伝えた．

　ネット手芸では，Aさんはティッシュペーパー・ボックス用のケースの制作を希望した．OTRは病室で付きっきりで制作指導を続けながら，Aさんのこれまでの生活や今後の生活の展望を語ってもらった．また，病室で1人でも制作できるように，サイドテーブル上に道具を準備しておくといった環境設定を行った．

　Aさんは，最初はOTRと一緒にネット手芸を行うだけだったが，間もなくOT以外の時間にも自分で作りたいと希望し，車いすに座って1人で制作する時間を増やしていった．また，ネットへの針の差し違いを少なくするための方法を自分で工夫するといったことがみられるようになった．それに伴い，「何もできない」などといった悲観的な発言は徐々に語られなくなったために，抑うつ状態が改善したと判断した．

　日中には，車いす上でネット手芸をしたり，新聞を読んだりして過ごす時間が徐々に増加し，1日の離床時間を測定したところ，4.5時間から10.5時間に延長されていた．日中の活動量の増加に伴い，全身の持久性が向上し，ADLの介助に対する協力動作が増え，移乗がスムーズにできるようになったため，排泄介助量はさらに軽減した．

　その後の自宅への外泊時の排泄介助は，昼夜とも介助者1人で可能となった．しかし，ベッドから便座までの移動に十数歩の介助歩行が必要であること，2時間おきに約30分間の排泄介助が必要であることから，娘たちはAさんの退院に対しては依然として消極的だった．そこで，OTRはポータブルトイレのカタログを提示し，再度，夜間のポータブルトイレの使用を提案した．娘たちは「こういう木の椅子みたいのもあるのね」，「消臭機能の付いたのもあるし，いろいろあるんだね」と受け入れた．しかし，Aさんは「娘に手伝ってもらえばできる」とトイレでの排泄に固執し続け，ポータブルトイレの利用を拒否していた．

3　経過3：生活の語りの中から価値を明らかにした時期

　日課の1つとしてネット手芸を意欲的に行い，臥床時間が短縮したのに伴い，介助量は軽減された．しかし，外泊時の夜間排泄介助は依然として必要であったため，当初退院予定の3ヵ月目でのカンファレンスで，退院は延期された．

　OTRは病室でのネット手芸を続けながら，Aさんに娘たちの生活状況を語ってもらうことにした．Aさんは，ティッシュボックスケースを完成させて娘たちにプレゼントしたところ，娘たちは自宅の食卓テーブルの上で使っていると言ったと，笑顔で話してくれた．また，Aさん

に介助量軽減の方法としてのポータブルトイレの使用と，家族の休息に関する考えを話してもらった．すると，自宅での夫の介護の時にポータブルトイレを利用していた時に，朝の爽快な目覚めも，部屋に充満する尿の臭いにかき消されたという自己体験が語られ，さらに，そうした体験を娘たちにはさせたくないといったことも語られた．また，下宿屋の仕事を時間経過に沿って，その内容，娘たちの就寝時間，就寝後のトイレ介助の様子などについても話してもらった．

ティッシュボックスケースの自宅での利用や家族の休息について語ってもらってから，外泊時の様子や娘たちの生活に関する語りが増え，母親として娘たちを思いやっていることがうかがわれるなど，Ａさんの意識が次第に変化し始めた．次にその延長として，ポータブルトイレの使用により娘たちの介助量が軽減できることを理解し，使用を受け入れた．実物のポータブルトイレを病室に運び込んで見てもらうと，「普通の椅子と変わらないですね」と言って，ポータブルトイレを購入した．外泊時に持ち帰って実際に使用してみたところ，排泄介助時間は30分から10分に短縮された．娘たちがＡさんに介助が軽減したと話したこと，Ａさんも「使ってみて匂いもなかったです」，「片づけの手間も大変じゃなかったみたいです」とポータブルトイレの利用に満足を示し，在宅生活を送る自信がついたようだった．また，入浴後や夜間などの時間帯による介助量に変動がなくなり，常に同様の介助量で可能になった．

数回の外泊後，Ａさんは「できることは『何でも自分でやらないと』と思うんです」と言って，更衣や整容も自分で行おうとするなど，ADLに積極的な行動が見られるようになった．家族は介助の軽減により，「自宅でもやっていけそう」と話すようになったため，回復期リハ病棟での5カ月の入院期間を経て，自宅に退院した．

退院時評価

心身機能はブルンストロームステージをはじめ，数値上の変化はなかったが，車いすの連続座位時間が4時間に延長されるなど，車いす座位の持久性が向上した．遂行能力は，ADLでは，排泄時の介助者は1人で可能になり，下衣の上げ下げと，移乗時の腰部方向コントロールの介助だけ（軽介助）となった．

習慣は，更衣や整容を自分で積極的に行おうとしたり，車いす座位で入院前からの習慣であった新聞を読むなど，車いす上で過ごす時間が増加したりと，離床時間が10.5時間へと大幅に延長された．役割は，ネット手芸の作品を娘たちにプレゼントしたことで，家族の一員や母親としての役割が強化された．

価値は「できることは自分でする」ことと，「家族に役立つことをすること」に置かれた．Ａさんは OT について，「ネット手芸は思い出の作品になります」，「お世話になった人，娘にあげたいと思って始めました」，「手芸を始めてから，まだ自分にもできることがあるのという気分になりました」，「どうしたらできるのか考えるようになりました」と語り，自己有能感が得られたことを示した．庭の野菜や花を眺めること，家族や慣れ親しんだ人とおしゃべりすること

といった興味は，外泊を繰り返す中で実施可能になった．

　物理的環境は，家具の再配置によりベッドを居間に配置するとともに，夜間のみポータブルトイレをベッドの隣に設置した．社会的環境である2人の娘たちは「自宅でもやっていけそう」と語るなど，介助に自信が得られた．また，必要があればホームヘルパーの利用も考慮したいと話した．

考　察

1　Aさんの状態と作業導入に関する作業療法士のリーズニング

●Aさんの状態に対するリーズニング

　クリニカルリーズニングの先行研究から，Aさんの作業療法では，叙述的（ナラティブ）リーズニングを用いて，臨床介入のための推論の根拠とすることが良いと考えた．叙述的リーズニングは，対象者の語りから得られる情報に基づき，臨床介入の根拠を形成するリーズニングである[4]．

　初期評価時に頻繁に語られていた抑うつ的発言と，ほとんどの時間を臥床していたことの2点から，OTRはこのままではAさんが寝たきり状態になってしまうのではないかと危惧した．OTRは，Aさんの頻繁な抑うつ的発言と短時間の離床時間を示す生活を次のようにリーズニングした．第1に，93歳時の初回脳梗塞発症後は，片麻痺にはなったもののADLは入浴以外で自立していたが，94歳時の脳梗塞再発後の左麻痺は重症で，ADL全般にかなりの介助を必要とするほどになってしまった．このことがAさんに『自分は何もできなくなってしまった』という認識（能力の自己認識の低下）を引き起こし，そのことが「もうダメ」，「年寄りには先がありません」といった抑うつ的発言と，病床での臥床とをもたらしたと判断した（Aさんの状態の説明／理論①）．

　第2に，心筋梗塞の夫を自宅で4年間，介護を続けたことや，自分もRPTとOTRによる訪問リハを受けながら自宅で療養するといったように，自宅での療養生活とそれを支える「娘たちとの絆」に大きな価値を置いていた．しかし，夜間に2時間おきの2人がかりでの排泄介助が娘たちの負担となり，娘たちが主決定者となって「入院させられた」ことにより，自分は家族から見捨てられてしまったという思いを抱かせたと判断した．

　第3に，トイレでの排泄介助に2人が必要で，特に夜間に数時間おきの2人がかりでの排泄介助が，結果的には娘たちに「このまま家に置いていたならば，自分たちの健康状態も維持できなくなり，きちんとした介護もできなくなる」という考えを抱かせることになった．代替となるポータブルトイレの利用は介助量の軽減だけでなく，介助者も1人で良くなるなど，在宅生活のための良好な解決策になると思われた．しかし，4年間にわたる自宅での夫の介護時に使用したポータブルトイレの臭いというAさんの体験は，娘たちにはそうした体験をさせたくないという価値観をもたらし，ポータブルトイレの使用を拒否していたと判断した（Aさんの状

態の説明／理論②）．

●作業の導入に対するリーズニングと実施

　作業療法では，上述したＡさんの状態を念頭に置いてＡさんにアプローチする必要があると思われた．具体的には，①片麻痺になってしまい，能力が低下して何もできなくなってしまったという自己認識を変える必要があること（Ａさんの治療仮説と実施①），②娘たちも自宅復帰を願っており，決して娘たちから見捨てられて「入院させられた」のではないことを理解する必要があること，③ポータブルトイレを利用すれば，娘たちの健康も維持され，自分のADLの状態も改善することになり，娘たちの健康を気づかう母親という大事にしている価値観に沿ったことであることを理解し，ポータブルトイレを使用する必要があること（Ａさんの治療仮説と実施②）といったアプローチである．このうち，②と③のポイントは，Ａさんの価値観に関する

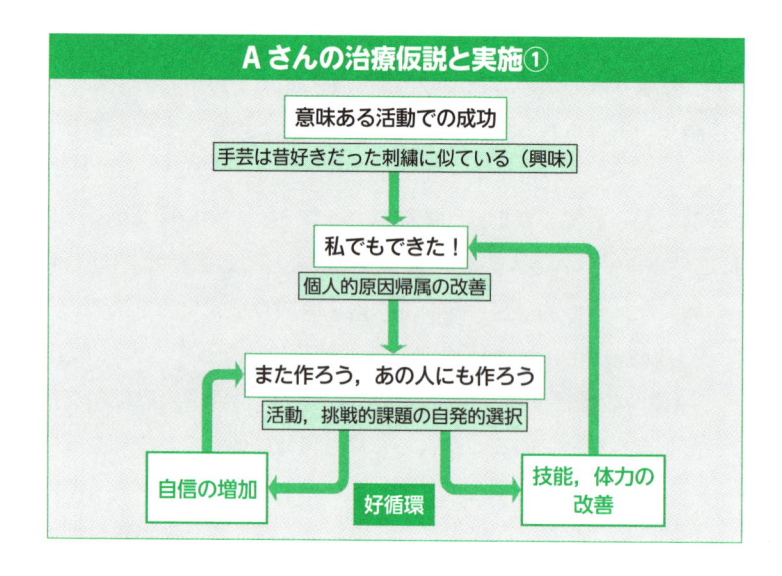

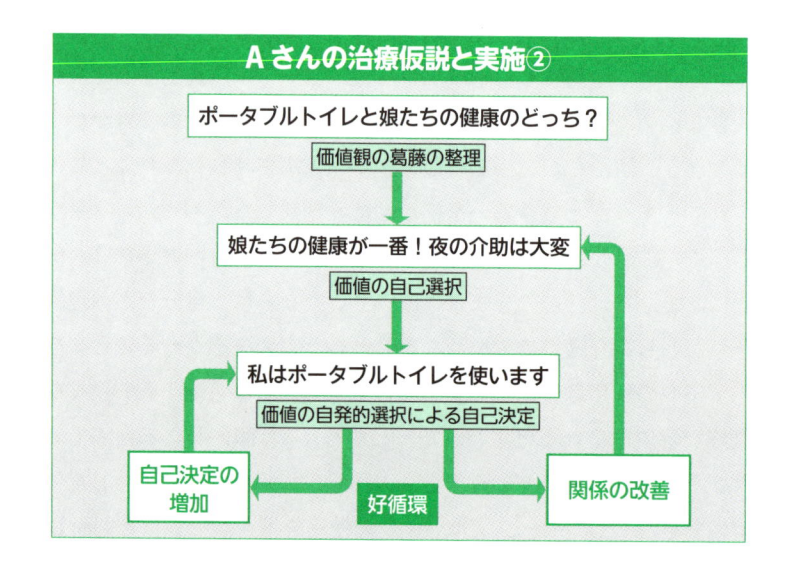

Ａさんの治療仮説と実施①

意味ある活動での成功
手芸は昔好きだった刺繍に似ている（興味）
↓
私でもできた！
個人的原因帰属の改善
↓
また作ろう，あの人にも作ろう
活動，挑戦的課題の自発的選択
↓
自信の増加 ← 好循環 → 技能，体力の改善

Ａさんの治療仮説と実施②

ポータブルトイレと娘たちの健康のどっち？
価値観の葛藤の整理
↓
娘たちの健康が一番！夜の介助は大変
価値の自己選択
↓
私はポータブルトイレを使います
価値の自発的選択による自己決定
↓
自己決定の増加 ← 好循環 → 関係の改善

ことがらであるため，Kielhofner[3]がいうように，価値の同時的な置き換えが必要であると思われた（Aさんの治療仮説と実施②）．

　OTRは，Aさんの自己認識を変えるために，最初にAさんが希望する排泄動作の改善という点から介入を開始し，自宅での排泄方法を検討した．得られた成果を病棟生活への習慣化をはかるため，看護・介護職への介助指導を実施するとともに，外泊時の排泄介助法について家族に指導した．しかし，Aさんの作業遂行能力はAさんの希望通りには改善せず，自宅退院は困難であると思わせることになり，抑うつ傾向は改善しなかった．また，外泊では疲労により介助量が増大し，家では何もできなかったと落ち込む結果となった．

　しかし，Aさんとの話し合いの中で，Aさんにとって意味があり，Aさんが希望した「針と糸を使った作業」であるネット手芸の導入が，自分にも「できることがある」との認識をもたらし，作品を次々に制作することで，能力の自己認識が変化し始めた．これは，Aさんにとって興味と意味のある活動を導入したことと，Aさん自身の作品を自分の目で見て出来映えを確認できたためと考えられる．また，作品を娘たちにプレゼントし，娘たちがそれを家の自宅のテーブルに置いていると話したことで，家族の一員および母親としての役割の強化をもたらし，娘たちとの絆を再確認させることになったものと思われる．このように，能力の自己認識を改善し，強化したことが，臥床時間を激減させ，抑うつ的な発言がなくなるなど，生活を大きく変化させたと考えられる．また，完成させたティッシュケースを娘たちにプレゼントしたことも，家族の一員と母親の役割の再意識につながった．

　Aさんの自宅退院にあたっては，生活様式の再編成が必要であると思われた．つまり，夜間にはトイレに行く代わりに，居間のベッドの脇に置かれたポータブルトイレを用いることが，自宅退院には必要であると判断した．

　ポータブルトイレ使用拒否の背景には，Aさんの母親として子どもたちに嫌な思いをさせたくないという価値観が作用しており，母親として娘たちの休息と健康とを思いやるという価値との間に，自分でも意識しないジレンマとなっていたと思われる．この価値観の両者とも，基本には母親として子どもを思いやるというものであったが，実際には逆方向を向いたものであった．OTRはこの表現の仕方を変える必要があると考え，Aさんと手芸をしながら会話をし，Aさんの考えを大切にしながら，現在の自分と自分を取り巻く環境との問題状況を明確にしていった．Aさんに問題解決を求めた結果，Aさんは価値の表現を置き換えるというやり方で，自分が重要とする価値を選択した．また，外泊や手芸を行う中で家族の一員としての役割，つまり，いるだけで家族の支援になることを再確認し自己認識を強化できたと考える．

2 回復期リハ病棟における作業療法の役割

　回復期リハ病棟における作業療法の役割は，一般的にADL等の指導，介助指導や住環境の整備などとされている．しかし，Aさんの経過をみると，本人にとって意味のある活動を明らかにし，その充足をはかるアプローチは重要であったと思われる．会話をしながらともに考えるOTRの姿勢がAさんの意識の変化を生み出し，自宅退院につながったと考える．

意味のある作業への参加に対するAさんのナラティブは，「ネット手芸は思い出の作品になります」，「お世話になった人，娘に，あげたいと思って始めました」，「手芸を始めてから，まだ，自分にもできることがあるという気分になりました」，「どうしたらできるのか考えるようになりました」というものであった．この語りはReilly[5]の「人間は，精神と意思とによってエネルギーを与えられた両手の使用を通して，自らの健康状態に影響を及ぼすことができる」というOTの定義を具体的に示したものと考えることができる．「思い出の作品として，お世話になった人にあげたい」という気持ち（精神と意思）によってエネルギーを与えられたネット手芸の制作（手の使用）と，「自分にもできることがある」と考え，「どうしたらできるのか考える」ようになり，長い時間を車いす座位で過ごして作品を制作することが，Aさん自身の健康状態に好ましい影響を及ぼすことができた．

　また，高齢者にとっては運動機能の低下を防ぐために物理的環境や社会的環境の調整をはかることが重要である．しかし，これは本人になじみのない新しい環境を作り出すことになるため，それを受け入れられるように促すことが重要となる．Aさんにとっては，新しい環境を受け入れる準備として成功体験と役割強化が重要であったと考えられる．そのようなOTを提供することが，回復期リハ病棟におけるOTのあり方を示すことになるものと思われる．

まとめ

　回復期リハ病棟に入院し，悲観的発言が多く，介助量の多い95歳の女性が自宅退院に至った．病室で意味のある作業とした手芸を行いながら，自分と家族の生活について話してもらうことで，退院後の生活を考える機会を提供することができた．本人にとって意味のある活動を行うことが自主性を高め，活動量を向上させ，全身の耐久性を向上させることにつながった．OTRは，Aさんが具体的な退院後の生活を考えるという点でも貢献した．クライアントの主観を大切にした協業によって，価値の変化を引き起こし，生活様式の再編と生活の再構築を促すことができたと思われる．

文　献

1) 介護療養型医療施設連絡協議会：特集　回復期リハビリテーション病棟の可能性．LTC（介護療養型医療施設連絡協議会機関誌）8：33-35，2000．
2) 大川弥生：回復期リハビリテーション病棟のプログラムと作業療法士の役割．OTジャーナル36：193-201, 2002．
3) Kielhofner G（山田　孝・監訳）：人間作業モデル―理論と応用，改訂第2版．協同医書出版社，1999．
4) 山田　孝：クリニカルリーズニング．作業行動研究5：1-5，2001．
5) Reilly M（山田　孝・訳）：作業療法は20世紀医療の偉大な観念の一つになり得る．作業行動研究3：53-67，1996．

1. 回復期リハビリテーション病棟での人間作業モデル

事例 2

回復期リハビリテーション病棟での作業療法によって主婦役割を再獲得した事例
～夫婦両者への作業に関する自己評価の活用～

牧山大輔，笹田　哲，山田　孝

要旨 　右片麻痺を発症した50歳後半の女性（以下，本事例）を回復期リハビリテーション病棟で担当した．機能回復アプローチを中心に介入したが，不安が強く，リハの介入効果はなかった．不安の原因を明らかにするために，本事例と夫に作業に関する自己評価・改訂版（OSA II）を行い，その結果を作業療法士と3者面接を行った．不安の原因は主婦業を役割としていた本事例が入院し，家族全体が混乱したことにあった．入院中に料理を通じて本事例と夫にかかわった結果，本事例の不安は解消され，主婦業の役割を再獲得し，家族の混乱は落ち着いた．作業療法は患者への治療だけでなく，入院中から家族との関係を考慮してかかわっていくことが重要であると考える．

キーワード 　回復期リハビリテーション病棟，夫婦ダブルシステム，作業に関する自己評価・改訂版（OSA II），食事・料理訓練

はじめに

　回復期リハビリテーション（以下，リハ）病棟の目的は，長期の入院を必要とする脳血管障害や大腿骨頸部骨折などの患者に対して，日常生活活動（以下，ADL）の改善，寝たきりの防止，家庭復帰をはかることとされている．その中で作業療法（以下，OT）の役割は，ADLと手段的ADLの能力をできるだけ早期に向上させ，家庭や地域社会につなげることとされている[1,2]．

　しかし和才は，ADL能力が向上すれば家庭へ復帰できるわけでなく，家庭復帰の鍵は家族の支援状況にあるとしている[3]．家族には様々な役割があり，お互いに補い合いながら生活している．その家族の1人が障害になって入院した場合，家族内の役割は変化し，家族は混乱する[4]．その意味では，作業療法士（以下，OTR）は家族間の関係を考慮しながらかかわる必要があると考えられる．家族を含めたかかわりに関して，石川らは，在宅で生活する脳卒中後うつの女性に対して，夫婦の相互関係に焦点を当てた報告をしている[5]．しかし，回復期リハ病棟でのOTの取り組みで，家族を含めたかかわりに触れている報告は少ない．

　今回，脳梗塞により右片麻痺になり，回復期リハ病棟に入院後，不安が強くなり，その不安を明確にできない女性がいた．この女性と夫にOSA IIを実施し，その結果に基づいて3者面接を行ったことで，家族関係が混乱していたことがわかった．そして，本事例と夫の2人にかかわったところ，著明な変化が見られた．本事例報告の目的は入院中から家族への支援の重要性

について検討することである．

> **事例紹介**
>
> **Bさん**：50歳代後半の女性で，夫，息子，娘の4人暮らしであった．自宅は2階建てで，自宅の前には27段の階段がある．趣味は料理であった．既往に糖尿病があり，息子も腎障害があることから，栄養を考えつつ家族に満足してもらえるおいしい料理を作ることを楽しみとして生活していた．
>
> X年6月に脳梗塞を発症して右片麻痺になり，当院に入院した．入院当初からリハが開始され，同年7月に状態が安定したため，リハ目的にて当院の回復期リハ病棟に転棟となった．

OT初期評価

回復期リハ病棟転棟時にBさんの初期評価を実施した．片麻痺の回復度を示すブルンストロームステージは，右上肢，手指，下肢が全てⅣで，感覚は軽度鈍麻であった．改訂長谷川式簡易知能評価スケール（以下，HDS-R）は30点満点で，コミュニケーションには問題はなかった．ADLは車いすで移動し，移乗（トランスファー），トイレ動作は自立していた．右上肢のADLへの参加は見られない状況であった（表1）．

表1 ◆ Bさんと夫のMOHOの初期評価

		Bさん	夫
意志	個人的原因帰属	「リハをして早く帰りたい」と意欲的な発言はあるものの，主婦業に対する役割の喪失から家族の栄養状態などの不安に対して，対処方法を明確にできないため不安の訴えが多くなり自信のなさが感じられた．	妻の入院に対して，家事の役割の負担が大きく対処できていない，家族がバラバラになり，息子の食事の栄養管理の心配などもあり，自信のなさと疲れがみられる．
	価値	リハをして歩いて帰ること．家族への思い．	仕事をしながら，妻と家族を大事にする．大黒柱としての存在．
	興味	リハをして元気になり，早く退院し家族の中での主婦としての役割を担いたい．	妻の回復への期待と不安．
習慣化	習慣	リハに参加するが不安を話すことが多い．睡眠はよく取れない様子で睡眠薬を使用する．夫の面会が毎日．	仕事と家事を行い，夕方には面会に来る．食事は外食（子どもも外食）．
	役割	主婦業としての役割は病院入院のため困難であり，病棟では患者役割としてリハに参加するなどに徹している．	仕事をして収入を得ること．妻が入院したことで主婦業も担うが，負担になっているようである．
遂行能力など		ブルンストロームステージは，右上下肢Ⅳ－Ⅳ－Ⅳ，ADLは車いすで移動をし，トイレなど自立．右上肢は実用的な動作困難．HDS-Rは30点満点．日常生活で特に問題はないものの，不安を解消できず，問題解決力が低下している．	役割の変化から混乱し，問題解決力など低下しているという印象を持つ．
環境	社会的環境	夫婦，30歳代の息子，20歳代の娘と4人暮らし．	
	物理的環境	自宅前に27段の階段があり，寝室は2階，自宅内に手すりなどはない．	

1. 回復期リハビリテーション病棟での人間作業モデル

事例 2 回復期リハビリテーション病棟での作業療法によって主婦役割を再獲得した事例～夫婦両者への作業に関する自己評価の活用～

Bさんの状態の説明／理論

脳梗塞発症
↓
不安になり，不眠になる
　個人的原因帰属の低下
↓
笑顔がみられず，集中力が欠ける
　挑戦的課題や活動選択の回避
↓
自信の一層の低下 ← 悪循環 → 技能の一層の浸食

MOHOのリーズニング　　　　　　　　　　Bさん

作業同一性	入院中だからしょうがない．	
作業有能性	大事な作業へは参加できていない．	問題の中核

意志	PC	訓練場面や病棟で不安の訴えが聞かれるようになり，夜は不眠が続く．家族に迷惑をかけていると認識．
	価値	家族？
	興味	料理だが，入院中だからしょうがない．

習慣化	習慣	夜には不眠が続く．
	役割	患者役割．

仕事：なし
余暇：なし
ADL：介助

→ 作業適応状態は？
作業適応障害

遂行能力	運動	ADLは車いすで移動，移乗（トランスファー），トイレ動作は自立．右上肢のADLへの参加はない．
	処理	認知上の問題はないが，集中力が欠ける．
	C&I	特に問題はない．

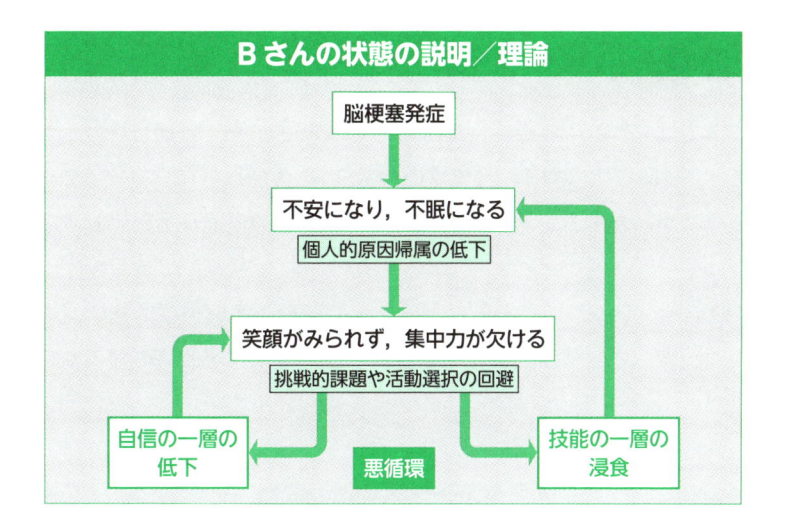

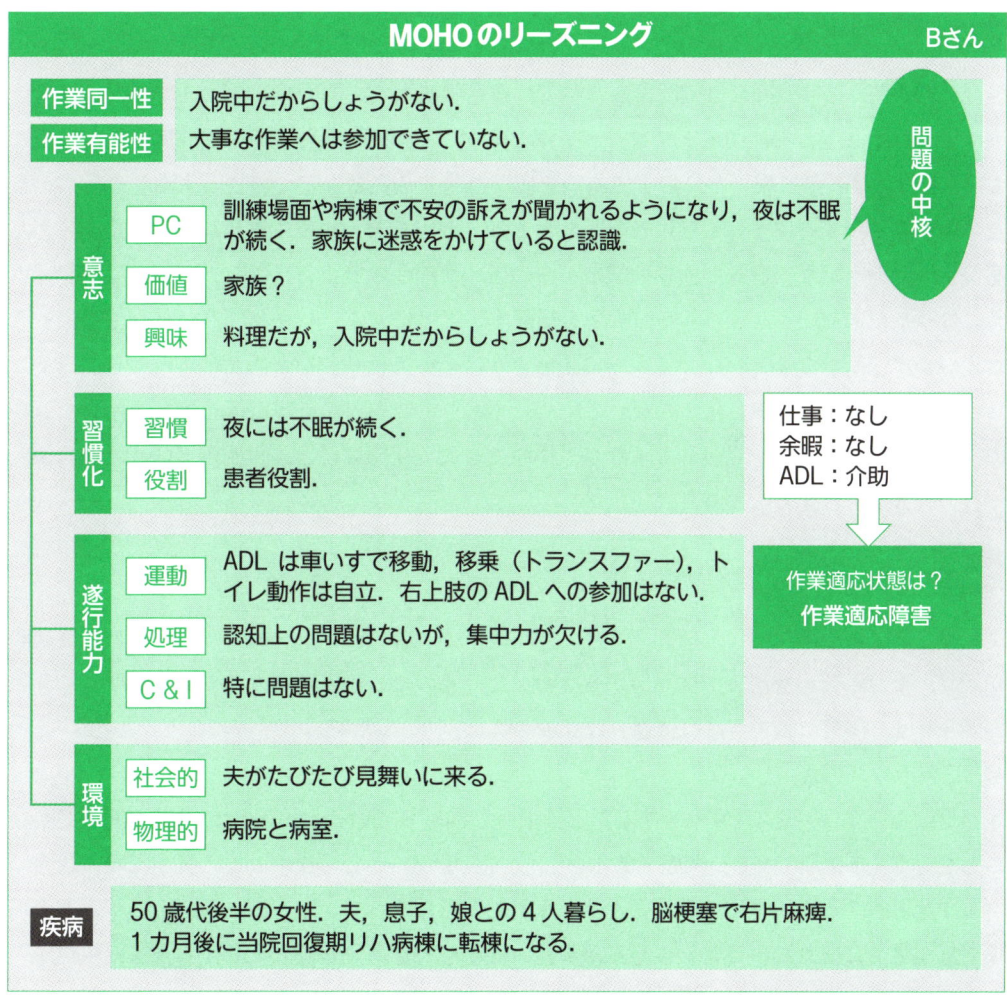

環境	社会的	夫がたびたび見舞いに来る．
	物理的	病院と病室．

疾病	50歳代後半の女性．夫，息子，娘との4人暮らし．脳梗塞で右片麻痺．1カ月後に当院回復期リハ病棟に転棟になる．

PCは個人的原因帰属，C&Iはコミュニケーションと交流技能を指す

OT介入計画

　カンファレンスでは，Bさんの最終目標は自宅退院とされた．短期目標は1カ月で病棟内歩行を導入すること，長期目標は約3カ月で屋内のADLを入浴以外は自立することとされた．簡単な料理と階段昇降が自立すること，右上肢を補助手から部分的な実用手とすることなどの目標が設定された．

　OTの介入は機能回復レベルであることから，治療原理を生体力学的機能回復アプローチとして，右上肢機能訓練，立位動作訓練などを行い，退院前に住宅改修の提案や料理指導などを行うこととした．

OT経過

1 機能回復アプローチの時期

　介入開始時から4週間を機能回復期とした．作業療法士（以下，OTR）はADLと右上肢機能の向上を目指して，機能回復アプローチを中心にかかわった．Bさんの右上肢は少しずつ回復し，2週目には名前を書いたり包丁でハムを切ったりすることなどができるようになった．また車いすで外出するように家族に指導したところ，外出を楽しむ姿も見られた．順調に見えた病院生活であったが，訓練場面や病棟で不安の訴えが聞かれるようになり，夜は不眠が続くようになったため，OTとして不安の訴えを傾聴することにした．しかし「リハビリは頑張ろうと思いますが眠れなくて……」，「家族に迷惑をかけていて……」など訴えにまとまりがなく，Bさんは不安の原因が焦点化できないでいた．不眠への対処として睡眠薬を服薬し始めたものの，訓練場面では笑顔が見られなくなり，集中力を欠く状態が続き，短期目標にあげた病棟内歩行の導入までは至らなかった．

2 不安を明確にする時期

　5週目から7週目に，不安の原因が明らかになった．強い不安の訴えが多いことで目標達成が遅れ，また不安の解決方法は見つからなかった．そのため不安を明確にできるように，介入開始5週目に作業に関する自己評価・改訂版（以下，OSAⅡ）を行ってみることにした．

●BさんへのOSAⅡの結果

　自分については，概ね「リハをすることに集中し満足している」と答えた．「基本的に必要なことを行う」を食事であり，問題であるとして，「食事がおいしくないけど入院中だから我慢できます」と答えた．環境については，ほとんどが問題となっていた．特に入院という病棟の環境で集団生活に慣れないこと，楽しみが少ないことなどがあげられた．しかし「入院中だからしょうがない」と言い，今の生活を変える相談をするものの，「早く帰るためにリハをやっていますし，そのために入院していますので大丈夫です．今の病院生活に満足しています．楽しみ

などは外出をして気晴らしをしてきます」と語った（表2）．OSA Ⅱでは今の生活を「リハをするための生活」ととらえ満足していると語り，不安を明確にするまでには至らなかった．

● 夫への情報収集とOSA Ⅱの実施

BさんへのOSA Ⅱの実施後2週間が経過するが，状況に変化はなかった．話の中でBさんが「家族へ迷惑かけている」とたびたび語ったことから，夫から情報収集をすることとした．しかし，夫は「妻が家にいないと，こんなに大変だと思わなかった」，「家で家族はみんながバラバラになって，まとまらないんですよ」と疲れた表情で語り，混乱している様子であった．Bさんの入院によって家族の生活が変化し，夫も混乱している様子であった．何度か面会することはあったがその都度，混乱している様子だったため，この混乱を整理するため，夫にもOSA Ⅱを行った（表2）．その結果，自分については「基本的に必要なこと（食事）を行う」と「くつろいだり楽しんだりする」が「やや問題」で「非常に大事」であり，一番変えたい項目は「基本的に必要なこと（食事）を行う」ことであった．

● 3者面接

2人に行ったOSA Ⅱを照らし合わせながら，Bさんと夫，OTRの3人で面接をすることにした．面接では，Bさんは夫が一番変えたい項目を「基本的に必要なこと（食事）を行う」としていたことを知り，「私がいなくなったおかげで，家族がバラバラになってしまった．この人も面会に来るといろいろと心配事を話すけど，今の私じゃ解決できなくて……」，「その中でも一番心配なのは食事がみんな外食ばかりなの，特に息子に腎障害があるでしょ，息子の健康が心配なの」と家族の食事についての思いを語り，そして「家族のことも心配してくれると思ってもいませんでした．ありがとうございます」と語った．

3者面接によってわかったことを含めて，MOHOにより整理した（表1）．Bさんは，リハに興味や価値をもっているが，病前の役割である主婦業を喪失していた．その主婦業の喪失によって，夫は役割，習慣が変化し，家事なども行うことになったが，食事を作る役割は解決できなかった．そのため家族全体が外食となり，家族がバラバラになったことを心配し自信を失っていた．夫はこの心配についてBさんに話すが，Bさんにも解決策が見つからなかった．そのためBさんは不安になり，個人的原因帰属の低下や習慣が崩れ，興味や価値があるリハに集中できない状況に陥っていると考えた．

● 不安への介入

Bさんと夫の不安の原因が，Bさんの主婦業の喪失によって，食事を作る役割を担う家族がいないことが原因であったことが明らかとなった．その解決策として，食事を作って家族みんなで食べることができれば，不安は解決できるのではないかと考えた．OTの介入案は，入院中のBさんに料理訓練を行い，そして，夫へはBさんが作った料理を家族で食べてもらう場を設定してもらう．このような主婦業の役割を再獲得するようなかかわりによって，家族とBさんをつなぎ，Bさんと夫の不安も解決するのではと考えた．料理訓練の意味合いをBさんと夫に説明し，快く承諾してもらって行うこととなった．

Bさんが選択した料理は，家族が好きな「肉じゃが」であった．料理は介助を要すものの，

表2 ◆ Bさんと夫のOSA Ⅱの結果

自分について	問題あり		やや問題あり		良好		非常に良好		大事でない		やや大事でない		大事		非常に大事		初期評価 変えたい順序		最終評価	
	Bさん	夫	Bさん	夫	Bさん	夫	Bさん	夫	Bさん	夫	Bさん	夫	Bさん	夫	Bさん	夫	Bさん	夫	Bさん	夫
自分の課題に集中する	□				●			□					●			□	4			
体を使ってしなければならないことをする		□			●	●					●					□	1		4	1
生活している所を片づける					●	●							●	□		□			3	
身体に気をつける					●	●	●	□					●			□			1	2
めんどう見なければならない人を見る					●	●					●					□				
行かなければならない所に行く					●	●					□		●			□				
金銭の管理をする					●	●							●			□				
基本的に必要なこと（食事、服薬）を行う					●	●						□	●			□		1	2	3
他人に自分を表現する					●	●					●	□				□		2		
他人とうまくやっている					●	●							●	●		□	2			
問題をはっきり認めて解決する					●	●					●	□	●	●		□				4
くつろいだり楽しんだりする			●		●	●					●	□	●	●		□				
やらなければならないことを片づける			●		●	●							●	●		□		3		
満足できる日課がある					●	●					●	□				□				
自分の責任をきちんと果たす					●	●							●	●		□				
学生、勤労者、ボランティア、家族の一員などの役割にかかわる					●	●							●	●		□				
自分の目標に向かってはげむ					●	●						□	●	●	□	□	3			
自分の好きな活動を行う			●			●							●	●		□				
やろうと決めたことをやり遂げている			●			●							●	●		□		4		
自分の能力をうまく発揮している			●			●							●	●		□				
自分の環境について																				
自分が生活して体を休ませる場所						●		□					●	●		□	1			
自分が生産的（仕事・勉強・ボランティア）になる場所						●		□					●	●		□	2			
自分が生活になるために必要な物			●			●							●	●		□		1	1	1
自分が生産的になるために必要な物			●			●							●	●		□		2	2	2
自分を支えて励ましてくれる人						●							●	●		□				
自分と一緒にやってくれる人			●			●							●	●		□				
自分が大事にしたり好きな事をする機会			●			●							●	●		□				
自分が行けて楽しめる場所					●								●			□				

● : 初期評価　□ : 最終評価

Bさんは「久々に楽しい」,「喜んでくれるかしら」と言いながら,充実した表情で行っていた.
　作った料理は夫が自宅に持ち帰り,みんなで食べてもらった.家族は「みんなで食べるご飯は一番だね」,「これからはみんなで食べる機会を多くしよう」と語った.その後,家族が自宅で集まり食事をすることが多くなり,Bさんと夫は「家族の食事の心配事が減りました」と語り,Bさんの不安の訴えや夜間の不眠も解消されていった.リハも順調に進むようになり,病棟内歩行も導入できるようになった.

3 退院に向けてのアプローチ時期

　8週目から13週目までをこの時期とした.料理に関しては,料理動作の獲得とともに,家族に対する主婦業という役割の意味も含め,週1回行うこととした.料理の2回目は2品作ったが,介助が必要だった.退院後,家族のための食事を作る時には,夫の協力も必要であると考えた.3回目の料理の時には夫に見学してもらった.夫は「最近1人で作っているけど,2人で作る方が楽しいから一緒にやるよ」と話し,4回目はBさんと夫で料理訓練を行い,2人で行う役割などを確認し合った.その後,退院前試験外泊では料理を2人で作り,2人は「みんなでご飯を食べたことが何よりでした」と語った.5回目と6回目は夫が仕事で不在な場合を考え,Bさんが1人でできる簡単な調理のやり方を伝えた.

　この料理へのかかわりと並行して,自宅内のADLの指導(屋外階段,入浴動作),手段的ADL指導(洗濯,掃除),住宅改修として手すりの設置(屋外階段,トイレ),福祉用具の提案(ループタオル,シャワー椅子),右上肢の自宅での自主トレーニング方法を伝えていった.

4 退院前OSAⅡと退院へ

　退院前に再度OSAⅡを行った(表2).夫は,自分については「基本的に必要なこと(食事)を行う」と「くつろいだり楽しんだりする」が改善されていた.Bさんは,自分については,逆に問題がある項目が多かった.このことを尋ねると「完全に治らなかったから不安はあります.そのことを思い,問題があるにしました.でも……」と言い,Bさんは夫の顔を見て「体の不安があり問題は多いけど生活は一緒にやっていけば大丈夫と思っています」,「(OTで)料理をやったように2人で楽しみながら生活していきます.リハビリで家族のことまで心配してくれありがとう」とOSAⅡの結果では問題が多かったものの,2人の家族の絆によって問題に向き合うことを強く語った.そして入院は目標とした3カ月での退院となった.

　MOHOによるBさんと夫の退院時評価を示す(表3).Bさんが料理訓練により,家族内の主婦業の役割を担うことによって,これまで解決できなかった食事の問題が解消された.そして,家族がまとまるという意識を持ち,夫や家族の習慣が変化した.夫や家族の心配が解消されたことで,Bさんの不眠などの習慣も改善され,興味,価値を持っていたリハに意欲的に取り組むことになった.そして,遅れていた目標も達成し順調に退院となった.

表3 ◆ Bさんと夫のMOHOの退院時評価

		Bさん	夫
意志	個人的原因帰属	「体についての不安はあるものの2人で行えば大丈夫です」と夫と一緒に家事を行っていくことに不安はない様子.	「料理は楽しい」「妻と2人で家族を支えていきます」と表情は笑顔で話をする.
	価値	主婦業の再獲得.	仕事をしながら,家事を手伝う.
	興味	料理と今後の回復の期待.	料理と今後の回復の期待.
習慣化	習慣	リハを意欲的に取り組む. (退院後)夕食は毎日夫と2人で買い物に行き,夕食を作る.昼食か朝食は自分で作る.	料理をする.家族とともに食事をする. (退院後)仕事をしながら,妻と一緒の時間を過ごす.
	役割	主婦として,夫と2人で役割を担っていく.	仕事をして収入を得ること. 妻のできない主婦業を手伝う.
遂行能力など		ブルンストロームステージは,右上下肢Ⅳ-Ⅳ-Ⅳ. 屋内歩行は自立,屋外歩行は見守り(杖と装具). 右上肢では,包丁動作は力がないものの少しできるようになる. 言葉に活気があり,冗談なども多く言う.	特に問題なし
環境	社会的環境	夫婦と4人暮らし.夫は自宅で行える仕事を増やす.	
	物理的環境	自宅前に27段の階段がある.寝室は2階. 自宅前に手すりを設置し,自宅内はトイレと浴室に手すりを設置.	

考 察

　筆頭筆者は,脳血管障害を発症した50歳代の不安が強いBさんを担当した.Bさんの不安を明確にするためOSA Ⅱを行ったが,それを明らかにはできなかった.Bさんの面談から家族への思いが強く聞かれたため夫への情報収集を行ったが,夫自身も不安が強く混乱していた.そのため夫にOSA Ⅱを行い問題点を整理した.3者面接を行った結果,Bさんの発症により,主婦役割を担う人がいなくなったため,家族全体の習慣が変化し,その変化を解決できないことが不安の原因とわかった.その後,Bさんと夫に対して料理という作業を提案することで,早期からBさんの主婦業への復帰が目標となり,不安が解消されていった.

1 Bさんや夫の不安について

　このBさんと夫の不安を説明するのは,文献では,渡辺の「家族には様々な役割が存在し,お互いに補い合いながら生活している.家族が病人や障害者になると家庭内役割の変更を強いられる.役割の変更は様々な葛藤を生じさせる[4]」という記述である.
　MOHO[6]では,人間はオープンシステムで,環境と交流し,互いに影響される作業的存在と考えられている.Bさんにとって家族は社会的環境であるが,家族にとってもBさんが社会的環境である.環境の変化は,習慣や役割に影響を及ぼす[6].そのため,患者が入院したことで習慣や役割が変化するが,患者だけでなく家族にも影響する.今回は,Bさんが主婦業という役割を担い生活していたが,発症により入院したことで家族全体が混乱し,家族がバラバラとなり,夫への役割の負担が増した.そして家族の葛藤について家族内で解決できない状況であり,それによってBさんも夫も混乱していたと考えられる.

Bさんの治療仮説と実施

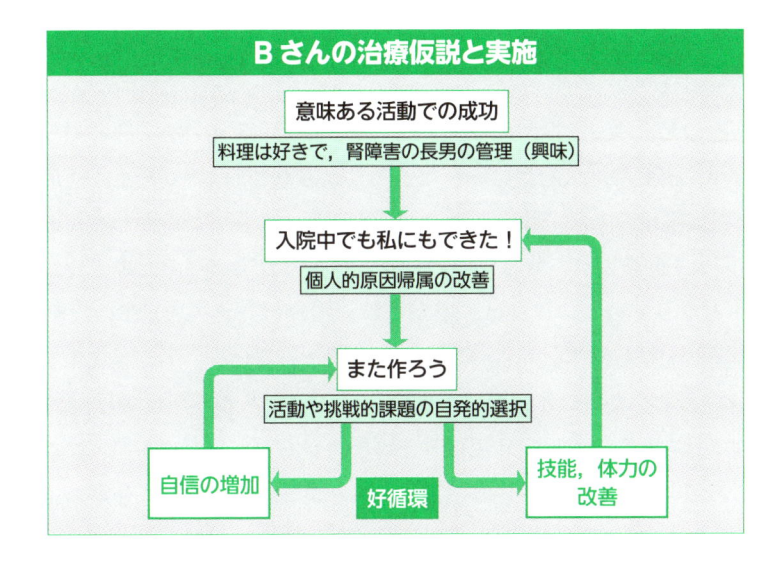

意味ある活動での成功
料理は好きで，腎障害の長男の管理（興味）
↓
入院中でも私にもできた！
個人的原因帰属の改善
↓
また作ろう
活動や挑戦的課題の自発的選択
↓
自信の増加 ← 好循環 → 技能，体力の改善

2 夫婦へのOSAⅡと夫婦両者への介入について

　OSAⅡは，上記の不安・混乱を整理し，問題を明確にした情報収集法であり，固定化された項目で行うことで，クライアントが自分の生活を一層組織的に考えるのを援助できる構成になっている[7]．Bさんと夫のように，不安が強く，組織的に考えられない場合，OSAⅡは非常に有効なツールであったと考える．

　また3者面接の中で，夫の問題としていた項目を検討することでBさん自身もそれを認識できたことを考えると，OSAⅡはクライアント自身とOTの2者間だけでなく，家族関係を分析するツールとして使用できると思われた．OTでは本来のクライアントは患者であるが，夫の問題を明確にし，夫とBさんの両者の介入を検討した．このような介入については，笹田がMOHOの応用として，精神発達遅滞児とその母を母子のダブルシステムととらえて，障害児とその母の両者への介入を試みている[8]ことが参考になった．我々の介入も，Bさんと夫をダブルシステムととらえ，Bさんと夫の習慣と役割の変化が不安や混乱の原因になっていると考え，両者への介入として，Bさんには料理をすること，夫にはその料理を食べることを提案した．そして，その後の役割と習慣を変化させることができたと考える．

　回復期リハ病棟での料理活動は，退院前の動作確認のために行われることが多いが，今回の場合，もし退院前の指導だけであれば，習慣や役割に対する不安を解消できず，不安が強まり，作業適応障害をきたしたままになっていた可能性がある．そのため，今回のように夫の興味も引き出すことができた料理の介入は非常に有効だったと考える．この介入を可能にしたのは，夫婦へのOSAⅡを参照しながら行った3者面接であり，家族の不安や問題にも対応することができたと考えられる．

3 回復期リハビリテーション病棟でのOTの家族支援について

　回復期リハ病棟のOTの主な役割は，ADLや手段的ADLの能力をできる限り早期に向上させ，できるだけ早く家庭や地域社会につなげることとされている[1]．また，回復期リハ病棟でのOTの家族支援は環境的・経済的・社会的側面からもより良好なかかわりが必要とされている[2]．しかし実際は，回復期リハ病棟における家族支援は自宅復帰のための介助法の指導や住宅改修などが主となっている．これは，早期退院につなげるためのOTの役割とは一致するが，環境的・経済的・社会的側面からの家族支援とは言い難い．

　Bさんに対して，住宅改修や介助指導の提案のようなかかわりだけでは，料理は難しくなり，自分の家族に対する価値を見出せなかった可能性がある．また夫が料理に対する協力という意識を持つことがなければ，退院後も役割に対する葛藤が強くなり，作業適応障害をきたした可能性が高い．したがって，早期からの料理訓練は，妻の主婦業への参加という意味を持つとともに，夫の料理への参加により，退院後の作業適応障害を予防するという意味が付与されたものと考えられる．

　渡辺は，家族を援助する際のポイントは，「家族の1人が身体障害を持つ前後に，家族がどのように変化したかを理解することである．そして何を補えば介護家族が適応的に生活できるかを把握することである」と述べている[4]．Bさんと夫が退院時に「OTで料理をやったように2人で楽しみながら生活していきます．リハビリで家族のことまで心配してくれありがとう」と言った．このように回復期リハ病棟でのOTでは，家族という環境を十分に理解し，退院後のクライアントと家族がともに生活しやすい役割や習慣への環境作りを進めることが重要であると考えられる．

文　献

1) 宮岡秀子：回復期リハビリテーション病棟における作業療法の役割．OTジャーナル37：972-976，2003．
2) 浜村明徳・監修：これからの脳卒中リハビリテーション．青海社，2004．
3) 和才慎二，田中正一：脳卒中患者と介護者のQOL，日常生活満足度による比較．作業療法15：156-164，1996．
4) 渡辺俊之：介護者と家族の心のケア．金剛出版，2005．
5) 石川哲也，鈴木憲雄，京極　真，他：「何もしたくない」と語った脳卒中後うつの女性が旅をすることで多くの作業参加に至った一例～夫婦間における相互的社会的環境の良循環～．作業行動研究11：38-44，2007．
6) Kielhofner G（山田　孝・監訳）：人間作業モデル－理論と応用，改訂第3版．協同医書出版社，2007．
7) 山田　孝，石井良和：OSA Ⅱ作業に関する自己評価使用者用手引き，改定第2版：日本作業行動研究会，2004．
8) 笹田　哲：就学前の精神発達遅滞児に対する母子ダブルシステムによるアプローチ．作業行動研究4：6-17，1997．

1. 回復期リハビリテーション病棟での人間作業モデル

事例 3

脳卒中で高次脳機能障害を経験し，自殺したいと語った男性クライアントに対する回復期リハビリテーション病棟での作業療法

宗形智成，山田　孝

要旨　脳卒中で高次脳機能障害を経験し，回復期リハビリテーション病棟に入院中に自殺したいと語った事例に対して作業療法を実施した．本事例は脳卒中の発症により，元々価値を置いていた仕事や車の運転といった余暇作業や役割に再び就くことが困難になった．そのような事例に対して心理的支援を行い，新たに価値を置く作業や役割の探索を行った結果，自殺を回避し，今後の生活を前向きにとらえられるようになった．回復期病棟の作業療法では，日常生活活動や心理的な支援に加えて，クライアントが価値を置く作業や役割を獲得できるように支援をすることの重要性が示唆された．

キーワード　回復期リハビリテーション病棟，高次脳機能障害，自殺企図，脳卒中後うつ，ナラティブ（会話），作業的変化，意味のある作業，価値を置く作業，探索

はじめに

　回復期リハビリテーション病棟（以下，回復期病棟）では，診療報酬上，自宅復帰率の高さが重要な意味を持つ[1]．つまり，回復期病棟で働く作業療法士（以下，OTR）に課せられた課題は自宅復帰につながるような日常生活活動（以下，ADL）の自立度の向上を目指すことになる．しかし，OTRは作業の重要性を熟知している職種であり，ADLだけで人の健康的な生活が成り立つわけではないことを知っている．ADLが自立し，家屋改造した家に自宅復帰できたが，バリアフリーとなった自分の部屋を座敷牢と呼び，退院半年後に自殺してしまった事例がある[2]．この事例の場合，ADLの自立や自宅復帰を目標とするだけでは，支援としては不十分であることを如実に示していると言える．また，意味のある作業や余暇活動に参加している高齢者の方が，地域で生活の質（以下，QOL）が高い状態で暮らしているという研究もある[3,4]．このように，回復期病棟での作業療法（以下，OT）は，可能な限り健康的で充実した生活を実現するために，ADLだけでなく，余暇活動や仕事を含めて，クライアントが価値を置く作業や役割を獲得するような援助を行うことが重要であると考えられる．

　脳卒中後のうつ状態は，岡田ら[5]によると，ADLおよびQOL向上の阻害因子の1つであり，脳卒中の18～62％に合併するとされる．また，脳卒中ガイドライン[6]では，脳卒中後のうつは，ADLや認知機能の改善を阻害するため，十分な評価を行って治療することが勧められるとしている．そのため，回復期病棟におけるOTでも，抑うつ状態にあるクライアントへの心理

的支援が重要になる．今回，筆頭筆者は，脳卒中の発症によって病前から価値を置いていた作業遂行が困難になり，「自殺したい」と語ったクライアントを担当する機会を得た．クライアントの心理的支援を行い，協業により新たに価値を置く作業を探索した結果，クライアントは自殺を回避し，生活を前向きにとらえることができるようになった．本事例研究の目的は，OTでは，心理的側面への支援の重要性に加えて，ADLだけでなく余暇活動や仕事を含めてクライアントが価値を置く作業を獲得できるように支援することの重要性を検討することである．

事例紹介

Cさん：60歳代前半の男性である．X年Y月に右前頭葉の出血性脳梗塞で急性期病院に入院し，左片麻痺と高次脳機能障害の診断を受け，2カ月後に当院回復期病棟に入院してきた．生活史は，脳卒中を発症するまでは生コンクリート搬送業に従事し，仕事にプライドを持っていた．趣味は車の運転やパチンコであった．子どもが2人いるが既に独立し，妻と2人暮らしであった．妻はパート勤めをしており，今後も勤めを続ける予定であった．

OT初期評価

ニーズは「2週後に息子の結婚式があるので，それには出たい」と語ったが，同時に諦めているとも語った．病棟での生活状況は，車いす座位は30分ほどで疲労を示し，車いすから臀部がずり落ちる事故が入院後1週間で数回起きていた．妻は毎日面会に来ており，Cさんの結婚式への参列を迷っていた．Cさんは，「人に迷惑をかけることが最も苦痛で，特に今はトイレの介助を受けるのが苦痛」と語った．しかし，Cさんは「今後もトイレには自分1人では行けないと諦めている」とも語った．そのためか，リハビリテーション（以下，リハ）には受身的だった．

ADLは，嚥下食の食事動作は自立していたが，基本動作を含むその他のADLは全てに介助を要し，機能的自立度評価法（以下，FIM）は69/126点であった．仕事は，コンクリート搬送業を休職中であり，余暇活動は車の運転を趣味としていたが，入院後の生活では余暇活動といえる作業が皆無であった．

高次脳機能は，観察より，Cさんは常に頭頸部を右側に向けているなど，左側無視の傾向が認められた．また，物品操作（例えば，携帯電話の適切な操作）にも困難さがあり，車いすの管理等は不十分であった．Trail Making Test（以下，TMT）のAは4分11秒，Bは遂行できずに中止となるなど，注意障害が認められた．Mini Mental State検査（以下，MMSE）は22/30点で，記憶力は保持されており，反復して行うことで動作が少しずつ改善するという学習能力は持っていた．

運動機能は，支持なしでは立位保持が困難で，支持を外すと左側後方に転倒するというバランスの崩し方をした．ブルンストロームステージ（以下，Br-stage）は，上肢Ⅰ－手指Ⅰ－下肢

Ⅱと，麻痺は重度であった．

性格特性は，自分が一度こうと決めたらこうなんだといったように，一度決定したら他者の意見などを取り入れることはできない性格であった．また，自分の思いを他者には多く語らない人であった．

人間作業モデルによるリーズニング

人間作業モデル（以下，MOHO）の非構成的評価に基づき，Cさんの作業適応状態をMOHOのリーズニング Cさんに整理した．Cさんは脳梗塞発症前，コンクリート搬送業に就き，その役割にプライドを持っていた．また，車の運転などの余暇活動やADLを自立して遂行していた．しかし，脳梗塞発症により，遂行能力が著しく低下し，仕事はできず，ADL全般に介助を受け，趣味はないという習慣や役割になってしまったことで，個人的原因帰属の低下を招き，自立を諦め，意欲が低下しているという悪循環にあると考えた（Cさんの状態の説明／理論）．また，日常生活では自分が望んでいない介助を受けており，入院前のように仕事や余暇に従事す

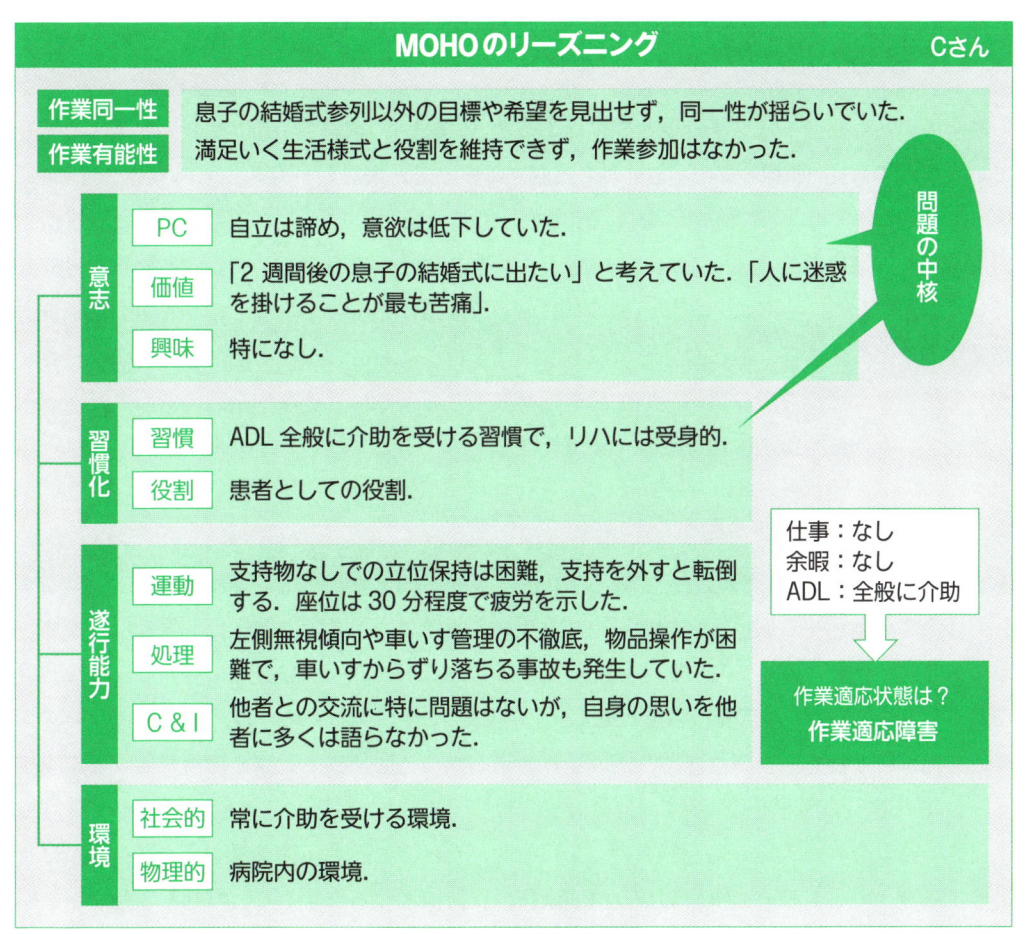

MOHOのリーズニング　Cさん

作業同一性　息子の結婚式参列以外の目標や希望を見出せず，同一性が揺らいでいた．
作業有能性　満足いく生活様式と役割を維持できず，作業参加はなかった．

意志
- PC：自立は諦め，意欲は低下していた．
- 価値：「2週間後の息子の結婚式に出たい」と考えていた．「人に迷惑を掛けることが最も苦痛」．　←問題の中核
- 興味：特になし．

習慣化
- 習慣：ADL全般に介助を受ける習慣で，リハには受身的．
- 役割：患者としての役割．

遂行能力
- 運動：支持物なしでの立位保持は困難，支持を外すと転倒する．座位は30分程度で疲労を示した．
- 処理：左側無視傾向や車いす管理の不徹底，物品操作が困難で，車いすからずり落ちる事故も発生していた．
- C＆I：他者との交流に特に問題はないが，自身の思いを他者に多くは語らなかった．

環境
- 社会的：常に介助を受ける環境．
- 物理的：病院内の環境．

仕事：なし
余暇：なし
ADL：全般に介助

→ 作業適応状態は？
作業適応障害

PCは個人的原因帰属，C＆Iはコミュニケーションと交流技能を指す

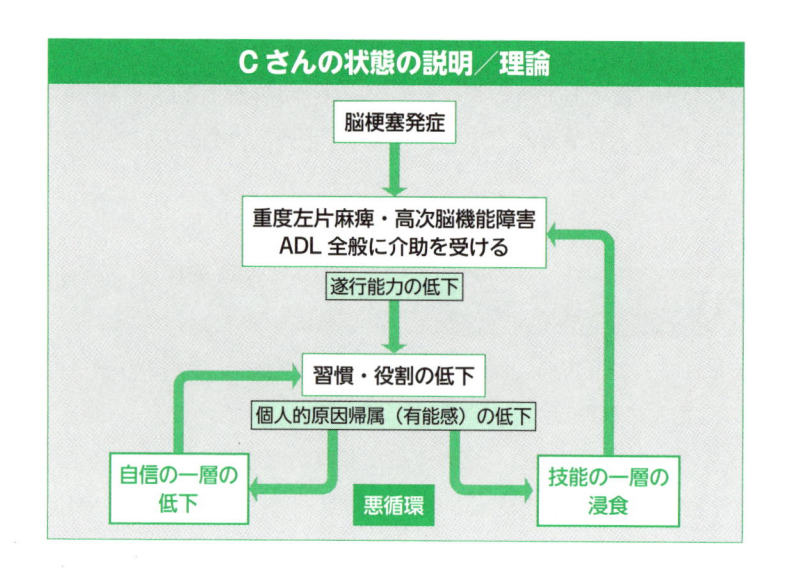

```
┌─────────────────────────────────────────────┐
│         Cさんの状態の説明／理論              │
├─────────────────────────────────────────────┤
│                                             │
│              ┌──────────┐                   │
│              │ 脳梗塞発症 │                   │
│              └─────┬────┘                   │
│                    ▼                        │
│         ┌────────────────────┐              │
│         │重度左片麻痺・高次脳機能障害│         │
│         │ ADL全般に介助を受ける  │──┐        │
│         └─────┬──────────┘   │        │
│            遂行能力の低下       │        │
│                ▼              │        │
│         ┌──────────────┐      │        │
│     ┌──▶│ 習慣・役割の低下 │      │        │
│     │   └──────┬───────┘      │        │
│     │   個人的原因帰属（有能感）の低下│        │
│     │          ▼              │        │
│  ┌──┴───┐  ┌──────┐  ┌──────┐│        │
│  │自信の一層│◀│悪循環│▶│技能の一層││        │
│  │ の低下  │  └──────┘  │ の浸食  ││        │
│  └──────┘           └──────┘│        │
│                                             │
└─────────────────────────────────────────────┘
```

ることが困難であることから，作業適応障害を示していると判断された．

OT援助の基本方針

　諦めているとも語った息子の結婚式に出ること（父親としての役割遂行）や，最も苦痛と感じている排泄の自立（習慣の変化）を早期に達成することで，損なわれたCさんの意志（個人的原因帰属）の改善をはかり，好循環を目指すことにした．また，父親としての役割遂行や排泄の自立という作業目標を達成した後は，Cさんと新たな作業目標を常に共有し，それらを達成していくことにした．さらに，作業目標の共有という観点からだけでなく，Cさんの心理状況を把握することも含めて，常に対話を重視した援助を行うことにした．また，最終的にはCさんが自宅に戻り，可能な限り質の高い生活を再構築できるように，仕事や余暇を含めて元々価値を置いていた作業や役割に再び従事する可能性を追求することにした．

OT援助計画

　筆頭筆者の勤務する回復期病棟のリハビリテーションは，1年間に365日，休みなく実施されている．クライアントへのOTの実施頻度は週に6～7日であり，Cさんにも同じような頻度でOTが提供された．2週間後に迫った息子の結婚式に参列するためには，入院直後からすみやかに他部門と協力し，座位保持時間の延長，家族への介助指導，式場の環境評価などを実施し，結婚式参列の実現を目指すことにした．排泄の自立は，麻痺や高次脳機能障害が重度であったために立位の安定等の遂行能力の改善に時間がかかることが予測されたため，Cさんに合わせて病棟のトイレ環境を整備したり排泄動作の反復練習などをしたりと有効な手段を全て用いて，早期自立に向けて支援を行うことにした．

上記2つの作業目標以外の計画では，常に対話を重視して，語り（ナラティブ）から得られた情報を支援内容に生かすことにした．また，遂行能力の改善がある程度得られたら，復職や車の運転が可能かどうかを評価することにした．仮にそれらの作業に再び就くことが困難だった場合は，新たに価値を置くことができる作業をCさんとともに探索することにした．

OT経過

1 作業目標を少しずつ達成したが，徐々に心理的な不安定さを見せ始めた時期

この時期は，入院から2カ月間であった．結婚式の参列に向けて，Cさんに車いす座位時間の延長を交渉して合意し，病棟と連携して車いすに座る頻度を増やした．また理学療法士，言語聴覚士と協力して，式場で休憩できる場所やトイレの手すりの有無を確認し，自家用車への乗り方やトイレ介助の方法を家族に指導し，さらに結婚式で出される食形態について家族へのアドバイスも実施した．その結果，Cさんは1時間程度座位が取れるようになり，家族や知人の協力を得て結婚式に無事参列することができた．

排泄の自立は，Cさんが諦めたと語ったトイレ動作自立を反復することで動作が少しずつ改善できるCさんの学習能力を踏まえて，担当OTRである筆頭筆者は，自立が不可能ではないと判断した．そこで，Cさんにその旨を伝え，1人でトイレに行くために現在できていない作業，例えば起き上がって靴を履いたり，車いすに移乗したりするといった作業の1つひとつが自立して行えることを短期目標として共有し，病棟での練習や環境設定（図1）を行った．また，Cさんと相談して，病棟でのリハ以外の時間を有効に使うため，介助時にできなかった作業（例えば，車いすの左側のブレーキ管理など）を病棟スタッフから直接Cさんに指摘してもらうようにした．しかし，Cさんは左の股関節の屈曲および外旋運動時に痛みが出るため，靴を履く作業ができるようになるまで1カ月以上の時間がかかるなど，経過は全て順調とは言えな

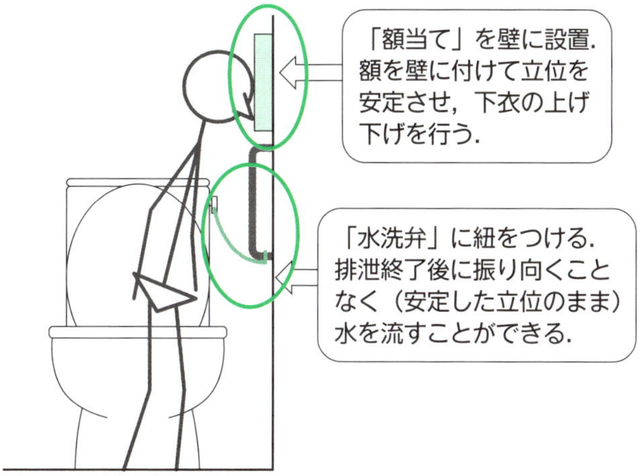

図1◆トイレ内の環境設定

「額当て」を壁に設置．額を壁に付けて立位を安定させ，下衣の上げ下げを行う．

「水洗弁」に紐をつける．排泄終了後に振り向くことなく（安定した立位のまま）水を流すことができる．

かった．だが，立位は２カ月という期間で安定したため，車いすの管理は十分とは言えないものの，車いすを使用して日中の排泄は自立できた．夜間は左下肢の緊張が亢進しやすく，転倒のリスクが高いために，Ｃさんと相談の上でポータブルトイレを使用することにした．

Ｃさんは，入院１カ月頃より，携帯電話で家族や友人に頻繁に電話をかけるようになった．物の操作が困難なため，間違い電話も頻繁にあった．家族や友人はあまりにも頻繁な連絡に困惑することが多く，Ｃさんからの電話に出ないという状況も増えた．ＯＴでは，電話以外の作業で生活時間を埋めようとＣさんとともに検討したが，脳梗塞の影響もあり，頻繁な電話連絡を自分では抑制できなかった．

2 新たな作業目標を希望として掲げるも，自殺をほのめかす語りを始めた時期

入院２カ月目から３カ月目にかけての時期である．夜間になると左下肢の筋緊張が亢進し，左側へとバランスを崩すことで転倒を繰り返していた．しかし排泄は，毎日の練習と環境設定（図２）により，３カ月目に夜間のポータブルトイレでの排泄も自立した．車いすを使用して１人でトイレに行くという目標達成後，Ｃさんは「トイレに１人で歩いて行きたい」という目標を語るようになった．しかし，未だに麻痺や高次脳機能障害が強く残存しており，歩行でトイレが自立するかどうかの判断が難しかったため，担当ＯＴＲはＣさんにその判断とともに「一緒にやれるだけやってみましょう」と伝え，病棟で歩いてトイレに行くという練習を行うことになった．

同時期にＣさんは「家族から必要とされていない」とか，「（病気で）こんなふうになってしまって，死にたい．○月○日に死にます」などと語るようになり，携帯電話を２〜３カ月の間に２つ壊した．そこで担当ＯＴＲは心理面への支援も必要と判断し，Ｃさんの語りを傾聴すると，①Ｃさんがかける頻繁な電話に家族が出られないことがあり，それが積み重なって自分は家族から不要だと思われていると感じていること，②麻痺などもあって，未だに身の回りのことの多くに介助を受けなければならない現状であること，③仕事や車の運転が再びできるのかと不安に思っていることなどが理解でき，それらのことが自殺をほのめかす要因であると判断した．

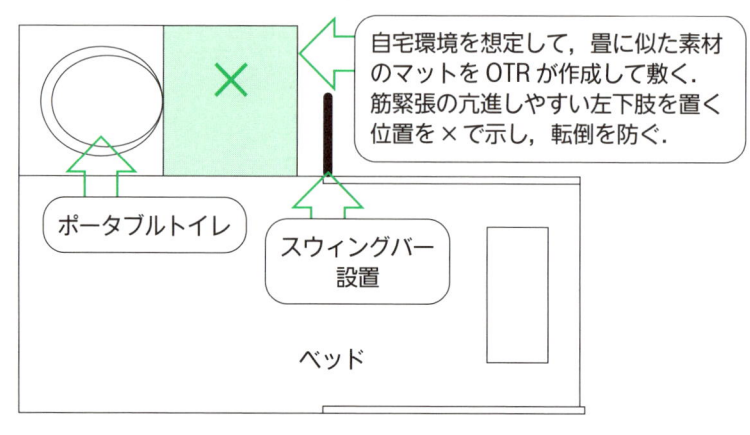

図２ ◆ 夜間のポータブルトイレ周辺の環境設定

そのため担当OTRは，①家族はCさんを不要とは思ってないこと，②今まで一緒に目標を達成して，できる作業が増えたこと，そして，これからも増やせること，③仕事や車の運転が再びできるかどうか一緒に取り組んでみようといった内容をCさんと話し合った．また，家族に対して，自分の多くのことを他者に伝えないCさんの思いを担当OTRからも伝えるようにした．

3 車の運転や復職の可能性を評価したが，危険と判断された時期

入院3カ月目から4カ月目までがこの時期であった．車の運転や復職の可能性については，3カ月目からは，自動車運転の評価をするために実際の車の運転通りにハンドル，アクセル，ブレーキ操作ができる運転ゲームソフトを使用した．しかし，何度も練習したにもかかわらず，突発的な判断を要する場面では反応速度が遅く，特に左側の道路の壁に何度もぶつかった．これを，その後1.5カ月ほど反復練習したが，ほとんど改善が認められなかった．同様に，復職の可能性を追求するため，コンクリート運搬車の操作練習も行った．車の運転と同様に反復して練習したものの，物品操作の学習が進まず，操作は困難であった．車の運転やコンクリート運搬車の操作は，一瞬の操作ミスで人命にかかわることを考慮すると，あまりにも危険であると判断した．そこで，車の運転は危険があるという判断を伝えた上で，退院後に運転試験場で適性検査を受けることをCさんと家族に勧めた．また，コンクリート運搬車の操作などは困難なため，別の形態で再び以前の仕事にかかわることができないか，その可能性を検討することにした．

元々の趣味である車の運転やパチンコ以外に趣味のなかったCさんが，退院後に作業剥奪状態に陥らないようにするために，余暇的な作業に限らず，新しく価値を置くことができる作業を，Cさんとともに3カ月目の後半から探索した．しかし，この時点でCさんが興味や価値を示すのは車の運転や仕事，それに，1人で歩いてトイレに行くという作業だけであり，作業の探索は思うように進まなかった．

左側への注意が向きやすくなったことや，歩行能力の改善が得られたことなどで，入院4カ月目で歩いてトイレに行くという目標を達成することができた．Cさんは「ようやく目標達成することができた」と喜び，少しずつ落ち着きを取り戻し始めた．

同時期に家屋評価を実施した．家屋評価後に家族と帰院する予定だったが，家族から至急来てほしいと担当OTRに連絡があった．担当OTRが自宅に向かうと，Cさんは「俺が車を運転して病院に帰る」と言って暴れて車に乗り込んでいた．その後，車を暴走させ，危うく事故を起こしそうになったため，最終的には警官まで出動する事態となった．

4 徐々に落ち着きを取り戻していった時期

入院4カ月目から5カ月目がこの時期にあたる．事件後，Cさんは「あんなことをして，もう家には帰れない」，「○月○日が最後の日です」と，再び自殺計画を語るようになった．ベッドにはどこで手に入れたのか，ハサミなどの刃物をいくつも忍ばせていたため，当然これは没収した．この頃，Cさん自身から，若い頃にも自殺を企図したことがあったという話を聞い

た．そこで，Cさんが示している悪循環を再度整理して，援助の方針を再検討した（Cさんの治療仮説と実施）．自宅復帰ができないという認識が生まれていたため，家族や他部門との連携をはかりつつ，頻繁な外泊を促した．

同時に，新たに価値を置く作業の探索を開始した．Cさんの作業同一性と有能性を支えていたコンクリート搬送の仕事や車の運転に代わる作業や役割を探索する必要性をCさんに伝え，ともに探索し続けた．作業を探索する上では経済的な問題など，Cさんを取り巻く環境も考慮した．様々な作業を試す中で，他の患者が行う「切り絵」を見て，「あれはいいね」と語ったため，その患者の横で取り組むことになった（図3）．しかし，カッター（物品）の操作が難しく，一部に援助を要した．さらに別の患者が行っている「絵を描く」という作業にも興味を持ったため，まずは孫にアンパンマンの絵をプレゼントするという作業から取り組むことにした．これらの作業を通じて他者と交流をするようになった．また，「妻に負担をかけたくない」とも語ったため，Cさんが自宅でも行えるテーブルを拭くといった家事的な作業も練習をした．「外へ散歩にも行きたいね」と語ったため，家族にその旨を伝えた．また，復職は困難であり，退職することになった．今後については，作業所なども検討したが，Cさんに適合する場は見つからなかった．そこで，前職でかかわれる役割がないかと話し合うと，「仕事仲間が相談に来てくれるので，その相談役になりたい」と語るようになった．車の運転に関しては「運転試験場で運転は厳しいと言われたら諦める」と語るようになった．

上記のような過程を経て，徐々にCさんは落ち着きを取り戻していった．落ち着くに至った要因を振り返ってもらうと，「作業療法士と常に一緒にやって，1つひとつの目標に沿って進めることができた」とか「何があってもスタッフの励ましがあり，受け止めてくれた」と語り，「他患との共感」と「家族との関係」をあげた．

Cさんは入院5カ月で退院となった．切り絵や絵を描く作業は，自宅や今後通う通所リハビリテーションで（趣味として）継続するとCさんは語った．また，人生で一番良いと感じた時を100%とすると現在はどの程度かと担当OTRがCさんに尋ねた．するとCさんは「10%くらいかな」と語った．しかし最後に，「今こうなって，家族へ感謝の気持ちを素直に伝えることが

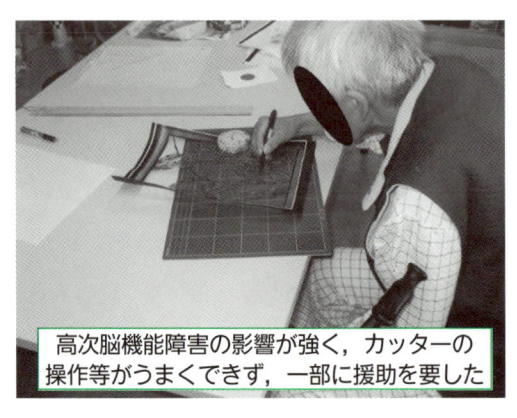

図3◆切り絵を行う

Cさんの治療仮説と実施

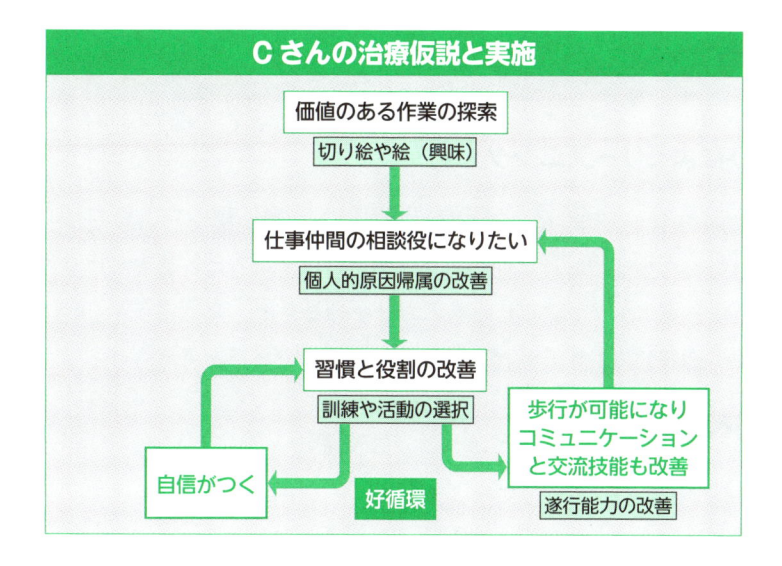

```
価値のある作業の探索
    │ 切り絵や絵（興味）
    ▼
仕事仲間の相談役になりたい ◄─────┐
    │ 個人的原因帰属の改善        │
    ▼                              │
習慣と役割の改善 ◄───────────┐    │
    │ 訓練や活動の選択      │    │
    ▼                        │    │
自信がつく ──── 好循環 ──── 歩行が可能になり
                              コミュニケーション
                              と交流技能も改善
                              遂行能力の改善
```

できるようになった」，「職場の若い人たちが自分を慕ってくれている．人の幸せが自分の幸せと思えるくらいになりたい」とも語った．

退院時評価

　退院時には，リハビリテーションに対するニーズは特になかった．病棟では転倒することはなくなり，自宅復帰に向けた準備は整った．また，自殺企図のようなことはなく，落ち着いて生活を送るようになった．「妻に負担はかけたくない」，「仕事仲間の相談役になりたい」，「今こうなって，家族へ感謝の気持ちを素直に伝えることができるようになった」，「職場の若い人たちが自分を慕ってくれている．人の幸せが自分の幸せと思えるくらいになりたい」などと，意志的な語りが聞かれた．

　更衣，入浴，階段昇降以外のADLは見守りから自立になり，FIMは103/126点（入院時69/126点）になった．仕事はコンクリート搬送業を退職したため，なくなった．余暇は，孫とのかかわりや，今での生活史にはなかった切り絵や絵を描くといった作業が新たに加わりつつある状態となった．

　高次脳機能は，左側への注意が向きやすくなったものの，特に物品の操作には困難さが残った．MMSEは29/30点（入院時22/30点），TMT-Aは3分11秒（入院時4分11秒），TMT-Bは入院時と同様に遂行困難であった．

　運動機能は，支持物なしでも立位を保てるようになった．麻痺は，Br-stageでⅡ-Ⅱ-Ⅲ（入院時Ⅰ-Ⅰ-Ⅱ）とやや改善した．Cさんの性格特性に変化はなかった．

考　察

1 MOHOによるリーズニング

　本事例は，経過の中で，初期には予測できなかった自殺企図などの様々な出来事があったが，最終的には今後の生活に向けて前向きな展望を抱けるようになるまでに至った．これは，MOHOによるリーズニングで立案した基本方針を軸として，常にＣさんと対話を行い，心理的状況も踏まえて即興的に対応し，援助を実施した結果であると考えられる．

2 心理面への支援

　小林ら[7]は，心理社会面への支援には「ナラティブリーズニングを用いて，クライアントの主観的側面に着目したモデルを用いること」，「クライアントとの協業」，そして，「他職種との連携」が重要になるとしている．本事例も，「Ｃさんと常に話し合い，目標を共有」し，「MOHOを基盤として臨床実践を行い」，「他部門や家族と連携をとりながら」支援を行った．その結果，自殺を回避することができたと考えられる．OT経過の中で，Ｃさんが落ち着くまでに至った要因を，「OTRと常に一緒に協業し，1つひとつの目標に沿って進められた」，「何があってもスタッフの励ましがあり，受け止めてくれた」と語ったことからもこのことは妥当といえる．

3 価値を置く作業の援助

　Ｃさんと担当OTRは，復職や車の運転の可能性を追求したものの，それらの作業の再獲得は現実的に困難であった．クライアントが元々価値を置く作業に再び従事できるように援助を行うことは，言うまでもなく重要なことであり，OTRが追求すべきことである．しかし，Ｃさんのように，価値を置いていた車の運転やコンクリート搬送業などの作業に再び従事することがどうしても困難な場合，新たに価値を置くことができる作業をクライアントとともに探索し，その作業の可能性を見出す援助を行うことも必要であると考えられる．なぜなら，冒頭でも述べた通り，可能な限り健康的で充実した生活を送るためには，その生活の中にクライアントが価値を置く作業があること，そして，その作業従事が重要である[8]と考えられるからである．また，クライアントを取り巻く環境は様々である．Ｃさんのように，退院後に通所リハビリテーションを利用するだけでなく，本来はＣさんにとって仕事の意味を持つ作業に従事する機会や環境を提供することも重要であると考えられる．しかし，担当OTRの勤務する地域はそのような社会資源に乏しく，環境的支援の限界があった．

4 Ｃさんの作業的変化

　Kielhofnerは，作業的変化は通常，探索から有能性へ，さらに達成へという連続性にまたがって起きると述べており，また，作業の変化のタイプには増大的変化，転換的変化，破滅的

変化の3つがあるとしている[8]．Cさんは脳卒中の発症により作業の破滅的変化を迎えてしまった．そのような作業の変化に対して，Cさんは悲嘆し，自殺を企図したと考えられる．しかし，Cさんと担当OTRは破滅的変化からの脱却を目指し，入院初期からCさんのニーズを聞き取り，排泄の自立など，生活の中でできる作業を構築していった．さらに，元々Cさんが価値を置いていた作業や役割に再び就くことができる可能性を追求したものの，それが困難だったため，Cさんが新たに価値を置くことができる作業や役割をともに探索するなど，作業の転換的変化をはかる努力を続けた．その結果，今までの生活史にはなかった余暇的な作業に取り組むことや，今後の生活に対して前向きな展望を抱くまでに至った．しかし，残念ながら退院時にも作業有能性や達成の段階には至らず，探索の段階で留まっていたと考えられる．これは，退院時にCさんが，人生の良い時を100％すると，現在を10％としたことからも明らかであると思われる．本事例のような状況の場合，新たに価値を置く作業や役割を探索し，その作業を通して有能性を高め，達成し続けることによって，作業の転換的変化を確立することができる可能性が広がるのではないかと考えられた．

おわりに

　Cさんは脳卒中の発症により，元々価値を置いていた作業や役割に再び従事することが困難になり，心理的に不安定になり，自殺を企図した．しかし，OTでの「Cさんとの対話を重視した取り組み」，「目標の共有」，「MOHOに基づく臨床実践」，「即興的な対応」，「他部門や家族との連携」，「新たに価値を置くことができる作業や役割の探索」などを通じて，今後の生活を前向きにとらえられるようになった．これにより，回復期病棟のOTでは，ADLだけなく，心理面への援助に加え，クライアントが価値を置く作業や役割を獲得できるように支援をすることの重要性が改めて示唆された．

文　献

1）医学通信社：診療点数早見表，2012．
2）渡辺　淳：障害の受容と障害者プラン．総合リハビリテーション24：203，1996．
3）竹田徳則，近藤克則，吉井清子，他：居宅高齢者の趣味生きがい～作業療法士による介護予防への手がかりとして～．総合リハビリテーション33：469-475，2005．
4）今井忠則，齋藤さわ子：意味ある作業の参加状況が健康関連QOLに及ぼす影響～健康中高年者を対象とした6ヵ月間の追跡調査～．作業療法．30：42-51，2011．
5）岡田和悟，山口修平：うつ，アパシー．総合リハビリテーション39：1165-1170，2011．
6）日本脳卒中学会：脳卒中ガイドライン2009：http://www.jsts.gr.jp/jss08.html．255．2012（accessed：2012-9-19）．
7）小林幸治，吉野眞理子，山田　孝：病院の作業療法で行われている脳血管障害者への心理社会面への具体的な支援内容と支援上の問題点についての探索的検討．日本保健科学学会誌12：31-40，2009．
8）Kielhofner G（山田　孝・監訳）：人間作業モデル－理論と応用，改訂第4版．pp140-144，協同医書出版社，2012．

1. 回復期リハビリテーション病棟での人間作業モデル

事例 4

回復期リハビリテーション病棟で肯定的な人生物語を紡ぎ出し，自宅復帰したADL全介助レベルの事例

宗形智成, 山田 孝

要 旨 　回復期リハビリテーション病棟に入院し，機能や日常生活活動が改善しないために，「死にたい」と語るようになったADL全介助レベルの男性に対し，「作業参加」を困難にする要因を包括的に評価できる人間作業モデルスクリーニングツールを用いて作業療法を実施した．経過は，人生物語を紡ぎ出す作業を行い，できる作業を達成していった．その結果，クライアントは人生を肯定的にとらえられるようになり，自宅復帰を果たすことができた．人間作業モデルを基盤とする作業療法実践は人生を肯定的にとらえられるように支援を行うことができ，有益であることが示された．

キーワード 　回復期リハビリテーション病棟，ナラティブアプローチ，価値を置く作業，意味のある作業，自伝，クライアント中心

はじめに

　障害を負うことで，今まで価値を置いていた作業を行わなくなってしまうことや，行うことが困難になってしまった事例[1,2]が報告されている．そのような事例に，心理的な支援や価値を置く作業に参加できるように支援することは重要な作業療法（以下，OT）支援であることが示されている．また，ナラティブアプローチや自伝作りという形態の支援は，抑うつ傾向の改善や生活の質を向上させる効果があることが示されており[3-5]，心理的支援に必要な技術の1つ[6,7]であるといえる．ナラティブアプローチとは，ナラティブ（物語や語り）という概念をキーワードにするアプローチの総称であり，クライアントの語りを通じて主観的な世界の変容や問題の解決をはかるものである[3]．

　自伝作りや人生回顧（ライフレビュー）とは，回想法の1手法として位置づけられており，その目的は過去の人生を整理しその意味の探求を通じて，人格の統合を目指そうとするものである[8,9]．また，回想法とは，アメリカの精神科医のButlerによって創始された心理療法であり[9]，その効果は，「自尊感情を高めること」や「過去からの問題解決および再統合をはかること」，「訪れる死への不安を和らげること」，「対人交流の進展を促すこと」，「生活を活性化して楽しみを作ること」，「新しい環境への適応を促すこと」などがあげられている[8,9]．

　ナラティブアプローチや自伝作りは，いずれもクライアントが語るという作業を用いた支援方法であるが，クライアントが「語る」ことも「作業に参加」することであり，「作業ができ

る」ことであるといえる．なお，本報告では，ナラティブアプローチや自伝作り，人生回顧を行うという作業を包括して，『人生物語を紡ぎ出す作業』と定義した．

今回，筆頭筆者（以下，OTR）は，3回の脳卒中を経験し，回復期リハビリテーション病棟（以下，回復期病棟）に入院した日常生活活動（以下，ADL）全介助レベルの事例（Dさん）を担当する機会を得た．Dさんは入院後，思うように作業を遂行できないことに加え，運動機能やADLに大きな改善が得られなかったために，「死にたい」と言うようになった．しかし，OTで人生物語を紡ぎ出す作業を行い，できる作業に参加し，達成したことで，未来に向けた人生を肯定的にとらえられるようになり，自宅復帰を果たすことができた．なお，今回の臨床実践では，OT実践によるOTの成果測定を目的に，事例の作業参加を困難にする要因を包括的にとらえるために，人間作業モデルスクリーニングツール（以下，MOHOST）を用いた．

本報告の目的は，人間作業モデル（以下，MOHO）を基盤とするOT実践と，クライアントが人生を肯定的にとらえられるようにOT支援を行うことの重要性を検討することである．また，本論文は本人と家族に点検を受けて，内容の妥当性を担保している．

事例紹介

Dさん：80歳代後半の男性である．現病歴は，X年Y月に意識障害と左片麻痺が出現し，入院した．病巣は不明だが脳塞栓が疑われ，治療を受けた．意識障害は軽快したが，構音，嚥下障害があり，胃瘻が造設された．1カ月後に，当院の回復期病棟に転院した．過去に2度の脳卒中を経験しており，今回で3度目の再発であった．初回発症時には，同時に脳腫瘍を摘出していた．

入院前の生活は，妻と2人暮らしで，今回の発症前は4点杖で歩行し，ADLは概ね自立していた．娘と息子がいるが，妻との2人暮らしであった．過去の詳しい職歴等の情報は，Dさんや家族も多くは語ろうとしなかったために不明であるが，第2次世界大戦中はパイロットであったこと，終戦後は起業したが，事故のため事業に失敗したようであったことは聞き取れた．入院前の物理的環境は，集合住宅の2階に住んでおり，2階までは階段を昇降する必要があった．

OT初期評価

Dさんの作業参加を困難にする要因を包括的にとらえるためにMOHOSTを行い，Dさんを理解するために以下の評価結果と対応させた．なお，MOHOSTの結果は図1に示した．

Dさんの意思表出手段は，構音障害のために，発語はほぼない状態であった（音声による表現：R）．しかし，右手でOKやNOのサインを示すことで，自らの意思を表出した（非言語的技能：A，関係性：A）．筆談を行うも，字の小ささ等により解読困難な字が多かったが，有意味語を書字することはできていた（図2）（会話：I，知識：I，協応性：I）．

作業への動機づけ					作業のパターン				コミュニケーションと交流技能				処理技能				運動技能			環境			
能力の評価	成功への期待	興味	選択	日課	適応性	役割	責任	非言語的技能	会話	音声による表現	関係性	知識	タイミング	組織化	問題解決	姿勢と可動性	協応性	力と努力	エネルギー	物理的空間	物的資源	社会集団	作業要求
F	F	F	F	F	F	F	F	F	F	F	F	F	F	F	F	F	F	F	F	F	F	F	F
A	A	A	A	A	A	A	A	A	A	A	A	A	A	A	A	A	A	A	A	A	A	A	A
I	I	I	I	I	I	I	I	I	I	I	I	I	I	I	I	I	I	I	I	I	I	I	I
R	R	R	R	R	R	R	R	R	R	R	R	R	R	R	R	R	R	R	R	R	R	R	R

○：初回評価　□：再評価　■：2段階以上改善した項目　▨：1段階改善した項目
F：作業参加を促進する，A：作業参加を支持する，I：作業参加を抑制する，R：作業参加を制限する

図1◆MOHOSTの評価

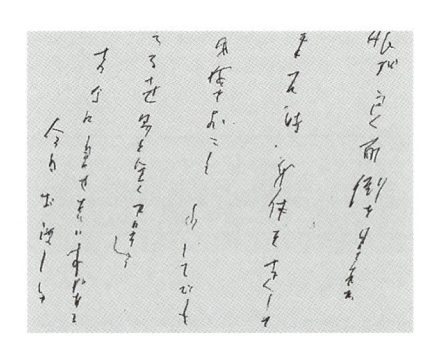

図2◆Dさんの書字の字体（退院前の書字を一部抜粋）

　覚醒レベルや耐久性は，Japan Coma Scale（以下，JCS）は1〜2桁で，覚醒レベルは日によって変動していた．また，車いすに20〜30分程度座っていると疲労し，覚醒レベルが低下した（エネルギー：R）．

　Dさんは書字で「絵が描きたい」というニーズを示した．しかし，このニーズをなぜに語ったのかとDさんに問うも，覚醒レベルの低下も相まって返答は得られなかった（成功への期待：R）．ニーズに基づき，絵を描く作業（Dさんの希望で風景の写生）を実施したが，5〜10分程度作業に従事すると手が止まり，作業を継続できなかった（興味：I，タイミング：I）．また，用紙の右側にのみに絵が偏り，どの景色を描いているのかを判断することが困難であった（選択：I，責任：R，組織化：R）．描いた絵を見てDさんは何も語らなかったが，絵を描く作業を数回経た後，少し落胆したような表情を見せた（能力の評価：I）．

　ADLでは，食事は胃瘻からの経管栄養であった．また，起き上がり時や移乗時の協力動作はあったが，基本動作を含めたその他のADLは全介助レベルであり（力と努力：I），機能的自立度評価法（以下，FIM）は30/126点（運動項目15点，認知項目15点）であった．病棟では定期的に車いすに座ってはいなかった．座位姿勢が安定しないために，リクライニング式車いすが必要だった（姿勢と可動性：R）．仕事および余暇は何もなかった（役割：R）．

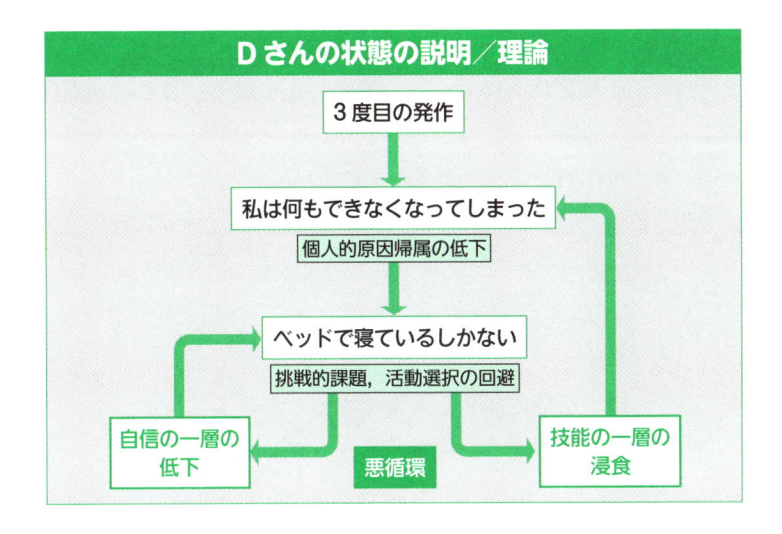

Dさんの状態の説明／理論

```
3度目の発作
   ↓
私は何もできなくなってしまった
   個人的原因帰属の低下
   ↓
ベッドで寝ているしかない
   挑戦的課題，活動選択の回避
   ↙          ↘
自信の一層の    技能の一層の
  低下          浸食
       悪循環
```

MOHOのリーズニング　　Dさん

作業同一性	？
作業有能性	遂行技能の低下が作業参加を困難にしている．

意志
- PC: 何の絵を描いているのかわからず，落胆した表情を示し，能力の評価は低い．
- 価値: 絵を描くという理由を語らず，成功へ期待はない．
- 興味: 絵が描きたいと言うが，10分も持たず継続できず．

→ 問題の中核

習慣化
- 習慣: 体位交換，吸引などを受けるなど病棟主導で日課はない．
- 役割: 仕事も余暇も何の役割もない．

仕事：なし
余暇：なし
ADL：介助

遂行能力
- 運動: FIMは30/126点で，移動はリクライニング式車いすが必要なほどの姿勢が悪く，麻痺は重度．
- 処理: 左側無視もあり，作業を継続できない．
- C&I: 発語はない．右手でサインを示す．筆談は書字不可．

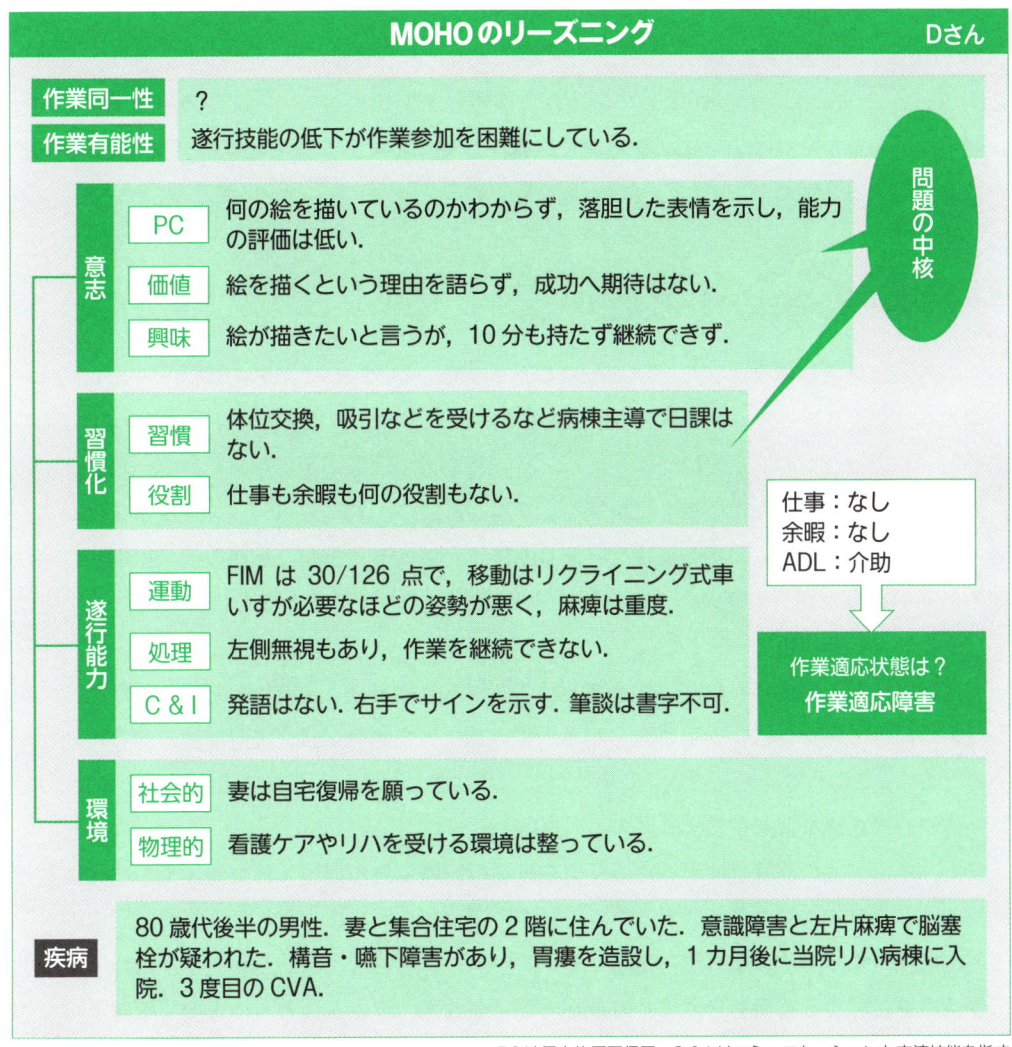

作業適応状態は？
作業適応障害

環境
- 社会的: 妻は自宅復帰を願っている．
- 物理的: 看護ケアやリハを受ける環境は整っている．

疾病: 80歳代後半の男性．妻と集合住宅の2階に住んでいた．意識障害と左片麻痺で脳塞栓が疑われた．構音・嚥下障害があり，胃瘻を造設し，1カ月後に当院リハ病棟に入院．3度目のCVA．

PCは個人的原因帰属，C&Iはコミュニケーションと交流技能を指す

病棟での生活と環境は，体位交換や吸引，吸入を毎日定期的に受けていた．オムツ外しや，右側のベッド柵を右手で不定期に動かしたり，柵に右足を掛けたりといった行動が見られた（日課：R）．病院での介助や看護ケア，リハビリテーション（以下，リハ）を受ける環境は整っていた（物理的空間：A，物的資源：A，作業要求：A）．

高次脳機能は，観察より，左側に視線および頭頸部を向けることが困難で，書字なども右側に集中しており，左側無視傾向があると考えられた（適応性：R，問題解決：R）．運動機能は，ブルンストロームステージ（以下，Br-stage）は左の上肢Ⅱ－手指Ⅱ－下肢Ⅱで，麻痺は重度であった．

入院初期には，Dさんの生活史に関する情報を得ることはできなかった．家族のニーズはADLが自立し，自宅復帰して夫婦でまた暮らせることであった（社会集団：A）．

人間作業モデルによるリーズニング

MOHOSTの評価結果（図1）を見てもわかるように，Dさんの遂行能力（処理技能，運動技能，コミュニケーションと交流技能）の低下が作業参加を困難にしている問題の中核であることは明らかである．それによって，満足いく日課や役割に参加できない作業のパターン（習慣）が繰り返される生活になっていた．

OT援助の基本方針と支援計画

基本方針は以下の通りとした．Dさんのニーズ（現在は絵を描くこと）の達成を中心にOTを展開する．家族のニーズでもある自宅復帰を実現するために，まずは大きな問題であるADLを中心とした遂行能力の向上をはかる．ただし，遂行能力の改善が困難だった場合，自宅復帰のために必要な環境を整えて復帰を実現する．また，習慣化（作業のパターン）の変容をはかるため，Dさんの生活史等に関する情報を収集し，Dさんにとって重要な意味を持つ役割や作業は何か，その作業が遂行可能か，その作業に取り組むべきかなどの内容をDさんとともに考えて，今後の方針を決めていくことにした．

支援計画は以下の通りとした．ニーズとしてあがった絵を描く作業に取り組む．ただし，絵をうまく描けていないというDさんの認識が積み重なった場合には，失敗体験になる可能性があるために，この作業を止めるか，変更を検討する．また，Dさんと筆談での会話をしながら，ニーズや心理状態を把握するようにする．

また，遂行能力の改善をはかるため，現在は遂行困難である起居・移乗動作を中心に練習を始める．リクライニング式車いすに乗ることを習慣にするために，理学療法士（以下，RPT）とともに病棟スタッフに移乗方法を伝達する．

生活史等に関する情報をDさんや家族から得られ次第，Dさんにとって重要で意味を持つ作業は何かを検討し，OTで取り入れることをDさんと相談することで，作業のパターンを変え

ることにした．

OT経過

クライアント中心のOTを展開するため，基本方針（目標）や計画等の情報をクライアントとOTRで共有し，クライアントの合意を得た上でOTを提供することにした．またOTRの勤務する回復期病棟のリハは365日実施されており，Dさんには週6〜7回，1回平均60分のOTが提供された．

1 ニーズである作業遂行や作業パターンの変容が困難だった時期

入院から1カ月，ニーズである作業の遂行や作業パターンの変容が困難だった．絵を描く作業を1週間ほど継続したが，やはり構図等がうまくいかなかった．その作業に対してDさんは何も語ることがなかったが，作業の手を止めて周囲を呆然と見つめるような時間が増えた．そのため，OTRは失敗体験になる可能性があると判断し，絵を描く作業を中断した．その後，Dさんとの相談の下で塗り絵などを実施したが，作業は成功体験とはならなかった．

リクライニング式車いすに乗ることは特に問題ないと判断できたため，RPTとともにベッドと車いす間の移乗方法を病棟に伝達し，昼の経管栄養の時間に車いすに乗ることを決めた．立ち上がりや移乗などの練習を積極的に継続して行ったが，入院1カ月の段階では遂行能力の大きな改善は得られなかった．同時期に開かれたカンファレンスでは，今の住居を転居することが困難なため，2階までの階段を上らなければならないことや，介護負担が大きいために自宅復帰は困難かもしれないが，今後の経過を見て可能性を検討しようといったことが話し合われた．

家族から囲碁や麻雀，旅行が趣味だったという情報を得た．しかし，入院3週目以降は原因不明の熱発や覚醒レベルの低下を繰り返す日が多くなり，囲碁等の作業や会話も困難な状況であった．また，Dさんは明らかな昼夜逆転傾向に陥っていった．

2 覚醒レベルの変動や体調不良が頻発し，積極的介入が困難で，心理的に落ち込みを見せた時期

入院1カ月から1.5カ月は，心理的に落ち込みを見せた時期であった．覚醒レベルが低下しやすくなり，絵を描きたいというニーズのほかに，Dさんのニーズを聴取することが困難な状況が続いた．会話の中でDさんは，夜が怖いといった不安を訴えることが多くなった．また，入院1カ月半で，妻から主治医に対して「本人がもう死にたいと言っている」と涙ながらに訴えがあった．「今現在，皆に世話になっていること」や「自分の身体が自由に動かないことが辛い」からもう死にたいとDさんが筆談で語ったとのことであった．そのため，主治医から抗精神薬のリスパダールが処方された．服薬開始後は心理的不安を訴えることは少なくなったが，覚醒レベルがさらに大きく変動する日が多くなった．熱発や覚醒レベルの変動が続いたため，積極的なリハビリテーション（以下，リハ）介入が困難であった．遂行能力の改善は認められな

かった．また，昼夜逆転傾向など，入院時点より不安定な作業パターンが強くなっていた．

3 重要な意味を持ち，かつ，できる作業を生活の中に構築するためにOTRとともに「自叙伝」を作成し始めた時期

　入院1.5カ月から2.5カ月に，重要な意味のある作業である自叙伝を語り始めた．これまでに遂行能力の改善がほとんど得られていないことから，今後も遂行能力の大きな改善は困難である可能性が高いと考えた．しかしそうなると，死にたいと語った理由である「自分の身体が自由に動かないことが辛い」というDさんの思いが今後も解決されないことになり，さらなる心理的落ち込みを招く可能性が懸念された．そのためOTRは，Dさんにとって重要で意味を持ち，かつ，今の遂行能力でもできる作業であり，現状を肯定的にとらえられるような作業を生活の中に構築する必要があると考えた．熱発や覚醒レベルの変動は徐々に少なくなったため，再度ニーズを聴取した．すると，Dさんは「身体を良くしたい」と紙面に書いた．そのためOTRは，①「現在まで理学療法やOTで遂行能力向上のための様々な練習を継続してきたが，これまでに大きな改善が得られていないこと」，②「可能性はゼロではないが，今後も大きな改善が得られない可能性が考えられること」，③「Dさんらしい生活を実現するためには，身体や身の回りのこと（ADL）だけではなく，趣味のようなことも含めて，Dさんが重要だと思う作業を行うことも非常に大事であること」を説明した．そして，④「今の状況の中でもできることを，試しにやってみませんか」と話すと，承諾を得られたため，OTRは以下の提案を行った．それは，自らの生活を肯定的にとらえられる効果が報告されている人生を振り返る作業（回想）を行うことであり，OTRはDさんに「自叙伝作り」の説明をした．Dさんの合意が得られたため，OTで「自叙伝」作りを開始することとなった．

　「自叙伝」の作成方法は，自分で体幹を前傾させることが困難なDさんが視覚的に確認しやすいように，傾斜を付けたテーブルに白紙を張り，そこにDさんが文字を書き，その文字をOTRがパソコンに記録していくというやり方にした．作成当初，Dさんは20～40字程度の文字を書いたが，OTRがその文字を解読するのに60分もかかった．日によって覚醒レベルが低下したが，作業を継続するにつれ，書く文字が少しずつ大きくなり，読みやすい字になっていった．また，OTRの読解能力も向上したために「自叙伝」作りの作業効率は上がっていった．

　入院から2.5カ月の時点でも，遂行能力の大きな改善は得られなかったため，OTRは自宅復帰に向けて「環境」を整備する必要があると考えた．しかし，家族は自宅復帰に迷っていたため，退院先は未定であった．

　自叙伝作りの進行とともに，昼夜逆転傾向が減少していった．また，作業中にDさんは笑顔を示すようになった．

4 「自叙伝」作りを終了し，次なる作品である「語りの記憶」を作成し始め，生活を前向きにとらえられるようになってきた時期

　入院2.5カ月から3.5カ月で，「語りの記憶」を作り始め，生活を前向きにとらえられるようになった．

A4用紙で全4枚の「自叙伝」が完成した．Ｄさんから担当OTRに，完成した「自叙伝」を数部印刷してほしいという依頼があったため，そのようにした．その後，「自叙伝」はＤさんの手によって家族や職員に公開された．なお，「自叙伝」の概略は以下の「自叙伝」に記した．また，「自叙伝」作りの後，どのような作業に取りかかるかＤさんと相談した結果，Ｄさんの記憶を記録に残すという作業（題名は「語りの記憶」）を行うことに決定した．Ｄさんからは「家に帰りたい」というニーズも聞かれるようになった．

「自叙伝」

　Ｄさんは大連で生まれた．その当時の大連の状況や親族，父親についても綴った．Ｄさんは父親の死後，船員になるべく勉強をしていたが，姉の影響で船員ではなくパイロットを目指すことになった．パイロット試験には無事に合格し，訓練を受け，教官要員として乗員養成所に配属となった．この後の語りで，Ｄさんのユーモアを初めて聞くことになった．以下はＤさん本人の記述である．

> 「当時，私は下宿暮らしであったが，非常に待遇が悪かった．それを不満に思った私は，下宿の世話人たちを赤とんぼと呼ばれる飛行機で脅かした（図3）．飛行機を使って下宿の世話人たちを脅した結果，待遇が改善した．調子に乗った私は，アベックを超低空飛行で脅かすことも1度や2度はあった．」

　Ｄさんは，笑顔と笑いを交えた語りをするようになった．それ以降の内容は「当時の飛行機の操縦資格の話，パイロット時代の武勇伝」であった．当時のＤさんの写真を家族から提供を受けた（図4）．そして，Ｄさんは自叙伝をこう締めくくった．

> 「これらは全て私の経験したロマンの一部である．私の青春は大空の記録．私の大空の記録はデタラメで，一貫性に欠けるが，真実の記録である．」

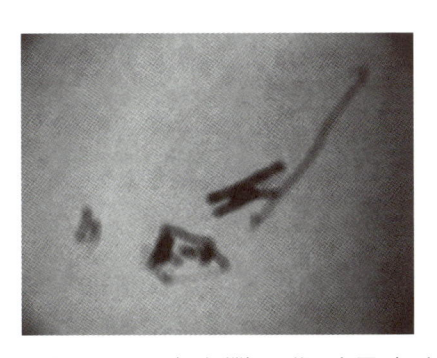

図3◆下宿を赤とんぼ（飛行機）で襲った図（Ｄさん作）

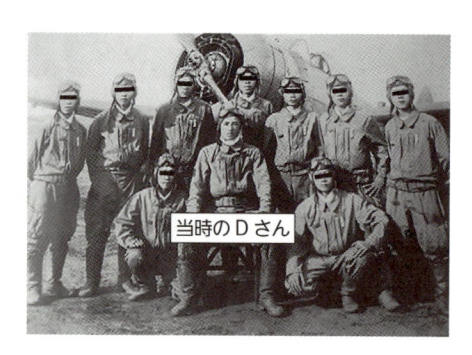

図4 ◆ 若かりし頃のDさん

　家族は，Dさんの自宅復帰に迷っていた．家族は，自宅には連れて帰りたいが，今のままでは2階までの階段昇降はできないし，介護負担が多くて難しいだろうと考えていた．そこで，医療相談員を通じて環境設定次第で自宅復帰は不可能ではないということを家族に十分説明をしてもらうことにした．その内容は，①集合住宅2階までの階段昇降は階段昇降機を用いること，②車いすとベッド間の移乗はリフターを用いること，③オムツ交換や経管栄養の方法の家族指導を病院で受けられること，④介護負担を軽減するためにヘルパーや入浴介助サービス，ショートステイなどの介護保険サービスが利用できることであった．家族は自宅に戻りたいというDさんの思いも知っており，説明後しばらくして，家族の意志も固まり，自宅復帰が決定した．

　昼夜逆転傾向は大幅に減少した．自ら麻雀などの作業に興味を示し，実際に参加するなど，趣味人としての役割を再獲得し始めるようになった．また，職員ともジェスチャーを交えて笑顔で交流をするようになった．

5 「語りの記憶」に次いで，最後の作品である「会話録」を完成させて無事に自宅復帰した時期

　入院3.5カ月から5カ月で，「会話録」を完成させて，自宅復帰した時期である．

　Dさんの自宅復帰というニーズが実現する見通しが立ったため，OTRはDさんと相談の結果，継続して記録作りを主体に取り組むことにした．引き続き継続して作成していた「語りの記憶」は，A4用紙で全7枚となった．その内容の概略は，「Dさんが経験した超低空飛行の魅力や赤とんぼ（当時の九三式飛行機の通称）のこと，低空飛行を始める際の心境，グライダーや飛行機の免許のことなど，飛行機に関する内容」が主であった．「語りの記憶」も「自叙伝」と同様に，印刷してDさんの手から家族や職員に公開された．「語りの記憶」の完成後は，DさんとOTRの筆談内容をそのまま記録する「会話録」の作成に取りかかった．

　「会話録」は退院まで続けられ，A4用紙で全27枚にも及ぶ内容となった．「会話録」も他の作品と同様，Dさんの手で公開された．また，「会話録」を作成する中で，安楽な睡眠のために夜の吸引時間を変えたいといったニーズが出てきたため，病棟スタッフと相談して，夜間の吸引時間を変更することで問題を解決した．なお，「会話録」の概略は，特記すべき筆談内容を抜粋して以下に記載した．

OTR：「入院当初，絵を描きたいとおっしゃったのはなぜですか？」
Dさん：「なぜ言ったのか，よく覚えていない」
OTR：「このような記録を残す作業は，Dさんにとってどのような意味を持ちますか？」
Dさん：「私自身の正確な記録を残すこと．このような作業を行い，記述が人目に触れなければ，私は他者からすれば不知・不明の存在だった．しかし，この作業の成果（記述）が人目に触れることで，私がどのような人間かを知ってもらう機会になった．それを嬉しく感じる」
OTR：「この記録を残す作業を通じて，ご自身の心境の変化や，ご家族に変化はありましたか？」
Dさん：「私とOTRとの作業の取り組みに驚いている」「妻は，私の友人に『素晴らしい記録をしている』と伝えたそうです」
OTR：「最近，いろいろな作業に興味を持っていますが，興味を持てたのはなぜですか？」
Dさん：「気を許せる人ができたから」
OTR：「自叙伝などを作成することで，他者からDさんの存在を理解してもらうきっかけとなり，それによって気を許せる人ができた結果，いろいろな作業に興味を持ててきたということでしょうか？」
Dさん：（OKサイン）
OTR：「昔からDさんが大事にしていた作業はどのような作業ですか？」（OTの世界では人が行い，意味あることを全て作業と呼んでいることを，DさんにはOTを提供する段階で説明してあった）
Dさん：「目的を実現すること」
OTR：「現在の目的はどのようなものですか？」
Dさん：「退院すること．家内に誠実に答えること」

　また，入院中にクリスマスを迎えることになり，Dさんは妻に贈り物をしたいと語ったため，和紙細工の箱とメッセージカードを作成して妻に送った．Dさんはカードに「地球上の愛をすべて君に捧げる」と書いた．退院が近くなり，Dさんは「お世話になった皆様に挨拶する文句を考えたい」と語った．そのため，OTRは職員に手紙を書くことを提案し，手紙を作成した（図5）．作成した手紙は退院前にDさんの手から全員に渡すことができた．

　入院時と比べて，遂行能力に大きな変化はなかったが，自宅復帰に向けて以下の2点の環境の整備に変更点が出た．①階段昇降機を妻が実際に試用したが，リスク等を考慮すると妻1人での使用は困難であると判明したため，介護タクシー業者のマンパワーによって車いすごと階段昇降をする方法で対応することにした．

　また，②自宅のスペースの問題により，リフターではなくヘルパーの介助による車いす移乗を行うこととなった．その後，オムツ交換などの介助方法の家族指導は徐々に進み，自宅復帰に向けた準備が整った．

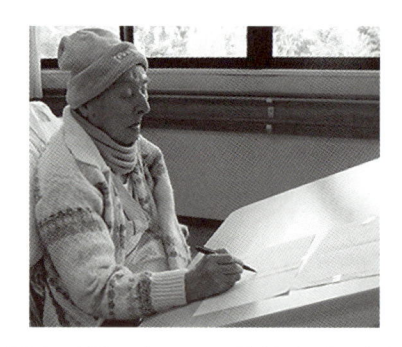

図5◆病院スタッフに手紙を書くDさん

　病院に入院中の知り合いに，自ら声をかけに行きたいと言うなど，他者との交流を積極的に行うようになった．麻雀のほかに，囲碁にも興味を示して参加するようになった．また，塗り絵や絵を描く作業も再び行うようになった．退院後は，録画したテレビ番組や音楽の鑑賞をしたいと語った．

OT最終評価

　初期評価同様，以下の評価結果と対応させてMOHOSTを評価した．MOHOSTの評価結果は図1に示す．

　意志表出は笑い声など，時折有声語が出るようになった（音声による表現：I）．非言語的な表出方法に変わりはないが，他者と積極的に交流するようになった（非言語的技能：A，関係性：F）．筆談時の文字が入院時に比べて大きくなり，解読しやすくなった（会話：A，知識：A，協応性：I）．

　覚醒レベルは安定した．1時間以上も車いすに座ることができるようになった（エネルギー：A）．目標達成により，リハに対するニーズは特になくなった．今後の展望として，退院して妻に誠実に応えることをあげた（成功への期待：F，興味：F，選択：F，責任：F）．家族のニーズは特になくなった（社会集団：F）．

　初期評価と比較するため，絵を描くという作業の評価を記載した．入院時には5～10分程度作業に従事すると手が止まっていたが，退院時には60分程度継続して作業を行うことができた（タイミング：A）．図6のように，絵の構図は左右の偏りが軽減し，描いているものを判断できる絵となった（組織化：A）．作業には多少の不安と自信を持って取り組むようになった（能力の評価：F）．

　食事は，退院時にも胃瘻からの経管栄養だったが，お楽しみ程度の食事は可能になった．基本動作を含めたその他のADLの介助量はやや軽減したものの，全介助レベルであり（力と努力：I），FIMは43/126で入院時よりも13点改善し，運動項目21点（入院時15点），認知項目22点（入院時15点）となった．座位姿勢は未だ不安定なために，リクライニング式車いすが必要だった（姿勢と可動性：R）．

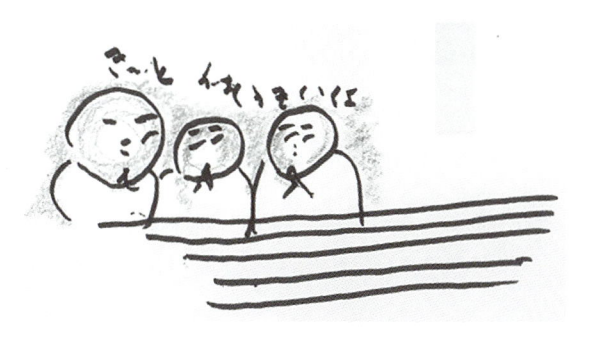

図6◆Dさんが退院前に描いた絵

囲碁や麻雀に参加するようになり，退院後はテレビ番組の録画と音楽を鑑賞したいと語るようになった（役割：F，作業要求：A）．体位交換や吸引，吸入は変わりなく定期的に受けているが，オムツ外しなどの行動は見られなくなった．自宅復帰に向けた環境が整った（日課：A，適応性：F，問題解決：A，物理的空間：A，物的資源：A）．声かけなどがあれば左側に視線や頭頸部を向けることが可能になるなど，左側無視傾向が軽減した．また，Br-stageは左上肢Ⅱ－手指Ⅱ－下肢Ⅱで，麻痺等，運動機能の大幅な改善は得られなかった．

考　察

1 MOHOを基盤としたOT実践

　回復期病棟のリハに期待される成果は，ADLの向上による自宅復帰である[11]．対象者の期待は，それに加えて，身体機能や高次脳機能の改善であることが多い．回復期病棟に入院して「回復のためのリハ」を受ける対象者にとって，それは当然のニーズであり，主張すべき権利であると考えられる．この対象者の根本的ニーズに応えることは，OTRやRPTなどのリハスタッフにとっては当然の責務である．しかし，現在のリハ医学では，脳卒中後，特に重度の麻痺や高次脳機能障害などの回復には限界があることが多く[12]，そのニーズには最大限応えきれないことも少なくない．その結果，脳卒中を経験したクライアントは，少なからずICIDHの古い表現での機能障害および能力障害を残したまま，地域で生活する必要性を迫られるのが実状である．

　しかし，機能障害や能力障害があるからといって，クライアントにとって重要な意味を持つ作業に参加できないことは適正とは言えない．つまり，機能や能力障害があっても，クライアントが価値を置く作業に参加できるように支援をすることは，退院後の対象者の生活や人生にとって必要不可欠なOTの支援であるといえる．

　本報告では，人間作業モデルの評価ツールであり，クライアントの「作業参加」を困難にする要因を包括的にとらえることができるMOHOSTを利用してOTを実施したところ，作業参加を可能にする支援の枠組みとなる視点を与えてくれた．その視点を持って支援した結果，遂

Dさんの治療仮説と実施

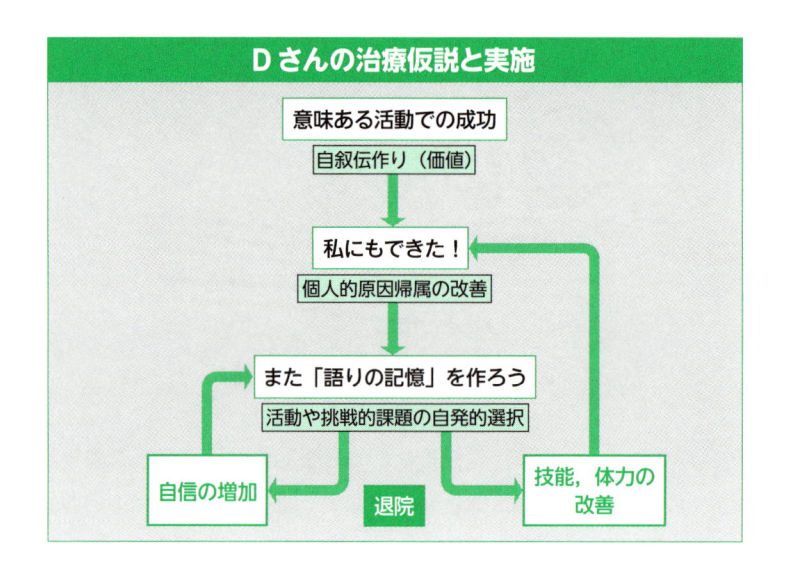

意味ある活動での成功
↓ 自叙伝作り（価値）
私にもできた！
↓ 個人的原因帰属の改善
また「語りの記憶」を作ろう
活動や挑戦的課題の自発的選択
↓
自信の増加 ← 退院 → 技能，体力の改善

行能力が大きく改善しなくても，意志，習慣化，そして，環境の変化によって，Ｄさんにとって重要な意味のある作業への参加や自宅復帰が可能となった．これにより，MOHOを基盤としたOT実践は，回復期病棟に入院している対象者にとって有益な支援となりうると考えられた．

2 肯定的な人生物語を紡ぎ出す作業

　この肯定的な人生物語を紡ぎ出す作業がもたらした効果は，「会話録」の中でＤさんによって明確に示された．文献8, 9で指摘されている効果と対応させて考察すると，誇らしげに過去を振り返って自らの存在意義を認めたことによって「自尊感情が高まり」，作成した物語を他者に開示して「対人交流が促進」され，Ｄさんという存在に対する他者の理解が生まれ，Ｄさんにとって安心できる環境が生まれた．その結果，様々な作業に興味を持てるようになり，「生活を活性化して楽しみを作る」ことができ，自身の存在を肯定的に意味づけることにつながったと考えられた．また，自叙伝などで回想した「過去志向」の物語だけでなく，ナラティブという視点から[3]，現在から未来に向けた前向きな「未来志向」の物語を会話録として紡ぎ出していったこと，さらには「否定的な内容ではなく，ユニークで肯定的な内容の物語を作成できたこと」も，Ｄさんが人生を肯定的にとらえられるようになった要因ではないかと思われた．もう1つ重要な要因は，家族とＤさんが望む「自宅復帰」が可能となったこともであった．

　このような人生を振り返る作業に限らず，仮にADLが全介助の対象者に対しても，「できる作業」を提供できることは，対象者の人生を支える重要なOTの支援であると思われる．なぜなら，生活の中にできる作業がない状態は，すなわち作業剥奪の状態にあるといえるからである．今回は人生物語を紡ぎ出す作業と，趣味人役割として囲碁や麻雀を行えたこと，夫として妻へのプレゼントができたこと，スタッフへの感謝の気持ちを手紙にできたことなどの「できる作業」を達成したことで，意志と習慣化の変化につながり，結果として人生への肯定感を生

む要因となりえたのではないかと考えられた．

　OTRは，クライアントが人生を肯定的にとらえられるように支援を行う．そのために，OTの知識や技術体系等をさらに発展させ，共有していくことにより，クライアントにとって有益なOTの質を担保できるのではないかと考える．

まとめ

　回復期病棟に入院し，ADL全介助レベルの男性クライアントに対し，MOHOを基盤としたOTを実践し，人生物語を紡ぎ出す作業を行った結果，クライアントは人生を肯定的にとらえられるようになって自宅復帰を果たすことができた．これにより，MOHOを基盤とするOTの実践と，クライアントが人生を肯定的にとらえられるように支援を行うことは，クライアントにとって有益なOT支援であると考えられた．

文　献

1) 石川哲也，鈴木憲雄，京極　真，山田　孝，平井夏樹：「何もしたくない」と語った脳卒中後のうつの女性が旅をすることで多くの作業参加に至った一例－夫婦間における相互的社会的環境の良循環－．作業行動研究 11：38-44，2007．
2) 宗形智成，山田　孝：脳卒中で高次脳機能障害を経験し，自殺したいと語った男性に対する回復期リハビリテーションでの作業療法．作業行動研究 16：201-209，2013．（本書事例3）
3) 山田　孝・編：高齢期障害領域の作業療法．pp74-80，中央法規出版，2010．
4) 佐藤晃太郎，山田　孝：問題を外在化することにより，落ち着いた生活を取り戻した高齢女性の一例－ナラティブを重視した作業療法の効果－．作業行動研究 13：17-24，2009．
5) 澤田辰徳，藤田佳男：重篤な機能障害を呈する高齢者との協業による自伝作りの効果．作業療法 27：672-678，2008．
6) 吉川ひろみ：作業療法士としての成長の仕方．OTジャーナル 39：280-284，2010．
7) Kielhofner G（山田　孝・監訳）：人間作業モデル－理論と応用，改訂第4版．協同医書出版社，2012．
8) 谷口幸一，佐藤眞一：エイジング心理学，老いについての理解と支援．pp171-175，北大路書房，2007．
9) 回想法・ライフレビュー研究会：回想法ハンドブック－Q&Aによる計画，スキル，効果評価．中央法規出版，2001．
10) Parkinson S, Forsyth K, Kielhohner G：（山田　孝，野藤弘幸，小林隆司・訳）：人間作業モデルスクリーニングツール使用手引書，改訂訳．日本作業行動学会．秋田：2011．
11) 医学通信社：診療点数早見表，2012．
12) 藤田　勉・編集代表：脳卒中最前線－急性期の診断からリハビリテーションまで－，第4版．医歯薬出版，2010．

2. 介護老人保健施設での人間作業モデル

事例 5

作業に関する自己評価により，状態悪化を引き起こしていた友人の死別体験が明らかになった高齢障害者に対する支援

山田　孝, 石井良和

要旨　本事例は，「作業に関する自己評価（OSA）」によって，2人の親友の相次ぐ死のショックと喪失感を8カ月後にも引きずっていた事例の問題を明らかにした．事例は，本人が価値を置く「一緒にやってくれる人」の再建を支援することにより，喪失感を乗り越えた．OSAの臨床的利用とその有用性を示し，また，死を巡る作業療法のあり方を検討した．本人の価値を置く作業を提供することが親友の死という喪失感を乗り越える1つの方法であることを示した．また，維持期のクライアントに機能訓練を提供することの是非が論じられた．

キーワード　作業に関する自己評価, 介護老人保健施設, 親友の死, 高齢障害者

はじめに：作業に関する自己評価

　人間作業モデル（以下，MOHO）に準拠した評価法は，構成的評価法と非構成的評価法の2つに大別できる[1]．前者はアセスメント，評価，道具などと呼ばれるもので，その通りにしなければならないプロトコールを用いるのに対し，後者はセラピーの経過の中で，作業療法士（以下，OTR）によって工夫されるものである．MOHOで用いる構成的評価法の一種に，チェックリストと質問紙法による自己報告がある．これには役割チェックリスト，興味チェックリスト，作業質問紙（OQ）とNIH活動記録，作業機能自己評価（SAOF）などがある．「作業機能自己評価」[2]はMOHOに準拠して作成されたものであったが，クライアントとOTRの協業を促進するために，「作業に関する自己評価（OSA）[3]」に改訂された．このOSAは人間作業モデルとクライアント中心の実践の両者を理論的基礎にしている．OSAについては，23ページを参照いただきたい．

　本論では，OSAを高齢障害のクライアントに用いて，そのクライアントが抱えている問題点として，「一緒にやってくれる仲間」の必要性を明らかにすることができ，その問題点を改善するために，同じような障害を持つ人と一緒にリハビリテーション（以下，リハ）を行う人とするという計画に沿って作業療法（以下，OT）を進めた結果，一緒にやってくれる仲間を得ることができ，リハへの参加という成果を得ることができた．その経過を明らかにするとともに，OSAの有用性を示す．

事例紹介

Eさん：発症時71歳の女性．X年2月末に自宅で倒れて病院に搬送され，脳出血と診断された．右片麻痺を残した．月末にはリハ目的で自宅近くの病院に転院し，発症から6カ月後まで入院した．同居家族は共働きの娘夫婦，社会人になった男性と高校生の女性の孫で，日中の介護が得られないため，X+1年10月に介護老人保健施設（以下，Z苑）に入所した．X+2年1月に歩行困難になり，入院してリハを受けた後，3月に再入所した．その後も入退所を繰り返していた．当時は入所6カ月を超えると保険診療の10%が減額され，12カ月を超えると15%，18カ月を超えると20%が減額されるという制度であったためであった．Eさんは右下肢に短下肢装具（SLB）を装着しているが，実用的な移動は車いすであった．

Fさん：Eさんよりも5歳年上の女性で，X-6年頃に急性心筋梗塞で成人病医療センターに入院した．その後，X-4年に脳梗塞で大学病院に入院し，左片麻痺を残した．左下肢にSLBを装着し，4点杖での歩行は可能だが，実用的ではなく，車いすで移動している．X+1年5月，Z苑に入所した．

Gさん：Eさんよりも9歳年上の女性．X-11年5月に脳梗塞を発症して病院に入院し，左片麻痺を残した後，リハ病院に転院し，杖歩行まで回復し自宅に戻った．X-2年に心筋梗塞のためのペースメーカーを埋め込んだ．X+2年には大腿骨頸部骨折をして，回復後は車いすで移動していた．X+2年7月にZ苑に入所した．

Hさん：Eさんよりも6歳年上の女性．X+3年5月に脳梗塞を発症し，右片麻痺と運動性失語を残す．車いすで移動していた．病院では，歩行不可とされ，平行棒内歩行訓練などは受けていなかった．X+3年10月にZ苑に入所した．

作業に関する自己評価（OSA）の実施1年前から実施まで

　Z苑には，X年の開設時から2年間は常勤のOTRが勤務していたが，X+2年に退職した後はOTRも理学療法士（以下，RPT）も不在の状態が続いていた．そのようなZ苑に，X+3年4月から筆頭筆者が非常勤OTRとして勤務し，片麻痺入所者の希望が強い基本的な運動機能訓練（平行棒内歩行訓練など）を開始した．

　Eさんの訓練初日に，同じく片麻痺で車いすを使用しているFさんとGさんが参加した．この2人に励まされて，Eさんも訓練に参加し，平行棒内を歩行し，「3カ月ぶりに歩いた．もう歩けないと思っていた」と涙を浮かべて喜んだ．その後，20mの杖歩行が可能になった．しかし，X+3年8月から9月にかけて，励ましてくれた2人の仲間が救急車で病院に搬送された後に相次いで死去し，悲哀にくれていた．10月初旬，健側膝部痛のために歩行訓練を中止し，入所期間が6カ月を超えるために10月末に退所した．退所後はショートステイを利用したりデイケアに来所して，他動関節可動域訓練などを経て，12月末には歩行訓練を開始した．しかし，

MOHOのリーズニング　　Eさん

- 意志
  - PC：問題あり ←
  - 価値：目標に向かって励む
  - 興味：好きな活動をやる　何もない ←
- 習慣化
  - 習慣：まずまず
  - 役割：特になし ←
- 遂行能力
  - 運動：W/C自立，杖歩行練習
  - 処理：処理技能
  - C&I：職員同室者との交流
- 環境
  - 社会的：一緒にやる人がいない
  - 物理的：生産的になる場所，生産的になるために必要な物

問題

仕事：何もない
余暇：何もない
ADL：良好

↓

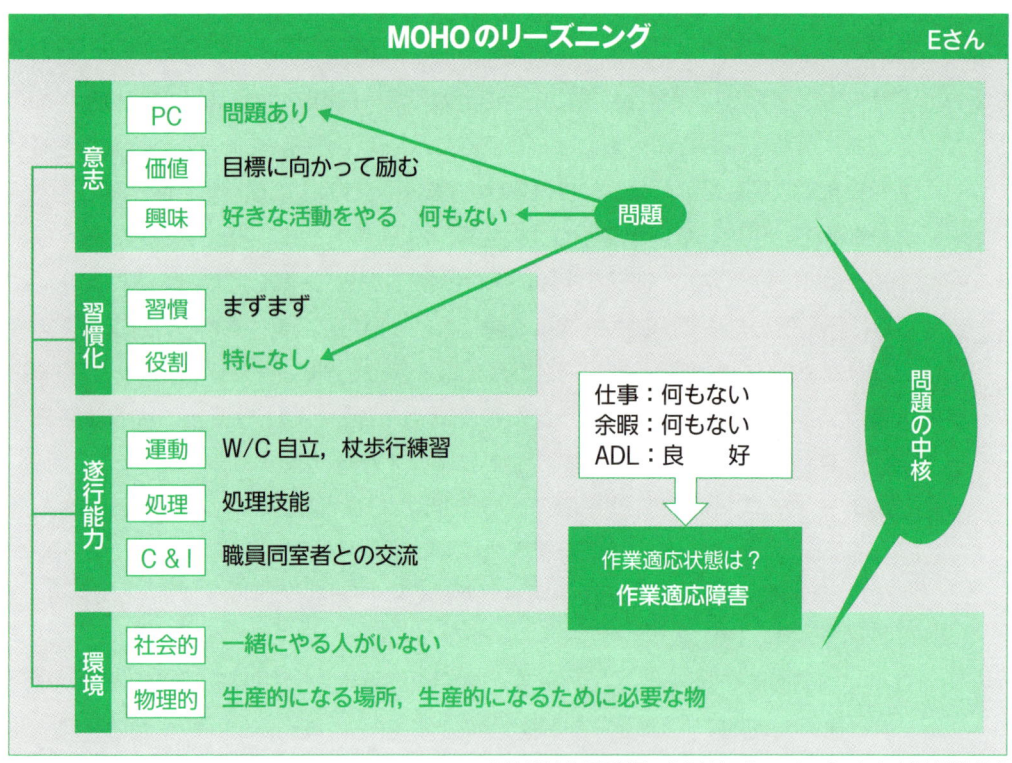

作業適応状態は？
作業適応障害

問題の中核

PCは個人的原因帰属，C&Iはコミュニケーションと交流技能を指す

X+4年1月の再入所後，トイレで転倒して腰を痛めて歩行困難になり，診察の結果，腰椎の圧迫骨折と診断され，歩行訓練を中止した．X+4年4月には本格的なリハ開始から1年が経過し，新人の常勤OTRも勤務しはじめ，状態も改善したため，歩行訓練の再開にこぎ着けた．OTRは，Eさんが訓練の中断と将来への希望の減退を示しているように感じたため，Eさんが自分や自分の環境のことをどのように思っているのかを改めて知りたいと考えて，OSAの実施を申し出た．Eさんは「できるかな」と言いながらも応じてくれた．

作業に関する自己評価（OSA）の実施

右片麻痺のEさんは，利き手が不自由なため，筆頭筆者（以下，筆者）がOSAの用紙を示しながら各設問を読み上げて応答を求めた．その結果，「自分について」では，「問題あり」は，「役割にかかわる」と「自分の能力をうまく発揮する」の2項目，「まずまず」は，「自分の責任をきちんと果たす」，「やらなければならないことを片づける」，「身体を使ってやらなければならないことを行う」など10項目で．残りの9項目は「非常に良い」だった．価値は全ての項目を「やや大事」か「非常に大事」とした．「改善したい」4つの順位は，①「自分の能力をうまく発揮する（意志の個人的原因帰属）」，②「自分の責任をきちんと果たす」（習慣化の役割），③「やらなければならないことを片づける」，④「身体を使ってやらなければならないことを行う」（遂

自分について Eさん，女性，71歳 実施年月日：(X+5)年4月28日	ステップ1 問題あり	ステップ1 まずまず	ステップ1 非常に良好	ステップ2 大事でない	ステップ2 やや大事	ステップ2 非常に大事	ステップ3 変えたい順番	ステップ3 コメント
自分の課題に集中する			○			○		
体を使ってやらなければならないことを行う		○				○	4	*1
自分が生活している所を片づける		○				○		
自分の身体に気をつけている			○			○		
責任をもつ人のめんどうを見る		○				○		*2
行かなければならない場所に行く			○			○		*3
金銭の管理を行う			○			○		
自分に基本的に必要なこと（食事，服薬）を行う			○			○		
他人に自分を表現をする			○			○		
他人とうまくやっている			○		○			
問題をはっきりと認めて解決する		○			○			
くつろいだり楽しんだりする		○				○		
やらなければならないことを片づける		○				○	3	*4
満足できる日課がある		○				○		
自分の責任をきちんと果たす		○			○		2	*5
（学生，勤労者，ボランティア，家事）の役割にかかわる	○					○		*6
自分の好きな活動を行う		○			○			*7
自分の目標に向かってはげむ				○				
自分が重要だと思うことに基づいて決める		○				○		
やろうと決めたことはやり遂げる				○				
自分の能力をうまく発揮する	○				○		1	*8
環境について								
自分が生活したり体を休ませる場所			○			○		
自分が生産的（仕事・勉強・ボランティア）になる場所	○					○		*9
自分が生活したり体を休ませるために必要な物			○			○		
自分が生産的になるために必要な物	○					○		
自分を支え，励ましてくれる人		○				○	2	*10
自分と一緒にやってくれる人	○					○	1	*11
自分が大事にしている事や好きな事をする機会		○				○		
自分が行けて楽しめる場所		○				○		*12

コメント
*1：1人では何にもできない．　　　　　　　　*2：もういなくなってしまった．
*3：食堂やトイレ．　　　　　　　　　　　　　　*4：仏様の，仏壇掃除だね．
*5：リハビリをきちんと受けること．　　　　　*6：何もない．
*7：何もなくなった．　　　　　　　　　　　　　*8：歩きたい．
*9：何もない．高齢だもの．　　　　　　　　　*10：娘だなぁ．ボケるなって励ましてくれる．
*11：Fのような人がいなくなっちゃった．　　*12：家でテレビを見ることだ．

図1◆対象者の「作業に関する自己評価（OSA）」の結果

行能力）だった．「環境について」では，「問題あり」は「自分が生産的になる場所」（空間），「自分が生産的になるために必要な物」（対象物）「自分と一緒にやってくれる人」（社会的環境）の3つ，「まずまず」としたのは「自分を支え，励ましてくれる人」，「自分が大事にしている事や好きな事をする機会」，「自分が行けて楽しめる場所」の3つだった．改善したいことは，問題ありとした「自分と一緒にやってくれる人」（社会的環境）を第1位，まずまずとした「自分を支え，励ましてくれる人」（社会的環境）を第2位とした．

表1 ◆ 事例の経過

		Eさん 発症時71歳の女性	Fさん Eさんよりも5歳年上の女性	Gさん Eさんよりも9歳年上の女性	Hさん Eさんよりも6歳年上の女性
X−11年	5月			脳梗塞でY病院に入院．左片麻痺に	
X−6年			急性心筋梗塞で成人病医療センターに入所		
X−4年			脳梗塞で大学病院に入院		
X−2年				心筋梗塞のためのペースメーカー埋め込み	
X年	2月末	自宅で倒れる．右片麻痺に．			
X+1年	5月		介護老人保健施設（Z苑）入所		
	10月	Z苑に入所			
X+2年	1月	歩行困難に．病院に入院			
	3月	Z苑に再入所			
	5月			大腿骨頸部骨折．回復後は車いすで移動	
	7月			Z苑に入所	
X+3年	4月	歩行訓練を含む機能訓練を開始			
	5月				脳梗塞を発症．右片麻痺と運動性失語．車いすで移動
	6月		体調を崩し，1カ月入院		
	6月			左下肢に疼痛を訴える	
	8月22日		不調を訴え救急車で搬送，入院		
	8月23日			背中の痛みを訴え救急車で搬送，入院．翌日死亡	
	9月13日		心筋梗塞のため死亡		
	10月初旬	健側膝部痛と立ち上がり困難を訴える			
	10月初旬				Z苑に入所
	10月末	Z苑を一時退所．デイケアと短期入所で訓練を続ける			
X+4年	1月	Z苑に再入所			
	4月頃	Hさんに気を配るようになる			
	5月	杖歩行訓練を再開			

　引き続き実施した面接では，「自分を支え，励ましてくれる人」を「娘だなぁ．いつも，バアちゃん，ボケるな！頑張れって励ましてくれている」とした．さらに，最も改善したいこととした「自分と一緒にやってくれる人」については，「Fさんのような友だちがいなくなった（死去）」としみじみと語ってくれた．その時の情景を今でも鮮明に思い出すといって，以下のように話してくれた．

「（Fさんが）朝，トイレに行ったけれども『（大便が）出ない』と言ったので，（私が）『リンゴ，飲め』と言って，リンゴをすってやって，隣のベッドの人がリンゴを飲ませてくれた．リンゴを飲んでしばらくしたら，トイレに行って，『（大便が）出た，出た』と言っていた．〈中略〉朝ご飯を食べに（食堂に）来ないので，心配して部屋に行ってみると，救急車に乗せられていた．『早く良くなって戻って来い』と言ったら，『ウーン』と言った．それが最後だった．」

「Gさんも，Fも，『お互いに頑張ろうな』と言ってくれた．3人でやった．忘れられない．」

筆者は，OSA実施までは，膝部痛や圧迫骨折による休止はあったものの，順調に機能訓練に参加してきたと思っていたが，改めてEさんが体験した前年夏の出来事の重大さに気づかされた．その出来事とは「自分と一緒にやってくれる人」，「自分を支え，励ましてくれる人」に関する以下の事柄であった．

経過の回顧

1 仲間との生活とリハビリテーション

常勤のRPTもOTRもいない施設に非常勤としてかかわりはじめた時に，入所者のニーズが身体機能訓練に集中しているという現実に直面し，X＋3年4月から歩行訓練を含む機能訓練を開始した．真っ先にやって来たのはFさんで，平行棒内訓練を開始した．久し振りの訓練ということで，やや急ぎ足で歩行し，方向転換では転倒の恐れがあるほどの早足だった．Fさんの歩行訓練とOTRの指導を見ていたGさんも，次に訓練に加わった．

Eさんは，この2人の強い励ましに背中を押されるようにして歩行訓練に参加し，「3カ月振りに歩いた．もう歩けないと思っていた」と感激した．日常生活でも，Eさんは，FさんとGさんと親しくしており，食べ物のやり取りをしたり，世間話をしたりするお茶のみ友だちであった．Fさんは6月に体調を崩して1カ月間入院した．Eさんは，Fさんの入院中は「どうしているべか」とさかんに気にかけていた．退院して再入所してきたFさんは「入院中はリハもなくただ寝ているばかりだった」と話したので，ベッドサイドでの筋力強化訓練を再開した．その後，Fさんは，立ち上がりや平行棒内歩行訓練が可能になり，平行棒内歩行もできるようになるなど，順調に回復した．

2 仲間の相次ぐ死

こうしたリハ仲間と老健での生活を共有してきたGさんは，X＋3年6月初旬に左下肢に疼痛を訴え，歩行訓練を休みたいと申し出た．しかし，日常生活には特に変化がなく，他の入所者4～5人と散歩に出かけて，職員にお金を借りて山菜を買い求め，施設戻ってきて，山菜を叩いてミソ和えにするという地域の名産（ミズの叩き）を，職員を指揮して作らせ，振る舞ってくれ

た．「たまには家庭的なこともやってみたいんだよ」と話してくれた．Ｇさんはその後も歩行訓練などをすることはなかったが，他の入所者の機能訓練場面に来て励ましていた．そのような中で，8月22日には，Ｅさんが最も親しくしていたＦさんが突然の不調を訴え，救急車で搬送されて入院した．また，翌8月23日に，Ｇさんも背中の痛みを訴えて救急車で搬送され，24日に心筋梗塞のため死亡した．Ｅさんは2人の親友の入院とＧさんの突然の死に驚きとショックを受けていた．ＥさんはＦさんのことを「Ｇさんみたいにならなけりゃいいんだが……」と心配していたが，そのＦさんも9月13日に心筋梗塞のため死亡した．Ｆさんの死亡を聞かされた時のＥさんの落ち込みは大変なものであった．

3 体調の低下

Ｅさんは，10月初旬から健側膝部痛と立ち上がり困難を訴えて，杖歩行訓練を中止し，平行棒内での2〜3回の立ち上がり訓練と，上下肢の他動可動域訓練のみになっていた．10月末に一時退所し，デイケアと短期入所で訓練を続けた．痛みが消えた12月末に平行棒内での歩行訓練を再開したものの，X＋4年1月の再入所後には，トイレで腰をひねって痛めてしまい，訓練を全て中止した．通院したところ，腰椎の圧迫骨折と診断され，訓練は上肢の他動関節可動域訓練のみを続けるものとなった．その後，本人の調子を見ながら，平行棒内歩行訓練を再開し，筋力強化訓練にも参加するようになった．

OTの再構成と実施：新たな仲間との出会い

ＥさんのOSAの結果と，上記のような経過を改めて検討してみて，筆者は，Ｅさんの求める「一緒にやってくれる仲間」が必要であると考えた．こうしたＦさんやＧさん，そして，Ｅさんと同じ片麻痺を体験し，リハに熱心に参加している人は誰だろうかと考えたところ，10月初旬に入所したＨさんを思いついた．Ｈさんは運動性失語があるものの言語理解は良く，入所後すぐに訓練への参加を申し出てきた．立ち上がり訓練を経て，下旬には顔を真っ赤にして平行棒内を介助されて歩行することができた．

このＨさんが，Ｅさんの「一緒にやってくれる人」になるのではないかと考えた．平行棒内歩行の自立とともに，意思表示も明確になってきたＨさんは，Ｅさんと同時間帯に訓練する機会が増えた．X＋4年4月頃から，Ｅさんは言語表現が不十分なＨさんに気を配るようになった．Ｅさんは5月には，杖歩行訓練を再開した．本人は「もう歩けないと思った」と涙を流して喜んでくれた．それを契機に，本人の様子を見ながら訓練を続けている．今では，ＥさんとＨさんは，お互いに誘い合って訓練に来たり，2人で一緒にテレビを見に来たりしていることを目にする姿が多くなった．「Ｈさんという友だちができて良かったですね」と言うと，Ｅさんは大きくうなずいた．

考　察

　特に，高齢者に対するOTでは，対象者の死に直面することが少なくない．しかし，OTRは，医師や看護職などとは異なり，救命や延命の具体的な措置を行う機会がほとんどないため，死に対しては間接的にかかわるだけである．しかし，近年，がん患者に対するターミナルケア場面で働くOTRも増えてきているようであり，また，高齢障害者にかかわるOTRは飛躍的に増大しており，作業療法も死の問題とかかわらざるを得なくなってきている[4]．

　村田ら[5]は，高齢障害者のライフストーリーの検討から，病院への適応には疾病や障害，家族・職員・同室者の関係が影響しているとしている．村田ら[6]はまた，夫を亡くした独居高齢婦人にデイケアという場での作業療法が果たした役割を検討し，生活の質を高める作業療法のあり方を示している．石原[7]も，デイケアで親しくなった利用者仲間を得た高齢婦人が，その友人の死にショックを受け，「悲しみの作業（通夜に行くこと）」をOTRとともに行うことで，ショックから立ち直った経過を報告している．これらの報告は日常的に体験する対象者の死とそれを取り巻く他の対象者の受け止め方と介入に関する示唆を与えてくれている．

　本クライアントも，施設入所中に一緒にリハをやるように励ましてくれた親しい入所者2名の相次ぐ死に直面して，大きな喪失感を体験し，それが半年を経過しても強く心に残っていたようである．筆者は，仲間の死に直面した時に表明されたショックが，時間の経過とともに薄らいで行き，8カ月を経過した時点でも「尾を引いている」とは思いもよらなかった．しかし，現実には「一緒にやってくれる人」を喪失したというEさんの体験は強力であり，8カ月後にも保持されていた．本人からも，「一緒にやってくれる人」を何とか得たいという強い希望が表明されたため，OTとして，新たに同じような身体状態にある入所者と一緒に機能訓練を行うことで，「一緒にやってくれる人」になってもらおうと計画した．同じような障害を共有する2人は，すぐに親しくなり，新たに「一緒にやってくれる人」となったようである．

　このことはOSAを実施してはじめて，筆者が知ったことであった．気をつけていれば，本事例の体験したショックや動揺が続いていると理解できるようが，8カ月後にもそれが続いており，その後も「一緒にやってくれる人」が得られないという気持ちを理解することは困難なように思われる．その意味でも，OSAは臨床的に役立つ道具であるといえよう．

　MOHOの観点[1]からみると，「目標」は価値の表明であると考えられる．「一緒にやってくれる人」という目標を第1にあげるということは，対人関係の構築と維持に価値を持っている人であることを意味する．そうしたクライアントが示す価値ある作業を提供することはOTの成功にとって不可欠なことである．

　また，OSAの実施によって，クライアントは物理的環境では「生産的になる場所」と「生産的になるために必要な物」がなかったと思っていることが明らかになった．筆者は機能訓練しか提供しなかったが，クライアントは物を作るなどの生産的になる場所も必要な物も提供されなかったと述べていた．このことはOTRが真の意味で「作業」を提供すべきであることを意味していると思われ，筆者の中で悔いが残ったことであった．

まとめ

　本研究では，2人の親友の相次ぐ死のショックと喪失感を8カ月後にも引きずっていた事例の問題を「作業に関する自己評価（OSA）」によって明らかにし，本人が価値を置く対人関係の構築を支援することによって喪失感を乗り越えたケースを報告した．OSAの臨床的利用とその有用性が明らかになるとともに，死を巡る作業療法のあり方を検討した．本人の価値を置く作業を提供することが親友の死という喪失感を乗り越える1つの方法であることを示した．

文　献

1) Kielhofner G（山田　孝・監訳）：人間作業モデル－理論と応用，第2版．協同医書出版社，1999.
2) 山田　孝：作業療法の理論と臨床の論理．ある症例を通して．作業療法13：292-300，1994.
3) Baron K, Kielhofner G, Goldhammer V, Wolenski J（山田　孝，石井良和・訳）：OSA；作業に関する自己評価使用者手引．日本作業行動研究会，1999.
4) 鎌田正司，若松　剛，他：在宅障害者のターミナルケアにおける作業療法士の役割．症例を通して．作業療法16（特別号）：88，1997.
5) 村田和香，松浦由枝：高齢障害者のライフヒストリーにみる適応に影響を及ぼす諸要因．作業療法16（特別号）：160，1997.
6) 村田和香，河野仁志，他：一人暮らしの老婦人に果たすデイケアの役割．北海道作業療法11：59－65，1994.
7) 石原祐子：悲しみの作業をともにする．ある老人デイケアメンバーの死を通して．第19回近畿作業療法学会誌：88-90，1999.

2. 介護老人保健施設での人間作業モデル

事例 6: 人生と自己を再構築する超高齢者との協業〜100歳の自叙伝作り〜

佐藤晃太郎, 山田 孝

要旨 「生きた証を残したい」,「人生物語を完結させたい」という思いを持つ100歳の男性に対して,作業遂行歴面接第2版を用いた自叙伝作りの作業療法を行った.すると,明確なナラティブ・スロープを描くようになり,自叙伝を作り上げていった.そして,人生や自己を肯定的にとらえられるようになり,人生の構成作業も行い始めた.自叙伝作りの作業療法は,人生の意味や各エピソードの関連性を見出し,人生と自己を再構築し,組織化する作業であることが示唆された.また,自叙伝作りは,人生物語の完結,作業同一性の明確化といった老年期作業療法に欠かせない要素を持った作業であることが示唆された.

キーワード ナラティブ（会話）,自叙伝作り,作業遂行歴面接第2版,ナラティブ・スロープ

はじめに

自叙伝とは,自分で書いた自分の伝記[1]であり,自分の生い立ち,経歴などをありのままに自分で書いたものをいう.自叙伝に関する小松[2,3]の研究によると,19世紀の心理学者Dilthey（ディルタイ）は「自叙伝はわれわれに生を理解させてくれる最高にして最も示唆に富む形態である」とし,「自叙伝とは,自己の生の過程に対する自己省察である」と定義している.そして,人生の意味が固定されるのは自叙伝が執筆される時であり,生の究極の意味が最終的に確定されるのは人生の終焉であるとしている.

作業療法（以下,OT）でも,自己の物語や自己を語る行為が注目されている.人間作業モデル（以下,MOHO）では,クライアントの物事への意味づけを理解するためには,ナラティブ・リーズニングが重要である[4]とし,OTの臨床では作業遂行歴面接第2版（以下,OPHI-II[4,5]）が活用されている.OPHI-IIは,クライアントの作業生活史を探る半構成的面接,クライアントの作業同一性,作業有能性,作業行動場面の影響を測定する評定尺度,作業生活史の顕著な質的特徴をとらえるための生活史の叙述の3部からなる評価である.MOHOを理論背景とし,面接での作業役割,日課,作業行動場面,活動選択と作業選択,人生の重大な出来事に関する語りから,作業同一性,作業有能性,作業行動場面を評価し,ナラティブ・スロープを作成するものである[4,5].しかし,MOHOの視点でのナラティブを重視した実践報告は増え

ているものの，OPHI-Ⅱを使用した研究は山田の報告[6,7]以外には見当たらない．

今回，介護老人保健施設に入所中で，人生や現状を否定的にとらえながらも，「自分の生きた証を残したい」という思いを持つ100歳の超高齢者に対するOTを経験した．OTでは，OPHI-Ⅱを使用して自叙伝作りを行ったところ，「生きた経験」を語るようになり，100年間の人生を自叙伝としてまとめ上げた．そして，ナラティブ・スロープは，詳細で明確なものへと変化していった．本研究の目的は，介入前後でのナラティブ・スロープの変化を検討し，自叙伝作りの意味を考えることである．

事例紹介

Iさん：100歳の超高齢男性である．両下肢浮腫，左室肥大症，軽度貧血，前立腺肥大症と診断され，要介護度は，要介護2だった．Iさんは農村地帯に4人きょうだいの長男として生まれた．生家は専業農家で，幼い頃からよく家業の手伝いをした．父親が早くに亡くなったため，高等小学校卒業後はすぐに家業を継いだ．20歳代で結婚し，5人の子どもをもうけた．経済的には余裕はなく，日の出から日の入りまで必死に働いた．田畑だけでなく，果樹栽培にも取り組み，長年農業に従事して生計を立ててきた農業一筋の人生だった．70歳頃に家業は息子に任せ，一線から退いた．90歳頃からは加齢に伴って心身は徐々に低下していき，デイサービスやショートステイを利用するようになった．在宅生活にも困難を感じ始めるようになり，99歳の時，筆頭筆者（以下，OTR）の勤務する介護老人保健施設に入所した．

介護老人保健施設入所後は，起居動作や歩行の能力維持を目的とした身体機能訓練中心のリハビリテーション（以下，リハ）を行った．「あと死ぬのを待つだけだ」，「何かしたいとか，どこかに行きたいとは思わない．寝ているのが一番いい」などと悲観的な発言が多く，生活意欲は乏しかった．心身機能レベルは徐々に低下していき，体調不良をきっかけに不穏言動が出現したり，転倒したりすることもあった．入所から2カ月が経過し，リハ担当がOTRに変更になった．

OT初期評価

意志では，「死ぬのを待つだけだ」，「何もしたくない．寝ているのが一番だ」といった悲観的・否定的な語りが多く，リハや生活への意欲は乏しかった．自己効力感は低く，自身の能力を過小評価していた．また，目標や希望を語ることはなかったが，「自分の生きた証を残したい」，「このまま死んでいくのではなく，自分の人生や経験を誰かに伝えたい」といった価値を反映した語りがたびたび聞かれた．特定の興味は示さなかったが，戦争や農業，老後の暮らし振りなどの生活歴をOTRに語る時は，とても楽しそうにしていた．

習慣化では，施設の流れに合わせて生活をするといった受身的な生活であった．受身的に週

Iさんの状態の説明／理論

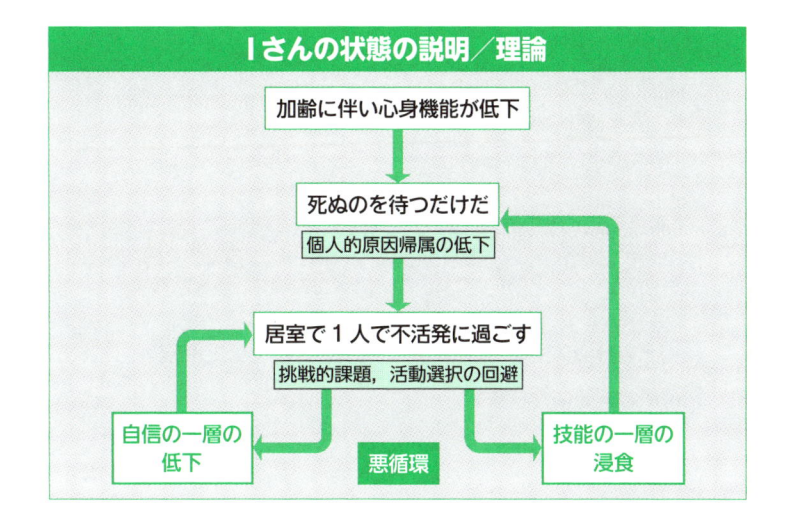

```
加齢に伴い心身機能が低下
        ↓
    死ぬのを待つだけだ
     個人的原因帰属の低下
        ↓
  居室で1人で不活発に過ごす
    挑戦的課題，活動選択の回避
   ↓              ↓
自信の一層の    技能の一層の
  低下    悪循環    浸食
```

1〜2回集団レクリエーション（以下，レク）に参加したり，ときどき新聞を読んだりすることはあったが，日課にはなっていなかった．他者との交流はほとんどなく，居室で1人不活発に過ごすことが多かった．役割チェックリストでは，現在の役割を学生，勤労者とし，未来の役割を学生，勤労者，ボランティア，養育者，家庭維持者，友人，家族の一員の7つとした．また，学生，勤労者，家族の一員の役割を「非常に価値がある」とした．しかし，実際は，「施設入所者」としての役割が主だった．

遂行能力では，運動技能は全般に保たれていた．筋力は徒手筋力検査で上肢，下肢ともに4〜5だった．両下肢に浮腫と痛みがあるために動作は緩慢だったが，起居動作は見守りレベルで，施設内の移動は車いすで自立していた．日常生活活動（以下，ADL）は，動作的には入浴以外はほぼ自立していたが，不確実なところは介助されることもあった．改訂長谷川式簡易知能評価スケール（HDS-R）の実施には拒否的で，実施はできなかったが，認知症は軽度のレベルで，物忘れはあるが，生活に支障があるような処理技能の問題はなかった．コミュニケーションと交流技能は，1対1でのかかわりでは問題なかったが，軽度の難聴のために他者との交流はほとんどなかった．

環境は，4人部屋で，1日の大半は居室内のベッド上で過ごしていた．施設行事や集団レクなどへの参加の機会はあるものの，家族や他入所者とのかかわりといった社会的環境は十分とは言い難かった．

仕事的活動は全くなく，ADLはほぼ自立レベル，余暇的活動はほぼない状態であり，その不活性な生活状況は作業適応障害の状態にあった．

◯ OT計画

心身の衰えや社会的喪失などにより，作業同一性が曖昧で不確かなものになっていると考えられた．また，語りの「現実制約作用（語りが現実理解を一定方向へと導き，制約するということ）」

MOHOのリーズニング Iさん

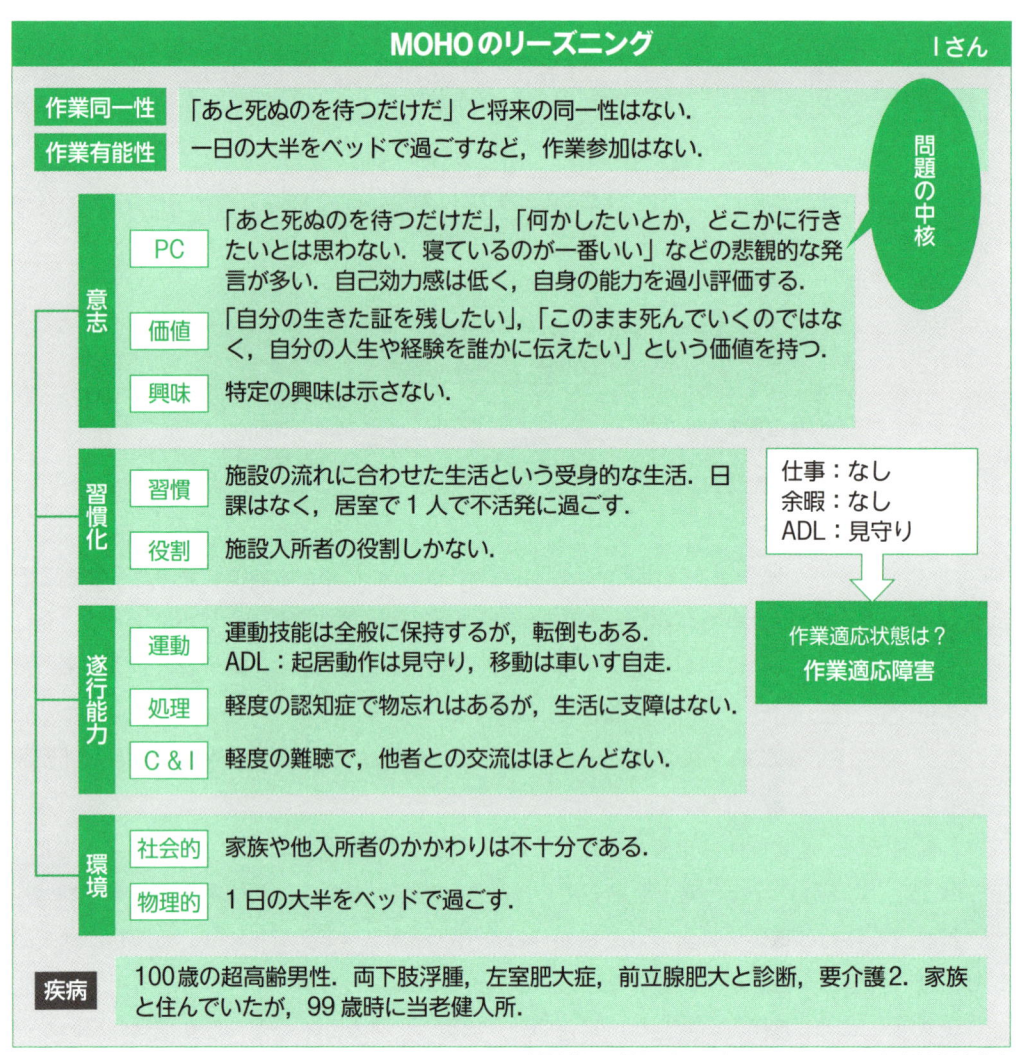

作業同一性	「あと死ぬのを待つだけだ」と将来の同一性はない．
作業有能性	一日の大半をベッドで過ごすなど，作業参加はない．

問題の中核

意志
- **PC**: 「あと死ぬのを待つだけだ」，「何かしたいとか，どこかに行きたいとは思わない．寝ているのが一番いい」などの悲観的な発言が多い．自己効力感は低く，自身の能力を過小評価する．
- **価値**: 「自分の生きた証を残したい」，「このまま死んでいくのではなく，自分の人生や経験を誰かに伝えたい」という価値を持つ．
- **興味**: 特定の興味は示さない．

習慣化
- **習慣**: 施設の流れに合わせた生活という受身的な生活．日課はなく，居室で1人で不活発に過ごす．
- **役割**: 施設入所者の役割しかない．

仕事：なし
余暇：なし
ADL：見守り

→ **作業適応状態は？作業適応障害**

遂行能力
- **運動**: 運動技能は全般に保持するが，転倒もある．ADL：起居動作は見守り，移動は車いす自走．
- **処理**: 軽度の認知症で物忘れはあるが，生活に支障はない．
- **C&I**: 軽度の難聴で，他者との交流はほとんどない．

環境
- **社会的**: 家族や他入所者のかかわりは不十分である．
- **物理的**: 1日の大半をベッドで過ごす．

疾病: 100歳の超高齢男性．両下肢浮腫，左室肥大症，前立腺肥大と診断，要介護2．家族と住んでいたが，99歳時に当老健入所．

PCは個人的原因帰属，C&Iはコミュニケーションと交流技能を指す

により，否定的な自己認識を助長していると考えられた．また，老年期は「人生のまとめ」の時期であるが，Iさんは人生をまとめ上げる作業ができておらず，「自分の生きた証を残したい」とか「人生物語を完結させたい」といったニーズを秘めているものと推測された．

そこで，OPHI-IIを使用した自叙伝作りを提案した．Iさんは快諾してくれて，週2回20～30分程度，細かな生活歴のナラティブ（語り）をして人生をまとめるというOTをOTRと協業的に行うこととした．

OT経過

OTの経過を3期に分けて検討する．

1 第1期：自叙伝作りのOT開始直後

　生活歴の語りはIさんの主導とし，印象的な生活歴を自由に語ってもらった．OTRは語られた内容を全て記録し，その内容をOTカルテにまとめた．「私の話を聞いてほしい」とOTRを呼び止め，ときには40分以上も語り続けることもあった．中国に出征したことや皇居を護衛したことなどの戦争に関すること，長年農業に従事して休むことなく必死に働いたこと，老後は不活発で退屈に過ごしていたことなどを繰り返し語った．さらに，Iさんが小学2年生の時に父親が亡くなり，経済的に厳しい生活状況だったことも繰り返し語られた．この時期には，特定の否定的・悲観的な内容の語りが主だった．

　人生については，「身体は決して丈夫な方ではなく，あまりいい人生とは言えない」と評価し，現状の生活についても「悪い」と評価した．OPHI-IIの下位尺度の評定は，作業同一性尺度が17点，作業有能性尺度が12点，作業行動場面尺度が14点だった（表1）．この時は，ナラティブ・スロープを描き上げることはできなかったが，父の死や戦争のこと，農業のこと，老後の生活振りなどの特定の語りが主であり，曖昧で不確かな断続的なナラティブ・スロープ（図1）であったものと推測された．

2 第2期：自叙伝作りのOT開始後1カ月頃

　OTRは，これまでに語られた生活歴の内容の整合性や時間的な前後関係を確認するようにかかわり，より詳細な事実やその時の考えや感情も確認するようにした．そして，語られた内容はOTRが全て記録して，さらに，Iさんとともに大まかな人生の流れを継時的にまとめた．

　この頃から，特定の否定的なことや悲観的な内容の語りだけでなく，新たな「生きた経験」を語り始めた．印象的な出来事として，幼い頃から両親を尊敬していたこと，父親に「生きていくために勉強しなさい」と言われたこと，父親の死により家族を支える決意をしたこと，家業の農業を継いだこと，結婚をして5人の子どもをもうけたこと，家業を息子に任せて一線から退いたこと，老後は農業をすることを家族から良く思われなかったことなどをあげた．そして，それらの出来事を人生のターニングポイントを示して，ナラティブ・スロープ（図2 破線）を描いた．現状については，「悪い」と評価していた．

　心身機能は徐々に低下しており，ADL介助量も増えていった．しかし，自叙伝作りを楽しみにしており，落ち着いた心理精神状態で過ごすことができていた．

3 第3期：自叙伝作りのOT開始後6カ月以降

　OTRは，引き続き，語られた生活歴の内容の整合性や時間的な前後関係を確認し，詳細な事実やその時の考えや感情を確認した．さらに，OTRがまとめたIさんの人生物語の記載を，実際にIさんに確認してもらい，加筆修正を繰り返してもらうように介入した．

　この頃から，否定・悲観的な語りは激減し，人生をより詳細に語ったり，肯定的な出来事を語ったりするように変化していった．勉強に励み成績は良かったが一番にはなれなかったこ

表1 ◆ OPHI-Ⅱの評定尺度のまとめ

作業同一性尺度	1	2	3	4
個人的目標と計画を持っている	○		●	
望ましい作業的生活様式を明らかにする	○	●		
成功を期待する	○	●		
責任を受け入れる	○		●	
能力の限界を評価する		○	●	
約束と価値をもっている		○	●	
同一性と義務を認識する		○	●	
興味を持っている		○●		
有効感を持つ（過去）		○		●
生活様式に意味と満足を見いだした（過去）		○	●	
作業選択を行った（過去）	○		●	

作業有能性尺度	1	2	3	4
満足すべき生活様式の維持	○	●		
役割期待を満たす	○	●		
目標に向かって働く	○	●		
個人的遂行基準を満たす	○		●	
責任に対して時間を組織化する	○	●		
興味への参加	○	●		
役割を果たした（過去）		○		●
習慣を維持した（過去）		○	●	
満足を達成した（過去）		○	●	

作業行動場面尺度	1	2	3	4
家庭－生活・作業形態	○●			
主たる生産的役割・作業形態	○	●		
レジャー・作業形態	○●			
家庭－生活・社会的集団		○●		
主要な生産的役割・社会的集団	○	●		
レジャー・社会的集団		○●		
家庭－生活・物理的空間，対象物，および資源		○●		
主要な生産的役割・物理的空間，対象物，および資源		○●		
レジャー・物理的空間，対象物，および資源		○●		

4＝きわめて有能な作業機能，3＝適切で満足すべき作業機能，
2＝やや作業機能障害，1＝非常に作業機能障害的
○：自叙伝作りのOT開始直後，●自叙伝作りのOT開始後6カ月以降

と，子育ては妻に任せて必死に働いたこと，田畑だけでなくナシやブドウなどの果樹栽培も始めたこと，PTA会長を務めたこと，子どもは全員高校を卒業させたこと，成績優秀な長男の進路で悩んだことなど，詳細で深い内容まで語るようになった．「いろいろあったが，その上で今ここにいるのだから，良かったというべきかもしれない」と語り，人生を「良かった」と評価し，さらに，現状についても「良い」と評価した．OPHI-Ⅱの下位尺度の評定は，作業同一性尺度が31点，作業有能性尺度が23点，作業行動場面尺度が16点だった（表1）．そして，ターニングポイントが増え，より明確で詳細なナラティブ・スロープ（図2 実線）を描き出した．

さらに，「私には2つの人生があった．第一の人生は出生から子育てが終わるまで．第二の人生はそれ以降」とし，自叙伝の構成作業を始めた．そして，「第一の人生は，いろいろあった人生だった．第二の人生は，あまりいいものではなかったかもしれない」とした．また，随時，

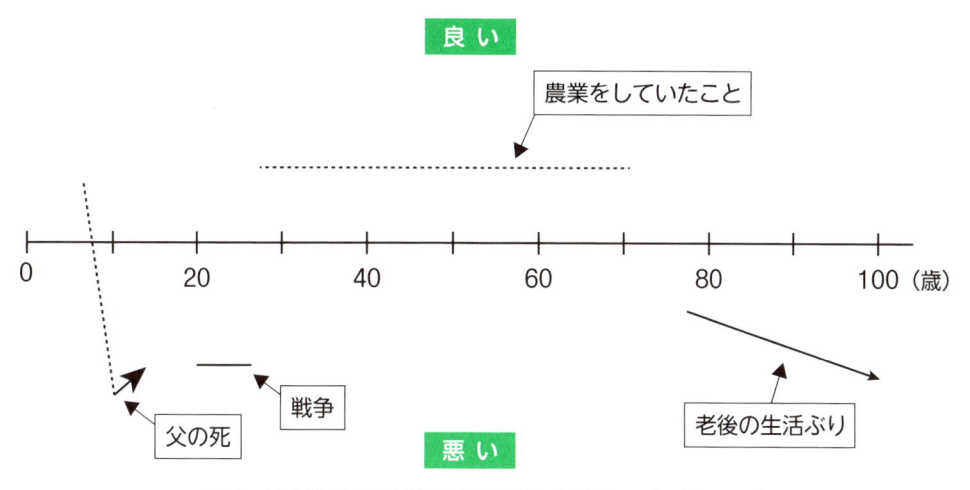

図1 ◆ 自叙伝作りのOT開始直後のナラティブ・スロープ

図2 ◆ 自叙伝作りのOT開始後1カ月頃と6カ月以降のナラティブ・スロープの比較

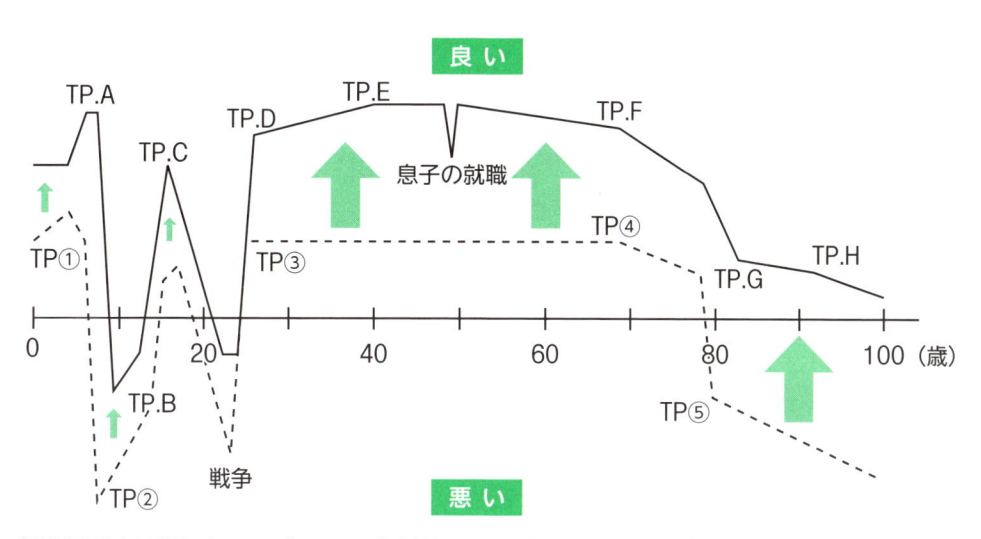

[OT開始後1カ月頃のナラティブ・スロープ（破線----：曖昧で不確かな物語）]
TP①：父の言葉「生きていくために勉強をしなさい」
TP②：父の死，絶望感と「勉強しなくては」という決意
TP③：就職，結婚と子どもの誕生
TP④：農業を息子に任せ，一線から退く
TP⑤：農業をすることを家族から良く思われなくなる

[OT開始後6カ月以降のナラティブ・スロープ（実線———：一貫性のある明確な物語）]
TP.A：父の言葉「生きていくために勉強をしなさい」
TP.B：父の死，絶望感と「勉強しなくては」という決意
TP.C：就職（家族とともに農業をはじめる）
TP.D：結婚と子どもの誕生
TP.E：家族に必要とされたこと
TP.F：農業を息子に任せ，一線から退く
TP.G：農業をすることを家族から良く思われなくなる
TP.H：完全に農業をやめる

自叙伝の加筆修正を行っていった．

結　果

　自叙伝作りのOTを協業的に約12カ月間行った．明確で詳細なナラティブ・スロープを描き出すようになった．自叙伝作りのOT開始後1カ月頃と6カ月以降のナラティブ・スロープを比較すると，その形状は大きく変化した（図2　破線と実線）．自叙伝作りを大きな楽しみとし，仕上がった自叙伝には，『人生のまとめ』というタイトルをつけた．自己や人生を肯定的にとらえるようになり，「波のある人生だった．他の人と比べたら，自分の人生はどうなのだろうか．いろいろあった上で今ここにいるのだから，良かったと言うべき人生だったのではないか」と語った．また，否定・悲観的な語りはなく，現状についても「良い」と評価した．OPHI-Ⅱの下位尺度の評定は，作業同一性尺度が17点から31点へ，作業有能性尺度が12点から23点へ，作業行動場面尺度が14点から16点へと，大幅に得点が上昇した．

　習慣化には著変なく，施設の生活の流れに合わせた受身的なものだった．遂行能力は，目立った運動技能の低下はなかったが，認知症の進行がうかがえ，ADLに何らかの介助を要すようになり，処理技能はやや低下した．Iさんの生活には，自叙伝作りという生産的活動があり，またその活動は楽しみともなっており，良好な作業適応状態へと変化していた．

　自叙伝を完成させた後，Iさんは，徐々に状態が悪化していった．食事は十分に摂れず，ほぼ寝たきりの生活になった．しかし，自叙伝は常に枕元に置き，自叙伝を書き上げたこと，人生をまとめ上げたことに満足しているようだった．そして，2011年（平成23年）10月28日，100年間の人生に幕を下ろした．

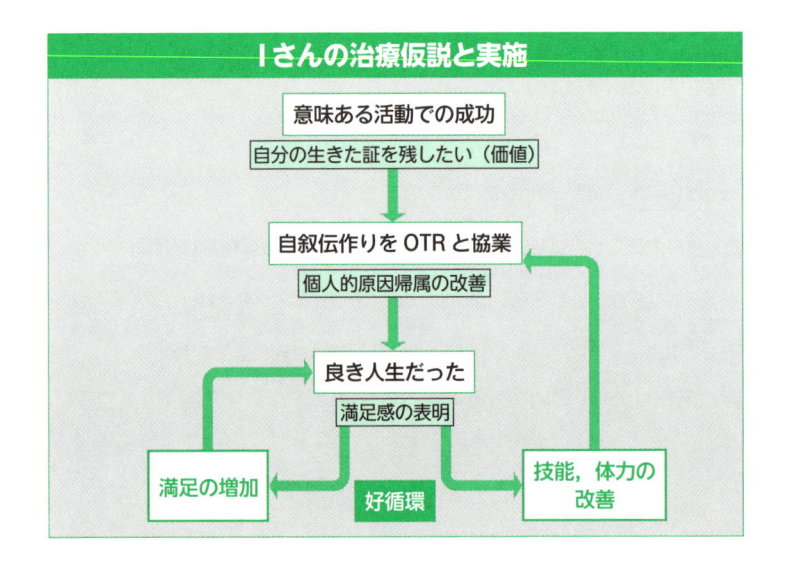

自叙伝：人生のまとめ

1 生まれてからのこと

　1911年（明治44年），A市B地区に，4人きょうだいの第2子の長男として生まれた．家族構成は，両親，祖父母，姉，妹，弟の8人家族で，父は婿養子であった．私が出生した時は，男の子が生まれたということで，家族は大喜びで，近所でも話題になったそうだ．家業は農業で，私で6代目であった．私が生まれたのをきっかけに水田の耕作面積を増やしていった．生活はそれほど裕福ではなかったが，幸せな毎日だったように思う．私は幼い頃からやや風変わりな面があり，名前を聞かれると屋号で答えたり，年齢を聞かれると生年月日を答えたり，普通の回答をしなかった．近所の人たちからも「風変わりな子」，「生意気な子」と思われていたと思う．

　幼い頃から家業の手伝いをし，私自身も家業を継ぐつもりでいた．両親（特に父）を尊敬しており，両親の言う通りに生活した．父は温厚で，母はやや短気であった．小学校に入学する前，父は私に対して，「生きていくためには勉強をしなければならない．生きていくための勉強をしなさい」と言った．そして，学校に入学し勉強に励むように言われた．それで，私は初めて学校というものを知り，入学して勉強する決意をした．「生きていくためには勉強をしなさい」という父の言葉はとても印象的であった．母からは「私の産んだ子どもなんだ」と言われたことがあり，とても嬉しい言葉であった．この頃の余暇は友だちと遊ぶことだった．

2 学校の時のこと

　小学2年生の時に父が病死した．私も悲しかったが，母は悲しみで狂ったようになり，それを見るのが一番辛かった．父の死後，経済状態は悪くなり，母は家族を養うために必死に働いていた．私も祖父母からは頼りにされるようになり，「長男だから頑張らないと」という気持ちが芽生えた．

　私自身の気持ちの変化もあり，勉強にはより一層励むようになった．小学校には分家の人と一緒に通った．学校のクラスは，男25人，女20人の計45人で，成績は3番目くらいだった．父の言葉を胸に勉強に励んだが，どんなに頑張っても1番にはなれなかった．学校以外では，友だちと野球をしたり弟と遊んだりして余暇を楽しんだ．しかし，友だちはあまり多い方ではなく，ほかの子どもたちのように遊び回ることはなかった．家族からも頼りにされており，遊ぶよりは家業の手伝いをしていることの方が多かった．高等科（高等小学校）を卒業後は，C地区にある職業訓練所で1年間農業の勉強をした．

3 青年時代のこと

　母，祖父母から農業の知識と技術を学び，母とともに農業をして生計をたてた．はじめはわからないことだらけで，手ほどきを受けながら働いた．我が家の農業の規模はそれほど大きく

なかったが，休みはほとんどなく，家族のために必死に働いた．少しでもお金を稼ごうと，母とともにD地区の方までリヤカーを引いて野菜を売りに行くこともあった．

また，20歳頃には，畑を開墾し，果樹（ナシ，ブドウ）栽培も始めた．当時，果樹畑の面積はB地区では一番広かった．東京の園芸試験場の技師が果樹栽培の講義に来ることがあり，大人に交じり講義を受けたこともあった．ほぼ休みなく田畑と果樹の栽培をして，冬期間も土の配合や樹木の管理の仕事をした．果樹栽培は収入が良く，この頃からいくらか家計は安定していった．仕事中心の生活であり，友人と遊ぶことは少なかった．たまに友人と遊ぶことはあったが，友人の後をついていくような状況で，特別な思い出はなかった．

4 結婚と子育ての時のこと

20歳代前半に，E町の3つ下の女性と結婚した．相手の家も農家で，母親が決めた結婚であった．家族と同居して生活することとなり，妻も一緒に農業を行った．異性と付き合った経験が全くなく，結婚生活は想像もつかず，結婚というものがよくわからなかった．妻との結婚生活に特別な思い出はないが，妻は私に惚れていたようで，それが一番嬉しかった．妻は服従心が強く，よく言うことをきく人であった．ちなみに，私は短気な方であったと思う．

その後，太平洋戦争があり，徴兵検査と2年間の訓練があった．東京御所を警備したり中国に出征したりした．妻を残して中国へ戦争に行ったことは辛い出来事だった．本当は行きたくなかったが，強制的に連れて行かれた．そういう時代だったから仕方なかった．なぜ戦わなければいけないのかわからず，戦いたくはなかったが，中国では鉄砲や手榴弾を持って戦ったこともあった．しかし，中国人はいい人たちばかりで，中国での暮らしも悪くなかった．

戦後は，また農業をして生計をたてた．子どもを5人もうけ，日の出から日の入りまで必死に働いた．私が20歳代後半の時に母が亡くなった．妻は子育てがあったため，仕事のほとんどは私1人で行った．30～40歳代も仕事中心の生活であり，子育ては妻に任せきりで，子育てに苦労したことはなかった．子どもの小学校の行事には積極的に参加した．「PTA会長になってくれないか」と何度も頼まれ，全くその気はなかったが，断れきれずPTA会長を務めたこともあった．

「生きていくためには勉強をしなさい」という父の言葉が頭の中に強くあり，子どもには高校に行かせたかった．特に長男には是非とも高校に進学させたかったため，自宅近くにできた農業高校に通わせた．これからは学歴と知識が大事な時代だと考えていたので，ほかの子どもたちもみんな高校に通わせた．そのため，我が家の家計には全く余裕はなかった．5人の子どもの中でも，家の後継ぎになるであろう長男のことが一番気がかりだった．長男の高校での様子は詳しくはわからなかったが，人並みの成績で問題ないものと思っていた．しかし，長男が高校3年生になったある日，学校に呼び出されることがあった．不安な気持ちで学校に行くと，校長先生からこのように言われた．「あなたの子どもはとても優秀な子どもだ．是非とも卒業後も上の学校に進学させて勉強した方がいい」とのことだった．私は驚いて，はじめは何のことやらわからなかった．成績は，オール5，体育だけ3.5で，高校を首席で卒業した．私の息

子がこのような優秀な成績を修め，先生方にも評価されていたことが嬉しく，誇りに思った．

　高校の校長先生の紹介もあり，高校卒業後は役所のようなところに就職した．私の息子がこのような立派なところに就職ができ，本当に嬉しかった．しかし，職場で問題が起こり，長く働くことなく仕事を辞めてしまった．そして，その後は私と一緒に家業の農業をすることとなった．息子と働くことはとても喜ばしいことであったが，農業という職の苦労がわかるので，私とともに農業をして，後を継ぐという人生の選択を完全に賛成することはできなかった．

5　子育てが落ち着き，仕事に励んだ頃のこと

　子どもがみんな一人前になり子育てが落ち着いてからは，息子とともに農業に励んだ．少しでも家計を楽にし，家族にも喜んでもらおうと頑張った．この頃，田んぼは2町5反，果樹畑は7反あった．日の出から日の入りまで働き，仕事中心の毎日だった．家族に必要とされ，喜ばれたことが一番嬉しかった．思い出しても仕事のことばかりで，それ以外の特別な出来事は覚えていない．

6　歳をとってからのこと

　70歳くらいで息子に家業を任せ，私は一線から退いた．その後は，息子の手伝いをしたり，畑いじりをしたりという程度だった．記憶ははっきりとしないが，妻はこの頃に亡くなったような気がする．しかし，悲しみと絶望感は覚えており，私も一緒に亡くなってしまいたいという思いもあったことは覚えている．

　80歳を過ぎてからは，農業をすることを家族に良く思われなくなり，悲しい思いをした．私の身体を心配して「無理するな」ということだったかもしれないが，家族のために良かれと思ってしていたことだったので，良く思われなくなったことは辛かった．

　90歳過ぎまで何らかの形で農業に携わった．いつ辞めたかは定かではないが，だんだんといつの間にか辞めていた．退職後は，テレビをみたりただ休んでいたりという状況で，とても退屈であった．その後，徐々に体調が悪くなり，病院に行ったり施設に行ったりするようになった．

　ここの施設に来てからは，脚を痛め，どうしようもない時期もあった．しかし，毎日私のところに来て歩く指導をしてくれた人がいて，その人のおかげでまた歩けるようになった．今の私はまずまず健康な方だと思う．

7　人生を振り返って

　人生を振り返って，良かったと思える時期は，子どもの頃，働き始めた頃，働いて家族に必要とされ喜ばれた頃である．一方で，悪かったと思う時期は，父が亡くなった後の頃，80歳以降の働いても良く思われず必要とされなかった頃である．また，人生の転機となった出来事は，「生きていくために学校に入学して勉強をしなさい」と父から言われたこと，小学2年生の時に父が死んだこと，農業という職に就いたことである．

私の100年間の人生について考えると，私には2つの人生があったと思う．第1の人生は生まれてから子育てが終わるまでで，第2の人生がそれ以降のことである．うまく言葉にまとめられないが，第1の人生は，いろいろ出来事があって波のある人生だったと思う．第2の人生は，特別何かあったわけではないが，あまり良いと言えるものではなかったと思う．なんとなく思うだけで，うまく文章にまとめられないが．

　私の100年間の人生を振り返ると，いろいろあったから一言ではまとめられない．どちらかというと身体は丈夫な方でなく，そういう点ではあまり良くなかったようにも思う．良いこと，悪いことがいろいろあり，波のある人生だった．100年間は長かったようにも思うが，今考えると短かったように思う．他の人と比べたら私の人生はどうなのだろうか．もしかしたら良い人生とは言えないかもしれないが，いろいろあった上で今ここにいるのだから，良かったと言うべきかもしれない．

考　察

1 ナラティブ・スロープ

　自叙伝作りのOT開始直後のナラティブ・スロープは，父の死，戦争，農業のこと，老後の生活振りなどの特定の否定的な語りが主で，明確なターニングポイントはなく，不確かで断続的であった．そして，語りの「現実制約作用」により，否定的な人生および自己の認識を助長しているように思われた．

　しかし，自叙伝作りのOT開始後1カ月頃には，「生きていくためには勉強をしなさい」という父の言葉と父親の死により家族を支える決意をしたこと，家業の農業を継いだこと，結婚をして5人の子どもをもうけたこと，家業を息子に任せて一線から退いたこと，老後は農業をすることを家族から良く思われなかったことなどを語り，新たなターニングポイントが作られ，より明確なナラティブ・スロープを描いた．さらに，自叙伝作りのOT開始後6カ月以降には，具体的な農作業のことや子育ての様子，長男の進路で悩んだことなども語り，より詳細で明確なナラティブ・スロープを仕上げていった．新たに「生きた経験」が語られたことで，人生物語を再構築し，それに伴って作業同一性も随時変化していっているものと考えられた．つまり，語りながら自己を生み出し，変形したり補強したりしながら，自己を確認しているものと考えられた[8]．そして，語ることは，クライアントの作業同一性を確かなものにしていく過程であり，さらには自己を組織化していく過程である[9]という筆者らが以前述べたナラティブを重視したOTの効果を支持するものと考えられた．

　また，自叙伝作りのOT開始後1カ月頃と6カ月以降のナラティブ・スロープを比較すると，出生から成人期のナラティブ・スロープには大きな変化はないものの，老年期以降のナラティブ・スロープはターニングポイントが増え，傾きが緩やかになっていた．このことから，出生から成人期に多いライフイベントの認識は普遍的であること，一方で老年期以降の認識は曖昧

で流動的であることが示唆された．さらに，OT開始後1カ月頃と6カ月以降のナラティブ・スロープを比較すると，6カ月以降のナラティブ・スロープの方が上方に位置している．このことから，Ⅰさんは，自己を語る行為により，人生全体の認識が正の方向に変化していったものと考えられた．そして，自己を語る行為は，人生の認識を正にも負にも強化しうるものと考えられた．また，ナラティブ・スロープはある程度の操作が可能であり，特に老年期以降のナラティブ・スロープは操作しやすいことが示唆された．つまり，自叙伝作りという作業を通して，老年期以降にクライアントの価値を反映したターニングポイントを作り出し，ナラティブ・スロープの傾きも調整していくという新たなOTのあり方が示唆された．

2 自叙伝作りの意味

自叙伝作りのOTのきっかけとなった「自分の生きた証を残したい」，「自分の人生や経験を誰かに伝えたい」という語りからは，人生の軌跡や業績を他者に示したいといった自己顕示の欲求がうかがえた．また，これまでの人生や現状を否定的にとらえ，不確かな作業同一性に悲観していたことを考慮すると，人生の意味や価値を再確認し，人生物語を完結させたいという思いがあったことも推測された．

第3期になると，詳細で深い内容のエピソードを語るようになり，さらには，「私には2つの人生があった」と人生物語の構成作業を始めた．人生の意味や関連性を見出し，人生物語を再構築し，作業同一性を明確なものにしているように思われた．また，再び人生を生き直し，楽しんでいるようにも感じられた．真田[10]は，諸家の自叙伝を分析し，自叙伝を書くことの動機について，自己の正当化，人生の美化や理想化，人生の統一性と意味を見出すこと，自己の再構築と創造，過去を蘇らせる快楽などをあげている．これらは，Ⅰさんの自叙伝作りの動機と概ね合致するものと思われた．Ⅰさんの場合は，特に，人生の統一性と意味を見出すこと，自己の再構築と創造という点が大きかったと考えられた．

老年期は，発達段階の最終段階として，自我の統合対絶望の時期である[4]とされている．つまり，自己のまとめとそれに対する葛藤の時期といえる．しかし，多くの高齢者はⅠさんのように自己をまとめ上げることができず，絶望感や葛藤で苦しんでいるのではないだろうか．このようなクライアントには，自叙伝作りは有効な手段であり，人生物語の完結，作業同一性の明確化といった老年期OTに欠かせない要素を持った作業であることが示唆された．

3 人生および自己の再構築の作業としての自叙伝作り

自叙伝作りのOT開始直後と開始後6カ月以降のナラティブ・スロープを比較すると，断続的なナラティブ・スロープが途切れのない一連のナラティブ・スロープへと変化したことがわかる．自叙伝作りを通して，点であった単独のエピソードがつながり，人生物語というひとつながりの線へと変化したといえる．つまり，自叙伝作りにより，各エピソードに関連性を見出し，結び付けたものと考えられた．小松[2,3]は，Diltheyの考えをもとに，自叙伝に語られるのは，諸体験の総和ではなく，諸体験を結び付ける連関なのであるとしている．そして，自叙

を書くことは，人生の意味の見出しや目的の設定などの人生の連関形成に関与するとしている．また，Kielhofner[11]は，私たちは自分自身を，少なくとも部分的には，過去，現在，未来の自分を統合する展開しつつある作業的ナラティブ（occupational narrative）の中に位置づけることによって，生活から意味を作り出しているとし，作業的ナラティブが作業同一性や作業有能性を発達させると述べている．自叙伝作りとは，単にエピソードを時間軸上の流れとしてまとめ上げるのではなく，各エピソードの意味と関連性を見出し，人生物語を完結させていく作業であるということが示唆された．

　また，自叙伝作りのOT開始後6カ月以降には，「私には2つの人生があった．第1の人生は出生から子育てが終わるまで．第2の人生はそれ以降」と語り，語った人生物語の加筆修正を始めた．そして，自叙伝に『人生のまとめ』というタイトルをつけた．これらの様子から，人生を俯瞰的にみて，客観化していることがうかがえる．さらに，一連の作業は，人生物語の構成作業，換言すると，人生および自己の再構築の作業といえる．野口[8,12]は，社会構成主義の考えをもとに，「現実制約作用（現実理解を一定方向へと導き，制約する作用）」と「現実組織化作用（まとまりのない現実をまとめ上げ，混沌とした世界に意味と一貫性を与える作用）」という物語の持つ作用について言及している．自叙伝作りとは，人生および自己を再構築し組織化する作業であり，老年期OTの根本であると考えられた．

まとめ

　現状や人生を否定的にとらえ，不活性な施設生活を送る100歳の超高齢男性のOTを経験した．「自分の生きた証を残したい」，「人生物語を完結させたい」といったニーズを秘めているものと推測され，OPHI-Ⅱを用いて自叙伝作りのOTを行うこととした．介入当初は，特定の否定的な語りが主であり，ナラティブ・スロープを描き上げることはできなかった．しかし，徐々に「生きた経験」を語るようになり，明確なナラティブ・スロープを描き，自叙伝を作り上げていった．すると，人生や自己を肯定的にとらえられるようになり，人生の構成作業も行い始めた．自叙伝作りのOTは，人生の意味や関連性を見出し，人生物語の完結，作業同一性の明確化といった効果を持つものと考えられた．また，自叙伝作りのOTは，人生および自己を再構築し組織化する作業であり，老年期OTにおいて重要な作業であることが示唆された．

文　献

1) 松村　明，山口明穂，和田利政・編：国語辞典，改訂第10版．旺文社．2005．
2) 小松　進：ディルタイと自叙伝．筑波学院大学紀要3：141-148，2008．
3) 小松　進：ゲオルク・ミッシュの自叙伝史研究（1）．筑波学院大学紀要5：149-156．2010．
4) Kielhofner G, et al.（山田　孝，他・訳）：作業遂行歴面接第2版，使用者用手引OPHI-Ⅱ．日本作業行動研究会，2003．
5) 山田　孝・編：高齢期障害領域の作業療法．pp74-80，中央法規出版，2010．
6) 山田　孝：人間作業モデル−2人の独身女性障害者の生活物語−．作業療法21：528-538，2002．

7) 山田　孝・編：高齢期障害領域の作業療法. pp236-256, 中央法規出版, 2010.
8) 野口裕二：物語としてのケア. 医学書院, 2002.
9) 佐藤晃太郎, 山田　孝, 石井良和：問題を取り巻くドミナント・ストーリーの転換により物語が書き換えられた高齢女性の事例－ナラティブを重視した作業療法の効果－. 作業行動研究14：161-166
10) 真田桂子：論理的自伝文学についての覚え書き－ロワの自伝『あがなえし遥かな時』をめぐって－. 立命館国際研究 12：255-265, 2000.
11) Kielhofner G（山田　孝・監訳）：人間作業モデル－理論と応用, 改訂第3版. 協同医書出版社, 2007.
12) 野口裕二・編：ナラティヴ・アプローチ. 勁草書房, 2009.

2. 介護老人保健施設での人間作業モデル

事例 7

脳卒中維持期の対象者に人間作業モデルを用いた作業療法実践の3事例

篠原和也,山田 孝

要旨 本研究の目的は,人間作業モデルを用いた作業療法を実施した脳卒中維持期の事例3名の作業適応と実践経過を示すことによって,事例の変化や作業療法の有用性を検討することである.日常生活活動と生活の質の維持と改善を目標に,Jさんは家事,Kさんはクラフト細工,Lさんは木工などを行った結果,JさんとKさんは価値に,Lさんは興味に主な変化を認めた.日常生活活動と生活の質の評価の事後と事前の差は,3事例は日常生活活動の3項目,WHOクオリティ・オブ・ライフ26の全4領域,およびMOS-36-Item Short Form Health Surveyの6項目が正になり,人間作業モデルを用いた作業療法が3事例の日常生活活動と生活の質の維持と改善に有用であることが明らかとなった.

キーワード 脳卒中,維持期,介護老人保健施設,ADL,QOL,家事,クラフト細工,木工

はじめに

　脳卒中のクライアントは通常,発症から約6カ月で障害の機能回復が安定し,維持期を迎えると考えられている[1].介護老人保健施設(以下,老健)の作業療法(以下,OT)の対象者は主にこの維持期のクライアントである[2].脳卒中になると,身体や精神の障害とともに,生活の質(以下,QOL)が悪化し,改善しにくい傾向がある[3].したがって,脳卒中維持期のOTは対象者の機能を維持するだけでなく,日常生活活動(以下,ADL)やQOLの維持と改善をはかることも重要であると思われる.

　ところで,近年OTの実践モデルの1つとして,人間作業モデル(以下,MOHO)が注目されている[4].MOHOは,KielhofnerらがMOHO開発したOTのための概念的実践モデルで,クライアントの意志,習慣化,遂行能力と環境をダイナミックにとらえるという特徴を持っている[5].そこで,筆者らは,対象者を担当している作業療法士(以下,OTR)に老健に入所している脳卒中維持期の対象者に,ADLとQOLの維持と改善を目的に,MOHOを用いたOT実践(以下,MOHO-OT)を行うように依頼し,その効果を検証した[6].その結果,2006年12月から2008年12月までに,対象者8名に対しMOHO-OTが行われ,この実践がADLとWHOクオリティ・オブ・ライフ26(以下,QOL26)で評価するQOLの改善に役立つことが明らかになった[6].筆者らは現在もこの研究を継続し,これまで対象者21名にMOHO-OTを実施し

てきた．

　本研究の目的は，MOHO-OTを実施した対象者の中から3名の作業適応の現状や介入経過を示し，事例の変化やMOHO-OTの効果を検討することである．本研究によって，先行の量的研究[6]では報告できなかった事例の作業適応やMOHO-OTの経過を明らかにできると思われる．

方　法

1　対　象

　本研究の事例は，2009年1月から2010年6月までに，先行の量的研究[6]のためにMOHO-OTを行った対象者13名のうち，筆頭筆者が勤務する老健のOTRが担当した3名である．また，これらの事例は，対象者13名のうち，MOHO-OTにより作業適応が著しく改善した3名であり，MOHO-OTを問題なく受け入れて，在宅復帰できた1名とMOHO-OTの導入や実施が困難であった2名という対照的な事例である．

2　ADLとQOLの評価の方法

　評価は，リハビリテーション（以下，リハ）総合実施計画の「できるADL（Capable Activities of Daily Living；以下，C-ADL）」と「しているADL（Performance Activities of Daily Living；以下，P-ADL）」，QOL26[8]，MOS-36-Item Short-Form Health Survey[9]（以下，SF36）を，MOHO-OT実施前と実施3カ月後の2回行った．リハ総合実施計画書は厚生労働省が老健に作成を義務づけているADLの評価法であり[10,11]，日常生活などの19項目のC-ADLとP-ADLを自立，監視，介助，全介助，行わずという5段階で調べることができる．筆者らは，この5段階を4点から0点の5段階で評定し，各々のADLの合計点（76点）を求めた．QOL26は，身体的領域（以下，身体），心理的領域（以下，心理），社会的関係（以下，社会），環境の4領域と全般的なQOL（以下，全般）を調べることができる（各5点）[12]．SF36は，身体機能（以下，PF），身体に関する日常役割機能（以下，RP），体の痛み（以下，BP），全体的健康感（以下，GH），活力（以下，VT），社会生活機能（以下，SF），精神に関する役割生活機能（以下，RE），心の健康（以下，MH）の8項目の健康関連QOL（各100点）を調べることができる[13]．

3　MOHOを用いたOT実践の方法

　作業に関する自己評価・改訂版（Occupational Self Assessment Ⅱ；以下，OSA Ⅱ）などのチェックリスト，会話や観察からMOHOの評価を行い，対象者の生活歴や生活習慣，環境を評価した．これらの評価から，意志，習慣化，遂行能力および環境を基本に据えたMOHO-OTを行った．MOHOの評価や概念を適切に用いるために，OTRはMOHOに精通している第2筆者からスーパービジョンを受けた．OT実践は厚生労働省が示す個別リハの実

施とモニタリングの基準[10,11)]に基づき，週2回，1回につき20分以上を3カ月間行った．また，3カ月以内に老健からの退所が決定した対象者は，退所前日までに実践後の評価を行い，MOHO-OTを終了した．

事例紹介 1

Jさん：75歳の男性である．X年9月に脳梗塞を発症して右片麻痺と言語障害になり，X＋1年2月に当老健に入所した．上下肢の麻痺は軽度で，上肢は実用使用ができたが，移動は車いすであった．Jさんは屋内歩行などの練習を行い，入所から1カ月後に杖歩行が自立した．病前のJさんはキーパーソンの妻と暮らし，ADLは自立していた．妻はJさんよりも高齢で，脳卒中の既往があったため，Jさんは今後，妻がJさんを介護して生活するのは困難であると考えていた．MOHO-OTは，3月下旬から開始した．

MOHO-OT実践前のADLとQOLの評価結果

C-ADLとP-ADLの得点は各55点であった（表1）．Jさんは夜間の排泄と入浴以外のADLが自立していた．QOL26の得点は身体が3.4点，心理と社会が各2.7点，環境が2.8点，全般が3.0点であった．SF36の得点はPFが60点，RPが56.3点，BPが74点，GHが57点，VTが62.5点，SFが50.0点，REが91.7点，MHが40.0点であった．

MOHOの評価結果と作業適応

OSA IIの結果，自分については「他人に自分を表現する」と「他人とうまくやっている」を「やや問題」とし，これらを変えたい項目の1位と2位とした．自分の環境については「自分と一緒にやってくれる人」を「やや問題あり」とし，変えたい項目の1位とした．このほかに，自分についても環境についても，変えたい項目はなかった．Jさんは，OTRとは会話ができていたが，言語障害により思った言葉がすぐに表出できないことがあり，これを気にかけていた．また，妻のことを心配し，在宅復帰して家事を支援したいと語った．Jさんは家事を「やってみればできると思う」と語った．

Jさんの生活歴を聴取した結果，Jさんは通信社に約20年勤務した後，自動車会社に転職して定年まで勤めた．妻が数年前に病気になってからは，Jさんが掃除などの家事を行っていた．また，Jさんの生活を観察した結果，Jさんは日中，ホールで読書や作文をして過ごすことが多く，他の入所者との会話は少ないことがわかった．Jさんは老健内を杖歩行で移動していたが，屋外に出る機会はなかった．また，Jさんの自宅の環境を聴取した結果，2階に居室があることがわかった．興味チェックリストの結果，読書，掃除などの14の活動に強い興味があると答え

表1 ◆ 人間作業モデルを用いた作業療法の実践前と実践後のADLとQOLの評価結果

●評価法	Jさん 実践前	Jさん 実践後	Jさん 変化量	Kさん 実践前	Kさん 実践後	Kさん 変化量	Lさん 実践前	Lさん 実践後	Lさん 変化量
ADL（0-76点）									
：C-ADL	55.0	70.0	15.0	44.0	46.0	2.0	61.0	61.0	0
：P-ADL	55.0	61.0	6.0	45.0	45.0	0	60.0	61.0	1.0
QOL26（0-5点）									
：身体	3.4	5.0	1.6	3.4	4.0	0.6	3.3	4.7	1.4
：心理	2.7	5.0	2.3	2.7	3.3	0.6	2.8	4.3	1.5
：社会	2.7	4.7	2.0	3.0	3.3	0.3	2.7	4.3	1.6
：環境	2.8	4.3	1.5	3.6	3.8	0.2	2.8	4.1	1.3
：全般	3.0	4.0	1.0	2.0	4.0	2.0	3.5	4.0	0.5
SF36（0-100点）									
：PF	60.0	90.0	30.0	5.0	20.0	15.0	55.0	50.0	(5.0)
：RP	56.3	100.0	43.7	0	31.3	31.3	0.0	87.5	87.5
：BP	74.0	100.0	26.0	32.0	41.0	9.0	41.0	84.0	43.0
：GH	57.0	62.0	5.0	82.0	60.0	(22.0)	62.0	67.0	5.0
：VT	62.5	100.0	37.5	50.0	75.0	25.0	68.8	75.0	6.2
：SF	50.0	100.0	50.0	0	37.5	37.5	50.0	100.0	50.0
：RE	91.7	100.0	8.3	25.0	8.3	(16.7)	50.0	100.0	50.0
：MH	40.0	90.0	50.0	35.0	40.0	5.0	70.0	85.0	15.0

ADL：リハ総合実施計画書の日常生活活動の評価，C-ADL：できるADL，P-ADL：しているADL
QOL26：WHOクオリティ・オブ・ライフ26，**身体**：身体的領域，**心理**：心理的領域，**社会**：社会的関係，**全般**：QOL全体を問う2項目の質問
SF36：MOS-36-Item Short-Form Health Survey，PF：身体機能，RP：身体に関する日常役割機能，BP：体の痛み，GH：全体的健康感，VT：活力，SF：社会生活機能，RE：精神に関する役割生活機能，MH：心の健康
変化量は，作業療法実践前と実践後の評価結果の差を算出したもので，（ ）内は負の値を示す．

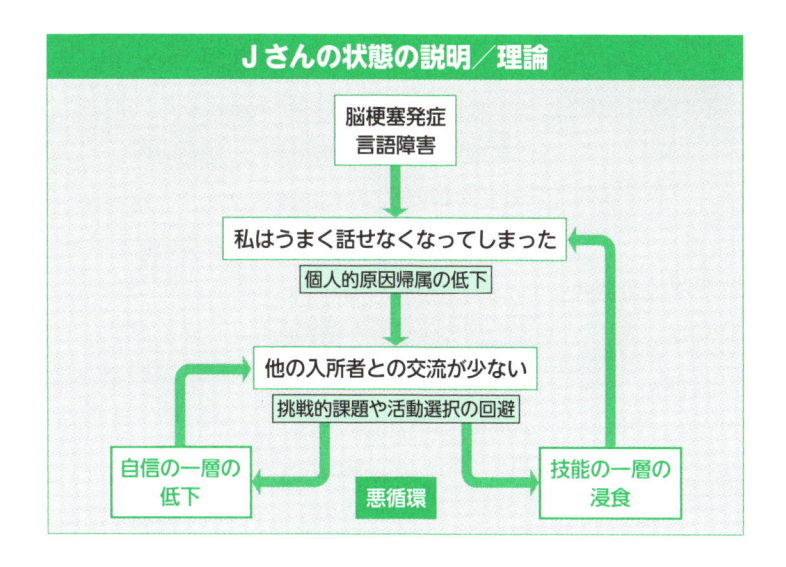

Jさんの状態の説明／理論

脳梗塞発症
言語障害
↓
私はうまく話せなくなってしまった
↓ 個人的原因帰属の低下
他の入所者との交流が少ない
挑戦的課題や活動選択の回避
↓
自信の一層の低下 ← 悪循環 → 技能の一層の浸食

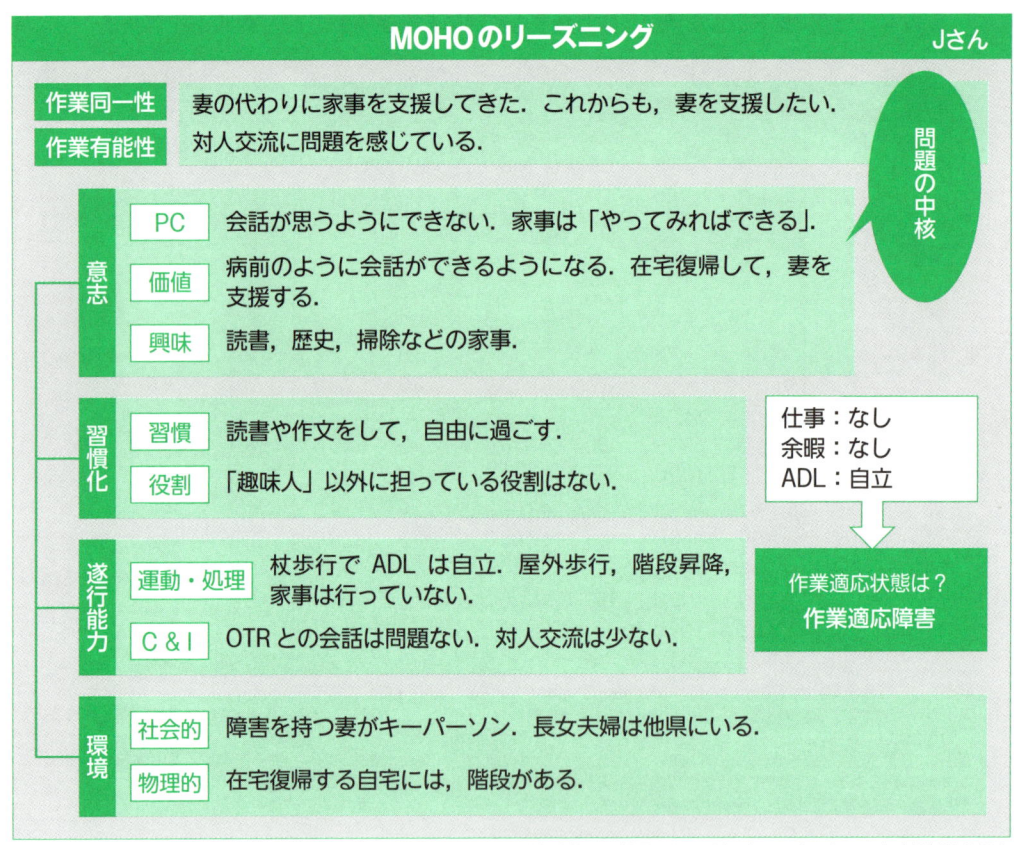

MOHOのリーズニング　Jさん

作業同一性	妻の代わりに家事を支援してきた．これからも，妻を支援したい．	問題の中核
作業有能性	対人交流に問題を感じている．	

意志
- PC：会話が思うようにできない．家事は「やってみればできる」．
- 価値：病前のように会話ができるようになる．在宅復帰して，妻を支援する．
- 興味：読書，歴史，掃除などの家事．

習慣化
- 習慣：読書や作文をして，自由に過ごす．
- 役割：「趣味人」以外に担っている役割はない．

遂行能力
- 運動・処理：杖歩行でADLは自立．屋外歩行，階段昇降，家事は行っていない．
- C&I：OTRとの会話は問題ない．対人交流は少ない．

環境
- 社会的：障害を持つ妻がキーパーソン．長女夫婦は他県にいる．
- 物理的：在宅復帰する自宅には，階段がある．

仕事：なし
余暇：なし
ADL：自立

→ 作業適応状態は？　**作業適応障害**

PCは個人的原因帰属，C&Iはコミュニケーションと交流技能を指す

た．役割チェックリストの結果，過去には「組織への参加者」を除く全ての役割があったが，現在は「友人」と「趣味人」の役割だけであった．将来の役割は「家庭維持者」「友人」「家族の一員」「趣味人」であり，Jさんはこれらを非常に価値があるとした．

　これらの評価結果から，Jさんの作業適応の現状を検討した（MOHOのリーズニング Jさん）．Jさんは言語障害により，病前よりも会話ができないためにOSAⅡでの「他人に自分を表現する」や「他人とうまくやっていく」ことを問題とし，それを変えたいと考えていた．このことから，Jさんは言語障害を改善して，病前のように会話ができるようになることに強い価値を置いていると思われた．また，Jさんの別の価値は在宅復帰して，妻を支援することであった．Jさんは読書などを行い，「趣味人」としての役割を担っていた．Jさんの将来の役割は「家庭維持者」「家族の一員」であったが，現在，Jさんはこれらの役割を担えていなかった．JさんのADLは，夜間の排泄と入浴以外は自立していた．在宅復帰や妻の支援に必要な階段昇降，屋外歩行，家事は行っていなかった．しかし，Jさんは家事を「やってみれば，できる」と語っていた．

　以上より，長期目標を「在宅復帰」，短期目標を「掃除などの家事と屋外歩行が行えるようになる」，「階段昇降と夜の排泄を自立する」，「他者との会話が円滑になる」とした．OTの内容は，階段昇降，屋外歩行，家事の練習，担当OTRとの日常会話とした．

経　過

　X+1年3月末から，階段昇降と屋外歩行の練習を開始した．階段昇降は，リハ室の4段の階段をOTRの見守りで行った．屋外歩行は，歩道100mの往復から開始した．これらの練習を数日間繰り返した後，Jさんから「外を歩くのは自信がついてきた．階段昇降もできる」という感想を得た．その後，屋外歩行は老健の外周400mを歩き，階段昇降は老健の1階から2階までの26段で行うことに変更した．夜の排泄は，介護士の見守りで行うことをJさんに提案し，承諾を得た．1週間の試行期間を経て，介護士からJさんの動作が安全であることを確認できたため，OTRは夜の排泄は自立できると判定した．4月初旬に，妻と面談を行い，妻はJさんが歩けなかった発症直後の印象を持っており，Jさんとの在宅生活に不安を訴えた．OTRはJさんが在宅復帰して妻を支援するために，OTを熱心に行っていることを伝え，OTの見学によって，Jさんの能力が発症直後よりも著しく改善している状態を見てもらった．その結果，妻はJさんの在宅復帰を了承した．

　4月から，Jさんと相談して家事の練習を開始した．洗濯機の使用，食器洗い，掃除機かけ，床拭き，屋外歩行練習を兼ねた買物などのJさんが行っていた家事を，簡単なものから順に練習した．家事を開始した当初は，Jさんは「できると思っていたが，以外に大変だな」と発症前との違いを実感していたものの，「こういう練習がしたかった」と熱心に取り組んだ．

　5月初旬に，Jさんと妻と面談をして，Jさんは試験外泊を行って在宅復帰することが決まった．上記の練習を繰り返して，屋外歩行はOTRと会話をしながら約20分間継続できるようになった．家事もOTRの見守りでできるようになった．OTRは，これまでJさんに積極的に話しかけて会話を促してきた．その結果，Jさんは思った言葉がすぐに表出できない時もあったが，MOHO-OT初回評価時よりも，その頻度は少なくなった．OTRが会話について尋ねた時に，Jさんは「言葉は出にくいが，それほど気にならない．それより，もう少し体力をつけた

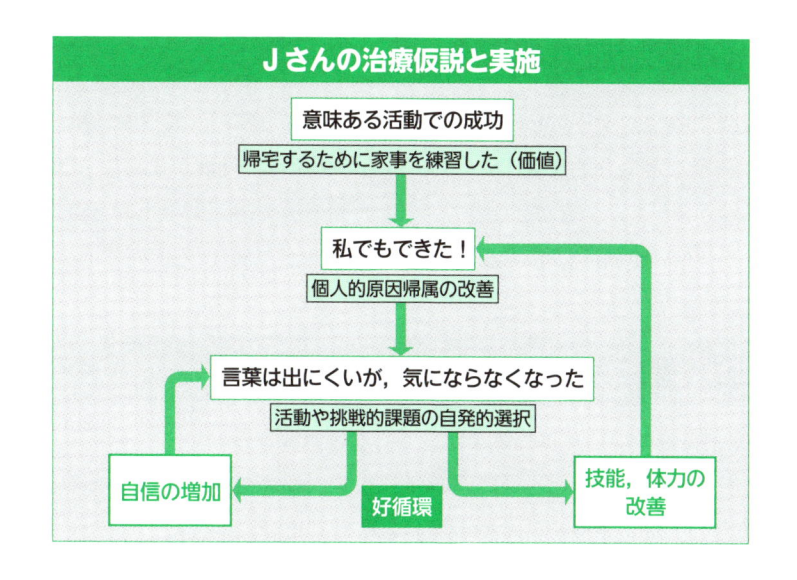

Jさんの治療仮説と実施

意味ある活動での成功
↑
帰宅するために家事を練習した（価値）
↓
私でもできた！
個人的原因帰属の改善
↓
言葉は出にくいが，気にならなくなった
活動や挑戦的課題の自発的選択
↓
自信の増加　←　好循環　→　技能，体力の改善

い」と答えた．試験外泊を行い，Jさんから階段昇降など在宅生活の活動に問題がないことを確認できた．Jさんは5月下旬に在宅復帰し，2カ月間のMOHO-OTを終了した．

OT実践後のADLとQOLの評価結果

C-ADLの得点は70点，P-ADLの得点は61点になった（表1）．夜間の排泄が自立し，屋外歩行，階段昇降，家事が見守りで可能になった．QOL26の得点は，身体と心理が各5.0点，社会が4.7点，環境が4.3点，全般が4.0点になった．SF36の得点はPFとMHが各90点，RPとBPとVTとSFとREが各100点，GHが62点になった．

事例紹介 2

Kさん：61歳の男性である．Y年1月に脳梗塞を発症して左片麻痺となり，同年4月に当老健に入所した．Kさんの上下肢の麻痺は重度で，上肢は廃用手，下肢は体重支持ができなかった．Kさんは上肢の訓練に痛みを訴え，積極的に行うことができなかった．また，Kさんは「歩けないと仕事も生活もできない」と歩行の改善を強く希望したため，OTRは主に下肢の機能訓練などを行った．しかし，Kさんの上下肢の機能は回復期の期間に改善せず，同年7月に維持期を迎えた．病前のKさんは母と暮らし，製造業に勤務していた．母親が高齢のため，キーパーソンには別居していた妻がなった．長女と長男の夫婦は他県に住んでおり，妻も他県に勤務していたため，妻はKさんの身辺処理が自立しなければ，在宅復帰を検討できないと考えていた．MOHO-OTは，8月上旬から開始した．

MOHO-OT実践前のADLとQOLの評価結果

C-ADLの得点は44点，P-ADLの得点は45点であった（表1）．Kさんは車いすで移動ができたが，移乗や排泄などに介助を要した．QOL26の得点は，身体が3.4点，心理が2.7点，社会が3.0点，環境が3.6点，全般が2.0点であった．SF36の得点は，PFが5点，RPとSFが各0点，BPが32点，GHが82点，VTが50点，REが25点，MHが35点であった．

MOHOの評価結果と作業適応

OSAⅡの結果，自分については「体を使ってしなければならないことをする」や「行かなければならないところに行く」などを「問題あり」とし，「満足できる日課がある」や「自分の好きな活動を行う」などの7項目を「やや問題」とした．自分の環境については「自分を支えて

Kさんの状態の説明／理論

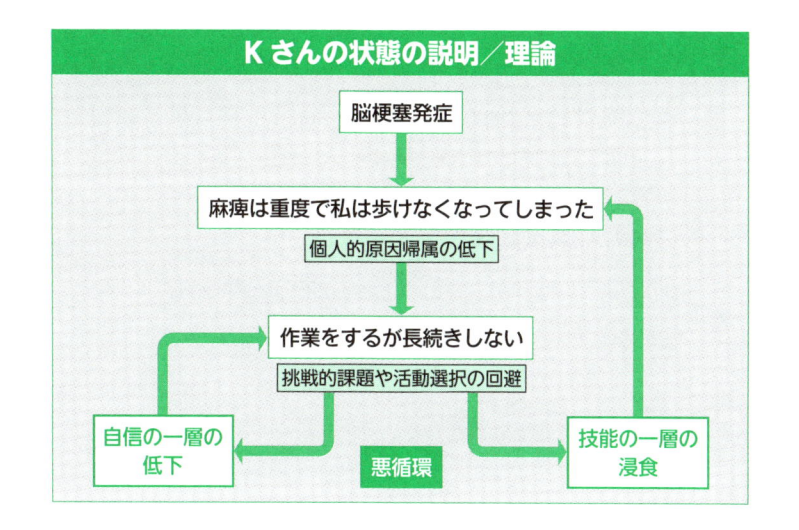

```
脳梗塞発症
    ↓
麻痺は重度で私は歩けなくなってしまった
    ↓ 個人的原因帰属の低下
作業をするが長続きしない
    挑戦的課題や活動選択の回避
   ↙        ↘
自信の一層の      技能の一層の
低下    悪循環    浸食
```

励ましてくれる人」と「自分と一緒にやってくれる人」を除いた項目を「やや問題」とした．自分についても環境についても，変えたい項目はなかった．Kさんは「母も高齢なので，今は歩けるようになって元の生活に戻りたい」と語った．また，Kさんは車いすのポケットから，孫の写真を取り出してOTRに見せてくれた．

　Kさんの生活歴を聴取した結果，Kさんは製造業の会社を経営していたが，10年前に会社を廃業した．病前までは別の会社に勤務し，家事の全てを自分で行っていた．Kさんの生活の評価結果は，Kさんは車いすを操作できたので，日中をホールで読書やテレビを見て自由に過ごし，他の利用者との交流も問題はなかった．しかし，Kさんは老健での生活を「自分にとって意味がないことばかりだ」と語った．興味チェックリストの結果，手工芸，プラモデルなどの27の活動に強い興味があると答えた．

　以上の評価結果から，Kさんの作業適応の現状を検討した（MOHOのリーズニング Kさん）．Kさんは歩行ができないことを最も問題であると感じており，興味と価値は「歩けるようになって元の生活に戻る」ことに偏っていた．しかしOTRには，維持期になったKさんが，今後，実用的な歩行能力を獲得することは極めて困難であると思われた．Kさんは日中，読書などをして過ごしているが，興味を持っている手工芸などの活動は行っておらず，現在の生活を「意味がない」と考えていた．さらに，現在は「勤労者」や「家族の一員」などの役割を失い，老健の入所者としての役割しか担えていなかった．また，孫の写真を大切に持っているKさんは「養育者」や「家族の一員」という役割に価値を置いていると思われた．妻は移乗や排泄などに介助を要するKさんが身辺処理を自立しないと在宅復帰は検討できないと考えていることから，Kさんが自立できるADLの改善をはかることが望ましいと思われた．

　以上より，長期目標を「在宅復帰」，短期目標を「歩行に対するKさんの価値の偏りを変化させ，Kさんが自立できるADLを改善する」，「Kさんが興味を持ち，孫のためにできる活動に取り組み，Kさんにとって意味のある時間や家族の一員などの役割を担える機会を作る」とした．OTの内容は，下肢の機能練習を継続するとともに，Kさんが介助を要している移乗の練

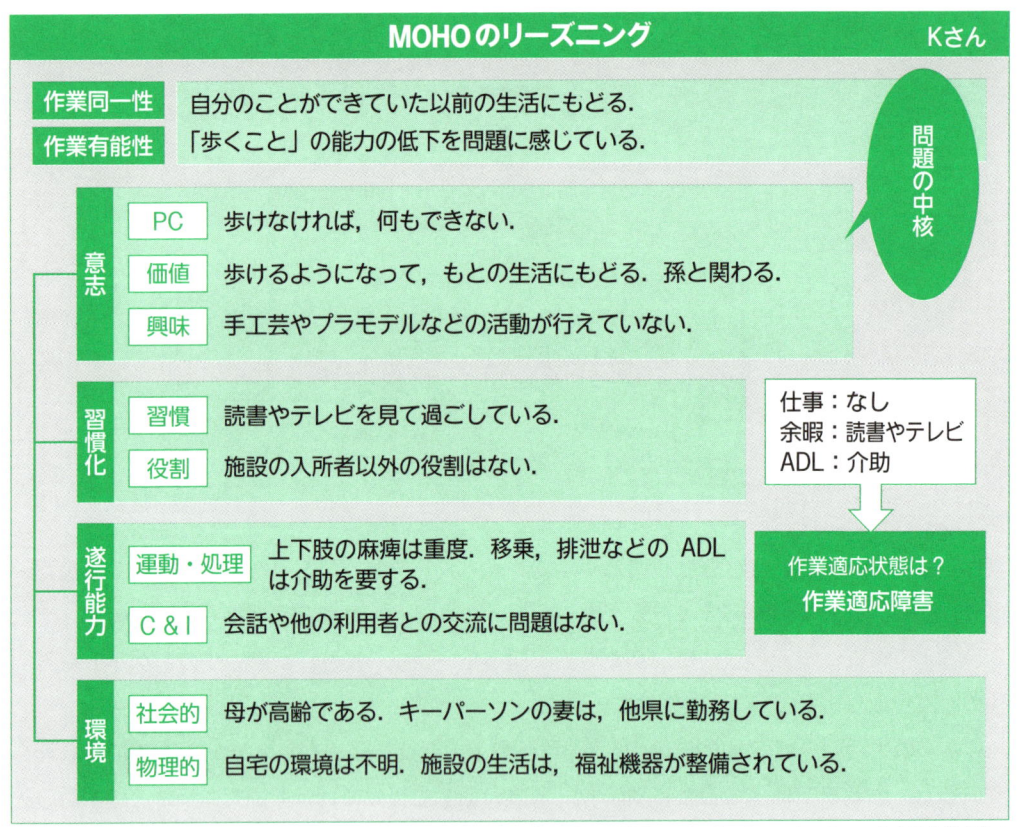

MOHOのリーズニング　　Kさん

作業同一性　自分のことができていた以前の生活にもどる．
作業有能性　「歩くこと」の能力の低下を問題に感じている．

問題の中核

- 意志
  - PC　歩けなければ，何もできない．
  - 価値　歩けるようになって，もとの生活にもどる．孫と関わる．
  - 興味　手工芸やプラモデルなどの活動が行えていない．

- 習慣化
  - 習慣　読書やテレビを見て過ごしている．
  - 役割　施設の入所者以外の役割はない．

- 遂行能力
  - 運動・処理　上下肢の麻痺は重度．移乗，排泄などのADLは介助を要する．
  - C&I　会話や他の利用者との交流に問題はない．

- 環境
  - 社会的　母が高齢である．キーパーソンの妻は，他県に勤務している．
  - 物理的　自宅の環境は不明．施設の生活は，福祉機器が整備されている．

仕事：なし
余暇：読書やテレビ
ADL：介助

↓

作業適応状態は？
作業適応障害

PCは個人的原因帰属，C&Iはコミュニケーションと交流技能を指す

習を行うこととした．また，Kさんが興味を持っている手工芸の中からクラフト細工を選び，動物を作って孫にプレゼントすることをKさんに提案した．

経　過

　8月に妻と面談をした．妻には，Kさんの経過を見て在宅復帰を検討してもらうとともに，次の老健の入所を申請してもらうことになった．OTRはKさんに，維持期になると機能の改善が安定するので，歩けるようになるには大変な努力を要することを伝えた．妻にもOTの見学時にKさんの現状を伝え，Kさんが自立できるADLの練習を行う承諾を得た．8月上旬から，下肢の機能訓練を継続しながら，移乗動作の練習を開始した．クラフト細工は，左片麻痺のデイケアの利用者で，クラフト細工ができるXさんをKさんに紹介した．Xさんと一緒に作業をすることで，Kさんが右手だけでも作業ができると感じるように促した．Kさんは作業を約10分で中断して，徘徊をすることが多かった．OTRがKさんにクラフト細工の感想を尋ねると「こんなことをやっても，意味を感じない」と答えた．しかし，その後もKさんはクラフト細工を継続してくれた．作業を開始して約2週間後に，Kさんは試作品のかごを完成させた．

　9月になっても，Kさんの上下肢の機能に変化は見られなかった．Kさんに左下肢で体を支え

Kさんの治療仮説と実施

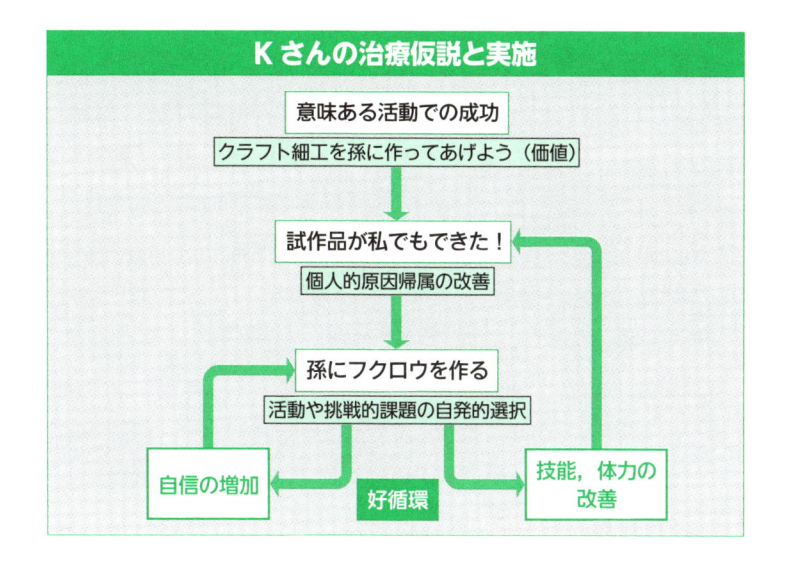

意味ある活動での成功
クラフト細工を孫に作ってあげよう（価値）
↓
試作品が私でもできた！
個人的原因帰属の改善
↓
孫にフクロウを作る
活動や挑戦的課題の自発的選択
↓
自信の増加 ← 好循環 → 技能，体力の改善

るのは困難であることを説明すると「わかってはいるが，この練習は続けたい」と答えた．移乗動作は，OTRの見守りによってできることが増えていった．この時期から，Kさんは「外の空気を吸いたい」と希望したため，屋外散歩を加えた．Kさんは「外に行くと，悩みを忘れて頭がすっきりする」と語った．クラフト細工は，孫にプレゼントする「ふくろう」のかご作りを開始した．Kさんは作業を中断することが多く，集中して取り組める時間は最大で15分であった．しかし，Kさんはクラフト細工を継続して9月下旬にかごを完成させ，「これに飴を入れて，孫にプレゼントする」と語った．

10月初旬に，急遽，Kさんの次の老健入所が決定した．OTRがホールにいる時，Kさんから突然呼び止められて，「今週末，次の老健に移ることになりました．今まで自分のために，いろいろな活動を考えてくれてありがとう．それと，Xさんには最後にお礼を伝えたい」と語った．OTRはKさんの思いを傾聴して，Xさんに会ってもらうことを検討したが，Xさんはこの週，デイケアを休む予定であったので，OTRがKさんに代わってお礼を伝えることを承諾してもらった．OT実践後の評価を行う時，Kさんは「次の老健に移る前に，ふくろうのかごを完成できて本当によかった．孫は必ず喜んでくれると思う」と涙を流して語った．10月初旬に，Kさんは次の老健に移り，2カ月間のMOHO-OTを終了した．

MOHO-OT実践後のADLとQOLの評価結果

C-ADLの得点は46点，P-ADLの得点は45点であった（表1）．Kさんは排泄や移乗などのADLに介助を要していたが，OTRと屋外散歩で外出する機会が増えた．QOL26の得点は，身体と全般が各4.0点，心理と社会が各3.3点，環境が3.8点であった．SF36の得点は，PFが20点，RPが31.3点，BPが41点，GHが60点，VTが75点，SFが37.5点，REが8.3点，MHが40点であった．

事例紹介 3

Lさん：75歳の男性である．Z年12月に3回目の脳梗塞を発症して左片麻痺になり，Z+1年1月に当老健に入所した．Lさんの左上肢の麻痺は重度で，廃用手であった．下肢の麻痺は軽度で，装具をつけてOTRに介助されての杖歩行ができた．Lさんは杖歩行などの練習を行い，維持期となった6月にはOTRの見守りで屋外を歩けるようになった．病前のLさんはマンションに1人で暮らし，デイケアや訪問介護を利用して生活していた．Lさんは在宅復帰を希望していたが，老健の利用料を支払うために，マンションを売却しなければならなかった．キーパーソンの妹は，マンションが売却できるまで，Lさんに代わって老健の利用料を支払っており，Lさんの在宅復帰は難しいと考えていた．MOHO-OTは，7月初旬から開始された．

OT実践前のADLとQOLの評価結果

C-ADLの得点は61点，P-ADLの得点は60点であった（表1）．Lさんは車いすで生活し，更衣と入浴を除くADLは自立していた．QOL26は，身体が3.3点，心理と環境が各2.8点，社会が2.7点，全般が3.5点であった．SF36は，PFが55点，RPが0点，BPが41点，GHが62点，VTが68.8点，SFとREが各50点，MHが70点であった．

MOHOの評価結果と作業適応について

OSAⅡの結果，自分については「体を使ってしなければならないことをする」，「自分の好きな活動を行う」，「くつろいだり楽しんだりする」，「勤労者などの役割に関わる」を変えたい項目の1位から4位に選び，これらを合わせた9項目を「やや問題あり」とした．自分の環境に

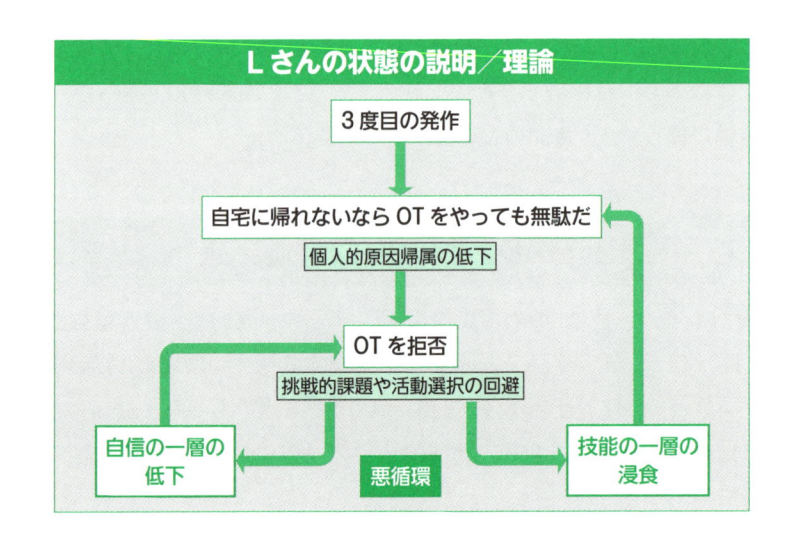

Lさんの状態の説明／理論

3度目の発作
↓
自宅に帰れないならOTをやっても無駄だ
個人的原因帰属の低下
↓
OTを拒否
挑戦的課題や活動選択の回避
↓
自信の一層の低下 ← 悪循環 → 技能の一層の浸食

ついては「自分と一緒にやってくれる人」を「問題あり」,「自分が大事にしたり好きなことをする機会」などの5項目を「やや問題」とし,この2項目を変えたい項目の1位と2位とした.また,Lさんは左足の動きがもう少し良くなることと,在宅復帰して,できれば大工に復職することを希望した.

　Lさんの生活歴を聴取した結果,Lさんは中学卒業後,大工であった兄に習い,大工として70歳頃まで働いていた.Lさんの父や祖父も大工をしていた大工一家であった.大工などの職人は競馬などのギャンブルを好む人が多いので,Lさんもよくやったと語った.興味チェックリストの結果,Lさんは木工や麻雀などの18の活動に強い興味があると答えた.役割チェックリストの結果,過去の役割は「ボランティア」「家族の一員」「宗教への参加者」を除いた全てとしたが,現在の役割は全くないと答えた.将来の役割は「勤労者」「養育者」「家庭維持者」「友人」「趣味人」とし,これらのうち「勤労者」と「家庭維持者」を非常に価値があるとした.Lさんの生活を観察した結果,日中は居室でラジオを聞いて過ごすことが多く,食事やおやつ以外でホールにいることは少なかった.Lさんは,老健内を車いすで自由に活動し,ホールにいる時は他の利用者とも交流できていた.

　以上の評価結果から,Lさんの作業適応の現状を検討した(MOHOのリーズニング Lさん).L

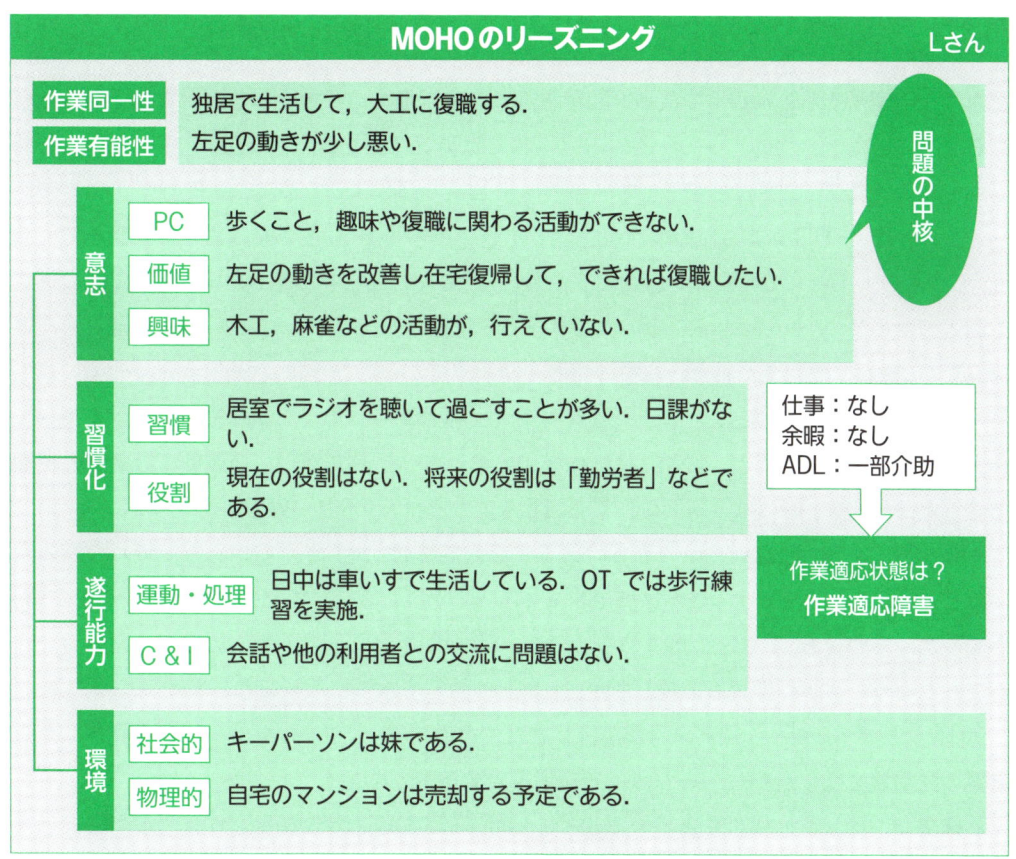

MOHOのリーズニング　Lさん

作業同一性: 独居で生活して,大工に復職する.
作業有能性: 左足の動きが少し悪い.

意志
- PC: 歩くこと,趣味や復職に関わる活動ができない. ← 問題の中核
- 価値: 左足の動きを改善し在宅復帰して,できれば復職したい.
- 興味: 木工,麻雀などの活動が,行えていない.

習慣化
- 習慣: 居室でラジオを聴いて過ごすことが多い.日課がない.
- 役割: 現在の役割はない.将来の役割は「勤労者」などである.

仕事：なし
余暇：なし
ADL：一部介助

遂行能力
- 運動・処理: 日中は車いすで生活している.OTでは歩行練習を実施.
- C&I: 会話や他の利用者との交流に問題はない.

作業適応状態は？
作業適応障害

環境
- 社会的: キーパーソンは妹である.
- 物理的: 自宅のマンションは売却する予定である.

PCは個人的因果帰属,C&Iはコミュニケーションと交流技能を指す

さんは左下肢の動きを改善させて在宅復帰し，できれば復職したいと考えていた．このことから，「体を使ってしなければならないことをする」を変えたい項目の1位にあげたと思われた．Lさんが興味を持つラジオを聴くことはできているが，興味を持つ木工や麻雀などの活動を行うことはできていなかった．このことから，Lさんが「自分の好きな活動を行う」，「くつろいだり楽しんだりする」，「自分が大事にしたり好きなことをする機会」を変えたい項目にあげたと思われた．また，Lさんは現在の役割はないと答え，「勤労者などの役割にかかわる」ことを変えたいと考えており，将来の役割として「勤労者」などをあげた．この「勤労者」の役割は，大工として復職したいという希望に関係していると思われた．以上より，長期目標を「在宅復帰」，短期目標を「左下肢の機能を維持・改善する」と「Lさんが興味を持っている活動に役割を担って取り組み，その活動を行う習慣を作る」とした．OT内容は，歩行練習と大工であったLさんが興味を持って取り組める木工を提案することとした．

経　過

　7月にLさんと妹と面談し，妹がLさんに在宅復帰が困難であることを伝えた．Lさんは，妹の考えに納得できず，「家に帰ることは自分でできる．妹には関係ない」と語り，「家に帰れないのならば，OTをやっても意味がない」とOTを拒否するようになった．OTRは再度，Lさんと妹が話し合える機会を作れるように社会福祉士に相談し，Lさんにもこのことを伝えた．また，在宅復帰するにはOTで杖歩行練習を行い，歩行能力を維持することが重要であることをLさんに伝えた．OTRの説得によって，Lさんは歩行練習を再開したが，OTを拒否する時もあった．そこで，LさんのOTに対する興味や意欲を強化するために，段差昇降の練習で用いる踏み台を，OTRがLさんの指導を受けて作ることを提案し，Lさんは喜んで承諾してくれた．Lさんの大工としての知識を引き出すために，Lさんの助言を傾聴した．木材と工具の選定や購入のために，Lさんとともに車いすでスーパーに行った．Lさんは，良い木材の選び方などをOTRに熱心に教えてくれた．木材の切断や組み立てなどの作業は，OTRが助手となってLさんが行える環境を整備した．Lさんは麻痺側の左利きであったが，非麻痺側の右手を用いて作業を懸命に行った（図1）．Lさんは「作業するのは久し振りだが，いい運動になる」と笑顔で語った．OT終了時には，次回の作業の日程をLさんからOTRに確認するようになった．

　8月になって，Lさんは5cmの高さの踏み台を完成させた．Lさんの指導で，優れた踏み台ができたことを伝えると，Lさんは満足して「俺でよかったら，いつでも声をかけてください」と語った．その後も，Lさんの指導のもとで，OTRが助手となって10cmの高さの踏み台を作ることとなった．歩行練習も継続したが，Lさんの希望で木工に取り組むことが多くなった．

　9月になって，Lさんと妹との面談が行われた．その結果，Lさんはマンションを売却したら老健の利用費を妹に返金し，その残金で在宅復帰する借家を探すことが決まった．また，Lさんと妹でマンションの現状を確認することにした．Lさんはこれに満足し「在宅復帰に向け練習を頑張って，体の調子を整えておく」と意気込みを語った．Lさんは作業を継続し，9月下旬

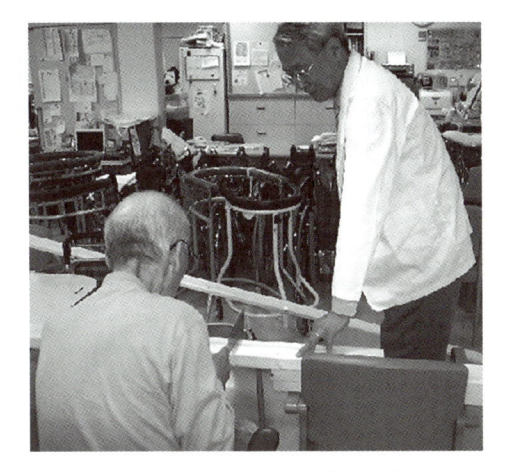

図1◆Lさんが木工を行う場面

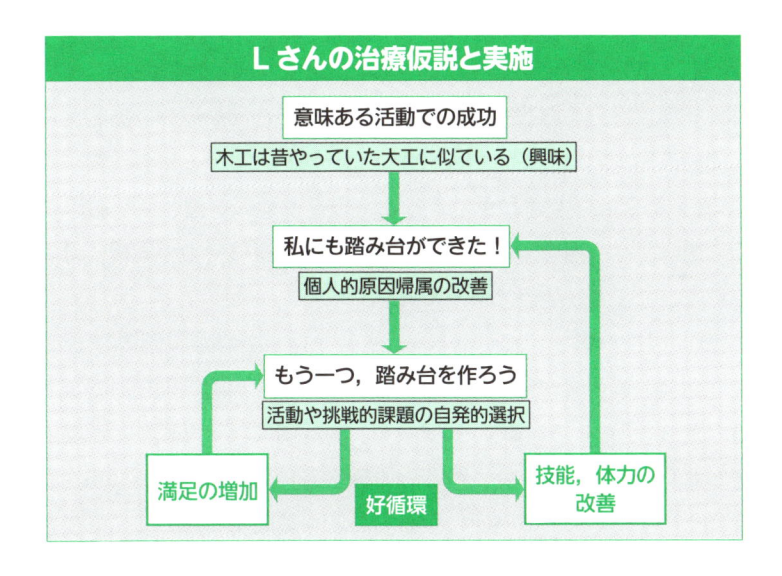

Lさんの治療仮説と実施

意味ある活動での成功
木工は昔やっていた大工に似ている（興味）
↓
私にも踏み台ができた！
個人的原因帰属の改善
↓
もう一つ、踏み台を作ろう
活動や挑戦的課題の自発的選択
↓
満足の増加 ← 好循環 → 技能、体力の改善

に10cmの高さの踏み台を完成させた．また，歩行練習も拒否することなく行った．開始から3カ月後の10月に，MOHO-OTを終了した．

OT実践後のADLとQOLの評価結果

C-ADLとP-ADLの得点は各61点であった（表1）．Lさんは，妹と車いすで外出する機会を持てた．QOL26は，身体が4.7点，心理と社会が各4.3点，環境が4.1点，全般が4.0点になった．SF36は，PFが50点，RPが87.5点，BPが84点，GHが67点，VTが75点，SFとREが各100点，MHが85点になった．

考察

1 MOHOを用いたOTによる事例の変化

　Jさんは，言語障害を改善して，病前のように会話ができるようになることに強い価値を置いていた．Jさんはまた，在宅復帰して妻を支援することにも価値を置いていた．MOHO-OTでは，OTRがJさんに積極的に話しかけて会話を促すとともに，在宅復帰や妻の支援に不可欠な歩行や家事の練習を行った．その結果，Jさんは杖歩行を自立し，家事もOTRの見守りで可能となった．また，Jさんは思った言葉がすぐに表出できない時もあったが，最終評価時にはその頻度は少なくなっていた．JさんはOTRが会話について尋ねた時に，「言葉は出にくいが，それほど気にならない．それより，もう少し体力をつけたい」と答えた．この発言は，Jさんが言語障害の改善よりも，在宅復帰や妻の支援のために必要な能力の改善を重視するようになったことを示していると思われた．Wrightは，人々が障害に適応するためには，自分の能力がもたらす遂行を判断する新たな価値を学ぶ必要があるだろう[5]としている．また，Kielhofnerは，自己効力感の探索は自分が影響を及ぼすことができることを見つけ出したり，強調したりすることを含んでいる[5]としている．Jさんの変化は，言語障害の一層の改善に対する価値よりも，Jさんがもっと影響を及ぼすことができる在宅復帰や妻の支援という価値の重要性を見出して，残存する言語障害への適応をはかるとともに，在宅復帰や妻の支援に対する自己効力感を探索するようになったことが要点であったと思われる．

　Kさんは，重度の左片麻痺になり，興味ある活動や担ってきた役割のほとんどを失ってしまった．Kielhofnerは，障害者が時に自分の能力と対応していない価値を達成するために，無駄に奮闘することがある[5]としている．OTRには，維持期になったKさんが実用歩行の獲得は困難であると思われたため，Kさんにこのことを理解してもらえるように努めた．しかし，Kさんは「歩けるようになってもとの生活に戻る」ことを達成するために，下肢の機能練習を継続した．Wrightは，人々が障害に適応するためには，自分の価値の範囲を拡大して，自分がまだできる行動に取り組むようにする必要がある[5]としている．OTRには，Kさんが半ば受動的にクラフト細工を行っているように思われたが，しかし，孫のために作業を続けて，ふくろうのかごを完成できたことを喜び，OTRや指導をしてくれたデイケア参加者のPさんに感謝を表明した．Kさんの変化の要点は，病前の価値に固執しながらも，孫のために自分ができる作業に取り組み，最終的にこの作業に対して価値を見出すことができたことであったと思われる．

　Lさんは，下肢の動きを改善して在宅復帰し，できれば復職することに価値を置いていた．また，Lさんは，何らかの役割にかかわって自分の好きな活動を行い，楽しむことにも価値があった．OTRはこれらの価値とLさんの興味や役割をとらえて，歩行の練習と木工を行った．Kielhofnerは，人の興味のパターンは経験から蓄積され，行うことが好まれたユニークな輪郭である[5]としている．また，Kielhofnerは，環境が行動に影響するかどうかは，人の現在の価値，興味，個人的原因帰属，役割，習慣，遂行能力にかかっている[5]としている．木工はLさん

が復帰を望む仕事であり，また興味を示した活動の1つであり，大工の長い経験があるLさんの興味のパターンと大工に復職したいというLさんの価値に適合した作業であったと思われる．また，LさんがOTRを指導するという役割を担い，この作業を主導する環境を作ったことは，Lさんの作業への興味が強化されたと考えられる．Lさんの変化の要点は，OTを拒否していたLさんが，木工を行うことをきっかけに，OTを楽しみ，作業を自発的に行うようになったことであったと思われる．

2 MOHOを用いたOTの有用性

ADLとQOLの事後評価と事前評価の結果の差（以下，変化量）をみると，Jさんの変化量はADL，QOL26，SF36の全ての項目で正の値であった（表1）．また，C-ADLとQOL26の心理と社会，SF36のRP，SF，MHの変化量が，その他の項目に比べて大きかった．早乙女は脳卒中患者の生活状況を調査し，主観的満足度と外出の有無が有意に関係していた[14]としている．また，原田らは社会的活動が心理的QOLに影響を及ぼし，手段的ADLは社会的活動を介して心理的QOLに影響する[15]としている．

JさんのC-ADLやSF36のRPの変化量が高かったのは，買物などの手段的ADLができるようになり，自己効力感が改善したためであると思われる．また，QOL26の心理や社会，SF36のSFやMHの変化量が大きかったのは，歩行練習での外出が増えたことや，家事の練習によって社会的活動に取り組むことができたこと，およびJさんの個人的原因帰属に変化が認められたことがかかわっていると思われる．

Kさんの変化量は，P-ADLが0点，SF36のGHとREが負の値であったが，これらを以外のADL，QOL26，SF36の項目が正の値であった（表1）．また，SF36のRPとSFの変化量は，その他の項目に比べて高かった．土屋は，老健に入所している維持期の高齢者のQOLの向上には，生活や価値観を再構築することがかかわっている[16]としている．KさんのQOL26の変化量が全ての領域で正の値となったのは，Kさんが孫のために作業を継続できたことや，ふくろうのかごを完成させて成功体験を得たこと，およびクラフト細工の作業に価値を見出せたことが関与していると思われる．また，SF36のRPとSFの変化量が高かったのは，デイケアを利用するXさんとのかかわりや，孫のために作業を行ったことによって，社会的交流をはかり，役割を獲得できたからであると思われる．

Lさんの変化量は，C-ADLが0点，PFが負の値であったが，これら以外のADL，QOL26，SF36の項目が正の値であった（表1）．また，SF36のRP，SF，REの変化量は，その他の項目に比べて高かった．岩田らは，老年期障害者のQOLは社会参加や他者との交流等の社会レベルのQOLや深い幸福感・満足感を含むQOLが重要になる[17]としている．LさんのSF36のRP，SF，REの変化量が高かったのは，LさんがOTRに指導するという役割を担って木工を行ったことによって，Lさんの役割を十分に果たせて，満足できたからであると思われる．

以上より，ADLとQOLの変化量は，KさんのP-ADLとLさんのC-ADL，およびKさんのSF36のGHとREと，LさんのPFを除く全ての値が正であったことから，MOHO-OTは3事

例のADLとQOL26で評価できる全4領域のQOL，およびSF36で評価できるRP，BP，VT，SF，MHの健康関連QOLの維持と改善に有用であると思われる．

文献

1) 菅原洋子・編：作業療法全書 第4巻 作業治療学1 身体障害，改訂第3版．協同医書出版社，2008．
2) 松房利憲，小川恵子：標準作業療法，専門分野，高齢期作業療法．医学書院，2004．
3) 宇高不可思：脳卒中とQuality of Life．月刊総合ケア15：76-79，2005．
4) 日本作業療法士協会：作業療法白書2005，協会設立40周年記念誌．作業療法25（特別号）：8-9，26-29，123，2006．
5) Kielhofner G（山田 孝・監訳）：人間作業モデル－理論と応用，改訂第3版．協同医書出版社，2007．
6) 篠原和也，山田 孝：脳卒中維持期の対象者に人間作業モデルを用いた実験群とそれ以外の理論を用いた統制群の作業療法効果の比較検証．作業療法29：422-434，2010．
7) 東浦浩昭，浅賀忠義，菊池 伸，佐々木誠：改訂長谷川式簡易知能評価スケールの項目別にみた加齢の影響について．北海道理学療法士会誌19：61-63，2002．
8) 世界保健機関 精神保健と薬物乱用予防部・編，田崎美弥子，中根允文・監修：WHOクオリティ・オブ・ライフ26．金子書房，1997．
9) Fukuhara S, Bito S, Green J, et al.：Translation, adaption, and validation of the SF-36 Health survey for use in Japan. J Clin Epidemiol 51：1037-1044, 1988.
10) 厚生労働省老健局老人保健課：平成18年4月改定関係Q&A（Vol.3），2006．
11) 厚生労働省老健局老人保健課：リハビリテーションマネージメントの基本的考え方並びに加算に関する事務処理手順および様式例の提示について．2006．
12) 中根允文，田崎美弥子，宮岡悦良：一般人口におけるQOLスコアの分布－WHOQOLを利用して－．医療と社会9：123-131，1999．
13) 松下年子，松島英介：中高年齢者のQOL（Quality of life）と生活習慣の関連．日本保健科学誌7：156-163，2004．
14) 早乙女郁子：脳卒中患者の退院後の生活状況－患者の満足度と家族の介護ニーズ－．日老医誌36：199-205，1999．
15) 原田和宏，齋藤圭介，津田陽一郎，他：在宅脳卒中者における心理的QOLと障害に関する検討．理学療法学28：211-219，2001．
16) 土屋景子，井上桂子：主観的QOL評価に基づいた作業療法－高齢障害者維持期における試み－．作業療法23：143-152，2004．
17) 石川 齊，古川 宏・編：作業療法技術ガイド．pp187-195，文光堂，2002．

2. 介護老人保健施設での人間作業モデル

事例 8　人間作業モデルスクリーニングツールの活用により認知症の行動障害の軽減に至った事例

長谷川由美子，山田　孝

要旨　施設入所中に居室変更という物理的・社会的環境の変化により，認知症状が急速に悪化し，行動障害を生じたMさんがいた．認知症リハビリテーションプログラムを実施していたが，担当作業療法士はプログラム内容に確信を持てずにいた．Mさんの日常生活活動への参加を理解するために人間作業モデルスクリーニングツールを実施したところ，Mさんの生活に作業パターンが影響していることが判明した．人間作業モデルに基づいたリハ計画を再立案して実施したところ，Mさんの行動障害は改善された．

キーワード　人間作業モデルスクリーニングツール（MOHOST），作業のパターン，コミュニケーションと交流技能，環境，認知症，介護老人保健施設

はじめに

　老人保健施設（以下，老健施設）が誕生した当初の第一の課題は「寝たきりからの解放を目指して」とされてきたが，1998年（平成10年）に老健施設利用者の中で認知症の高齢者が80％を超えたのに伴い，認知症高齢者に対するリハビリテーション（以下，リハ）への注目度も高くなった．その後も認知症高齢者の利用は増え続け，2009年（平成21年）にはその数が90％を超えている[1]．2006年度（平成18年度）の介護報酬改定により，老健施設に認められた「認知症短期集中リハビリテーション」の効果実証研究も盛んに行われるようになり[2]，認知症高齢者に対するリハはますます注目されるようになった．

　認知症の中核症状は，脳の器質的変化に伴う記憶・見当識障害や実行機能障害などである．それに加え，環境要因・身体的要因から起こる周辺症状がある．周辺症状の1つに，環境変化などから起こる意識障害があり，不安・精神運動興奮を起こすせん妄がある．せん妄が起きている状況では，妄想を伴うこともある[3]．老年期の妄想・幻覚の特徴は，自分が大切にしていた物や人，権利や役割を奪われるといった存在基盤を侵されるという危機感が強い[4]．この妄想に基づく行動として徘徊も出現する[5]．周辺症状は，しばしば介助者が対応に困ることがあり，「問題行動」や「行動障害」と表現される．認知症の周辺症状は，その人の素質や環境的心理因子が特に関係するものと考えられる[6]．

　認知症高齢者に対する作業療法（以下，OT）は，日常生活活動（以下，ADL）への対処のみならず，認知症の行動障害へも対処していかなければならない[7]．また，認知症高齢者に対す

るOTには決定的なアプローチはなく，個々人の生活で足りないものを探り，補い，少しでも安心できる環境を提供することが重要であり，また，安心できる環境を提供する方法を作り出さなければならない[8]．OTは，認知症高齢者に対して有効なアプローチであることは十分に理解されている[9]が，先に述べたように決定的なアプローチが確立されているわけではない．認知症高齢者の評価も，その心身機能状態と行動障害の関連性だけでなく，これまでの生活歴と現在の生活への想いなど，多様な情報が必要であり，広範囲の視点が重要となる[10]．しかし，先に述べた中核症状や周辺症状が出現している場合には，面接やチェックリストなどによる評価では正確な情報を得ることが困難である．

人間作業とは，人間の生活の多くを特徴づけている時間的，物理的，社会的文脈の中で，仕事，遊び，日常生活活動を行うことを指す．OTにおける概念的実践モデルである人間作業モデル（以下，MOHO）は，作業がどのように動機づけられ，パターン化され，遂行されるかを説明し，人間作業に対する総合的な見方を提供する．MOHOでは，人間は行為の特定の文脈である物理的，社会的な環境に最も影響を受けているとしている．MOHOを理論的基礎とした評価に，人間作業モデルスクリーニングツール（Model of Human Occupation Screening Tool；以下，MOHOST）[11]がある．MOHOSTは，資料収集法という点でMOHOに基づく評価ツールの中では最も柔軟なものであり，クライアントの作業活動を測定し，身辺処理，生産性，あるいは，余暇に従事しないのか，なぜ作業に参加しないのかを理解する枠組みを提供する活動分析でもある．その目的は治療計画を立てるためであり，記述的な記録はOTが認識すべきクライアントの利点と弱点の視覚的なプロフィールとして役立つ[12]．したがって，中核症状や周辺症状を持つために，正確な自己評価が困難であったり，長い面接に対応できないことが多い高齢の認知症の対象者にも有効であると思われる．

今回，生活環境が大きく変化したことで，認知症状が増悪し，作業適応障害に陥った事例を経験した．この事例は，せん妄・妄想状態から徘徊が顕著になり，行動障害が出現したため，作業，つまり仕事，遊び，ADLのバランスが大きく崩れていた．こうした状態にあった事例に対し，MOHOST[11]を用いて，MOHOを適用したアプローチを実施した．事例の作業適応障害に焦点を当て，環境を調整し，役割と習慣からなる「作業のパターン（習慣化）」を見直し，治療計画を再検討して実施した結果，認知症の行動障害の軽減に至った経過を報告する．

事例紹介

Mさん：家業は石材店で，結婚後は夫と家庭ごみ回収を営みながら2女をもうけた80歳代前半の女性である．Mさんは夫と死別後，長女との同居の話も出たが，本人が拒み，介護タクシーやヘルパーを利用し長女の協力を得ながら，独居生活を送っていた．X−1年に骨粗鬆症による腰椎圧迫骨折の診断で入院し，1カ月後に退院した．しかし，認知症の診断もあって要介護4と判定され，担当医に独居での在宅生活は困難と判断された．他の福祉施設への短期入所を経て，X年4月に当介護老人保健施設

（以下，老健施設）に入所した．X-9年に心房細動の診断でペースメーカー植え込み術を受けていた．

X年4月の入所時の主訴は腰痛であったが，改訂長谷川式簡易知能評価スケール（以下，HDS-R）は30点満点中12点で，記銘・記憶力低下が著明であった．理学療法士（以下，RPT）による腰部と肩周囲のマッサージを受け，見守り中心のケア棟で生活していた．同室者の世話をしたり，居室廊下のソファーに座って職員と話したりと，対人交流技能にも特に支障はなく，物品の準備や環境の設定などの支援のもとで生活していた．パラチェック老人行動評定尺度（以下，PGS）は50点満点中39点とADLがほぼ自立レベルにあったため，施設内の居室調整により，X年6月に，居室が身辺処理自立者中心の棟に移動となった．

居室移動後，同棟内でRPTが実施していた体操を中心とした小集団リハへの参加を促していたが，完全に拒否し，マッサージ中心の個別リハも次第に拒否が多くなっていった．居室内に留まり，同室者や棟内の他入所者との会話・交流の機会がほとんどない状況で過ごしていた．8月に入り，「〇〇が死んだ．お墓はどこだ．行かなければならない」などのせん妄・妄想的言動とともに，施設内を車いす押し歩行で徘徊する行動が目立つようになった．こうした状況が続き，ペースメーカーを装着していることもあって，他職種から過度な徘徊や興奮による発作が心配だとの声があがった．そのため，X年9月にリハ担当がRPTから作業療法士（以下，OTR）へ変更となり，個別リハは機能訓練中心から感覚統合療法に基づく小集団の認知症リハへと変更することとなった．この段階では，OTの主目的は小集団という環境を活用して，対人交流の機会を増やすことと，他の参加者に受け入れられることで快の感情を持つこととしていた．

経　過

1　第1期：初期評価から居室再変更まで

X年7月に，非構成的な面接と観察を中心とした評価を実施した．PGSは入所時と比較し，身辺処理の項目，特に排泄処理での能力低下が著明で，5点低下した34点だった（表1）．身体機能の低下がない状況でも，身辺処理能力が低下した原因は，せん妄状態では注意障害が現れ，思考と行為の首尾一貫性が失われ，誤認や失敗の繰り返しといったエラーが増えたこと，そして，周辺刺激への無関心が起こったことが原因と考えられた[13]．

Mさんが同室者に話しかけても応答がなく，無視されており，こうした状況に怒る場面も観察された．居室内や棟内での他入所者との対人交流はほとんどない状況となっていた．同室者が小集団リハに参加している時間帯は，Mさんが1人ぽつんと居室に残り，認知症特有の行動

表1 ◆ パラチェック老人行動評定尺度（PGS）の変化

	入所時	MOHOST評定 新リハ計画導入時 （入所から7カ月後）	MOHOST評定 3カ月後 （入所から10カ月後）
Ⅰ．身体機能			
A．移動	3	3	4
B．視覚	4	4	4
C．聴覚	5	5	5
Ⅱ．身辺処理			
D．排泄	5	3	5
E．食事	5	4	5
F．入浴	3	3	4
G．整容・更衣	4	2	4
Ⅲ．社会的行動			
H．病棟内の活動	3	3	4
I．二者間の交流	4	4	4
J．集団交流	3	3	3
合計（50点満点）	39	34	42

でもあるタンス整理をひたすら行っていた．OTRは情報収集とともにラポート構築を目的としたため，あえてこの時間帯を面接に選んだ．面接では，OTRを快く受け入れ，同室者との会話がないことや職員とのかかわりの乏しさといった人的環境への不満を切々と繰り返し話した．Mさんとの面接から，対人関係や居室環境などの環境的側面に対する不満感が1日の大半を占めるようになり，仕事，遊び，ADLの作業のバランスが大きく崩れていったことが推測できた．また，腰痛の訴えもあった．この腰痛の訴えに対しては，車いすの座面に原因があるのではないかと判断した．車いす座面のたわみの部分に簡易型のシートユニットを作成し，クッションを調整した結果，「座りやすい」と満足してくれ，OTRに会うたびに「ありがとうなー」と言っていた．

こうした観察と面接から，ケアマネジャーと担当介護職員とOTRの3者で話し合い，対人交流が増えるような環境へのアプローチとして，居室を元の棟に移動することを提案した．この時点ではまだ，せん妄・妄想言動と徘徊行動は続いていた．

2　第2期：居室再変更からMOHOSTの実施まで

X年9月に，見守り中心のケア棟に居室を再び移動した．それに伴って，徘徊に伴うせん妄・妄想言動の頻度は少なくなってきたが，HDS-Rの結果は30点満点中8点であった．高齢者版興味チェックリストでは，家事全般に高い興味を示し，面接内容からはこの興味は同時に価値とも比例することがうかがわれた．行動障害が起こっている状況でも，興味や価値は明確に持続されていた．実家の家族に対する思いが強く，実家の大家族との楽しい思い出を語ることが多かった．これまでの妄想言動の内容も実家の家族に関連していた．例えば，実家が石材店で墓石を作っていたために墓を探して歩き，親類が若くして亡くなる方が多かったとのことで，「墓参りに行かなければならない」と言っての徘徊が主であった．また，せん妄時の徘徊での人

Mさんの状態の説明／理論

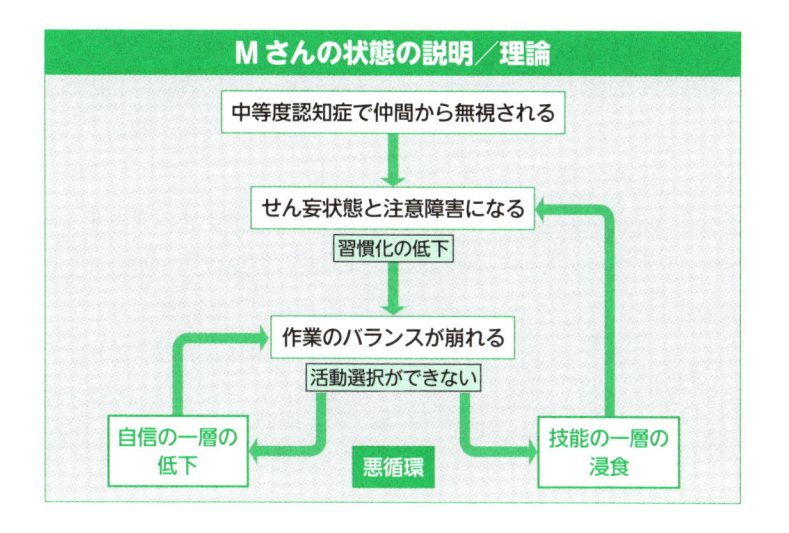

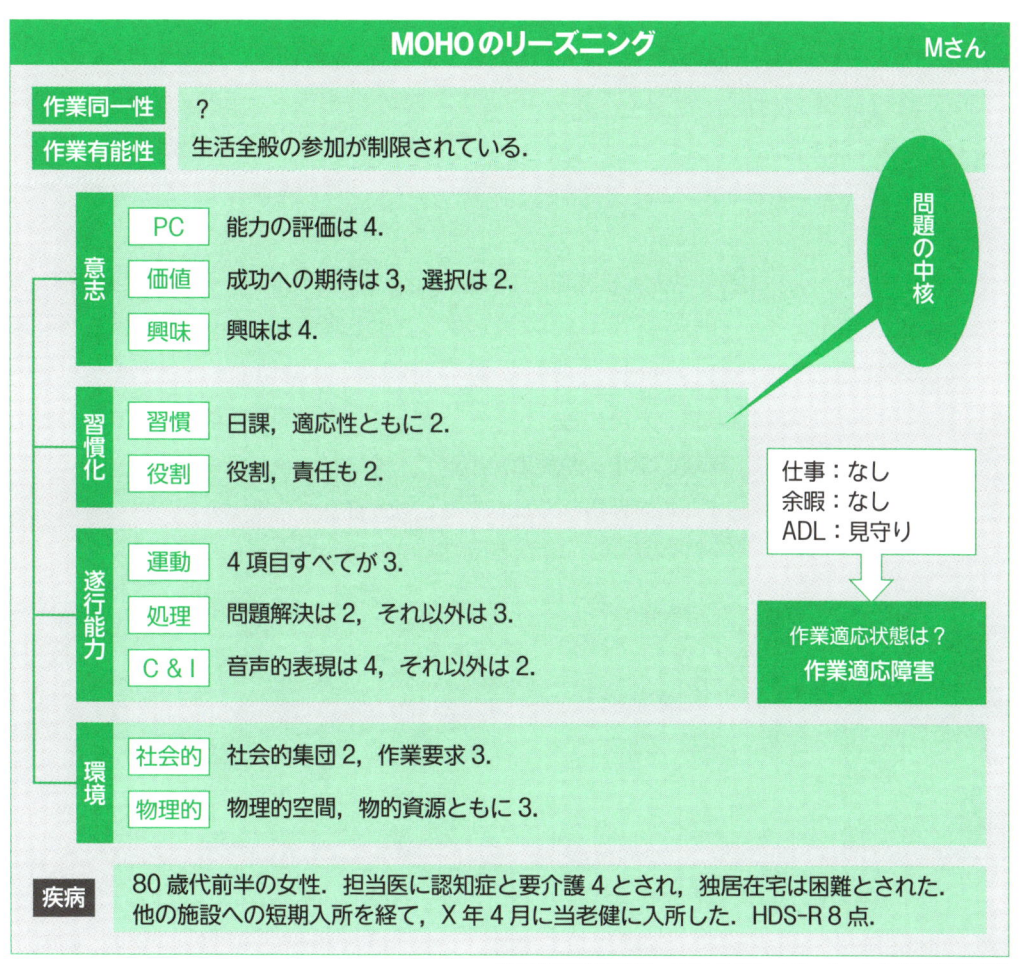

```
中等度認知症で仲間から無視される
        ↓
せん妄状態と注意障害になる
   習慣化の低下
        ↓
作業のバランスが崩れる
   活動選択ができない
   ↙           ↘
自信の一層の     技能の一層の
   低下          浸食
      悪循環
```

MOHOのリーズニング　Mさん

作業同一性	？
作業有能性	生活全般の参加が制限されている．

意志
- PC：能力の評価は4．
- 価値：成功への期待は3，選択は2．　←問題の中核
- 興味：興味は4．

習慣化
- 習慣：日課，適応性ともに2．
- 役割：役割，責任も2．

遂行能力
- 運動：4項目すべてが3．
- 処理：問題解決は2，それ以外は3．
- C＆I：音声的表現は4，それ以外は2．

環境
- 社会的：社会的集団2，作業要求3．
- 物理的：物理的空間，物的資源ともに3．

仕事：なし
余暇：なし
ADL：見守り

作業適応状態は？
作業適応障害

疾病：80歳代前半の女性．担当医に認知症と要介護4とされ，独居在宅は困難とされた．他の施設への短期入所を経て，X年4月に当老健に入所した．HDS-R 8点．

PCは個人的原因帰属，C＆Iはコミュニケーションと交流技能を指す

物探しの対象も妹がほとんどであった．入所当初の環境では，このような精神的な認知症状は全く観察されておらず，1回目の居室移動による人的環境と交流頻度の変化がそれらのことを引き起こしたと思われた．そのため，本事例にとって，「人との交流の環境」が重要ではないかと推測された．

Mさんは，認知症の症状が急速に悪化したことで，居室のタンス整理をする時間が大半を占め，施設内でのクラブ活動への参加も少なくなり，また，妄想状態が持続している状況であった．面接・観察を中心とした評価に基づき，1人居室で過ごす時間を減らし，対人交流機会を提供するために認知症小集団リハを計画した．認知症小集団リハの他の参加者は，リハ時以外にも交流を持つことができるよう，居室が近い入所者とした．しかし，当初の予測に反し，居室でのタンス整理の頻度は減らず，対人交流もあまり促進されず，妄想は消失しなかった．また，担当OTRは妄想状態にあったMさんのリハ計画に何かが不足しているように感じたが，それを見出せずにいた．Mさんは，認知症の進行により正確な自己評価ができなくなり，日課や対人交流をうまく遂行できずにいたが，興味や価値は明確にもっていた．そこで，こうした興味や価値を用いてMOHOに基づくOTを実施するために，MOHOSTを行うことにした．MOHOSTを実施した結果，「作業のパターン」と「コミュニケーションと交流技能」の2項目で，「I：作業参加を抑制する」という評定がほとんどであった（図1）．この評価により，OTRはMさんがコミュニケーションだけではなく，作業のパターンに問題があったことに初めて気づかされた．

「作業のパターン」に着目すると，日課では，責任を果たすことがない不活発な活動（例：タンス整理）にのみ従事し，日常活動のバランスをとることが困難であった．これは，作業と余暇，社会と個人の間のバランスが崩れたことに伴い，活動量が不適切であることを示していた．睡眠パターンは維持されていたが，毎日のスケジュールに生産的な事柄を強化する必要があげられた．適応性では，環境の変化への対応が困難で，感情が爆発しがちであり，不安や苛立ちのために，進んで適応することが妨げられていると考えられた．役割では，対人交流が制

作業への動機づけ				作業のパターン				コミュニケーションと交流技能				処理技能				運動技能				環境			
能力の評価	成功への期待	興味	選択	日課	適応性	役割	責任	非言語的技能	会話	音声による表現	関係性	知識	タイミング	組織化	問題解決	姿勢と可動性	協応性	力と努力	エネルギー	物理的空間	物的資源	社会集団	作業要求
[Ⓕ]	F	[F]	F	F	F	[F]	F	[F]	F	[Ⓕ]	[F]	F	F	F	F	F	F	F	F	[F]	[F]	[F]	F
A	[Ⓐ]	Ⓐ	[A]	[A]	[A]	A	[A]	A	A	A	A	[Ⓐ]	[Ⓐ]	[Ⓐ]	[A]	[Ⓐ]	[Ⓐ]	[Ⓐ]	[Ⓐ]	Ⓐ	Ⓐ	A	[Ⓐ]
I	I	I	Ⓘ	Ⓘ	Ⓘ	Ⓘ	Ⓘ	Ⓘ	Ⓘ	I	Ⓘ	I	I	I	Ⓘ	I	I	I	I	I	I	Ⓘ	I
R	R	R	R	R	R	R	R	R	R	R	R	R	R	R	R	R	R	R	R	R	R	R	R

○：初回評価　□：初回評価3カ月後

F：作業参加を促進する，A：作業参加を支持する，I：作業参加を抑制する，R：作業参加を制限する

図1◆MOHOST評価の変化

限される中で，社会集団への所属感が乏しくなる状況であった．これは，Мさんが求める社会集団との対人交流や自己表現の機会が制限されていたことを意味していた．また，役割の減少は，生活上での責任をも薄れさせていた．「コミュニケーションと交流技能」では，関係性が2者と集団の交流が不十分であり，肯定的な関係が取れずにいた．

これらの結果，Мさんの生活全般の作業参加が抑制・制限されていると推測され，ここでリハ計画に改めて着目し，リハ計画を再構築（以下，新リハ計画）した．

3 第3期：新リハ計画立案とその実施経過

MOHOSTおよび面接と観察による評価から，新たに「作業のパターン」に着目し，日課や施設内での役割を追加し，以下の3つのリハ介入計画を立案し，実施した．

● **個別介入**

これまで同様に面接の機会を設け，МさんにとってOTRが「話を聞いてくれる人」，「一緒にやってくれる人」という認識を持ってもらえるように信頼関係を強化するように介入した．「あなたとならやってみる」といった発言から，OTRの存在は活動選択の際の外発的動機づけになりうると考え，OTRを媒介として新たな日課を習慣化するように努めた．初期評価時に訴えのあった腰痛や肩関節痛に関しては，車いすのシートユニットの調節でコントロールできるようになったため，この点に関しては特にアプローチはしなかった．施設内での週間予定表を作成して居室に掲示し，1人で無為に過ごす時間の軽減をはかった．見当識障害があったため，週間予定表とカレンダーを見比べて，行動に移すには至らなかったが，大まかな日課は把握できるようになり，場所と活動を伝えるOTRの声かけに「おお，そうか．じゃ，行くか」と車いすを自操して向かうようになった．施設内の活動に参加する役割を強化するため「求められる存在」であるという認識が得られるように「○○があるってみんなが待ってますよ」といった内容の声かけを徹底した．そして，「求められる存在」という期待を持ち，その責任を果たすことができるよう，自己表現としての発言や交流ができるよう介入した．

認知症の症状から，所持金の紛失が多く，これが物盗られ妄想の原因にもなっていた．この改善策として，金銭の自己管理を目的とし，常に肌身離さず持つことができるよう首下げ式の財布を作成し，提供した．Мさんはこの財布を非常に気に入ってくれ，以降，物盗られ妄想の時の興奮や居室内を探し回る行為はほとんど観察されなくなった．OTRには頻繁に財布のお礼を伝えてくれた．そして，夕方にOTRを見かけると，「まだ頑張っているのか．ほどほどにしないと私みたいに体を壊すよ」とねぎらいの声をかけてくれるようにもなった．この言動は毎日のようにあった．以前の妄想は「面倒をみる人」という対象である妹を心配し，妹を探さなければならないために徘徊しているというパターンであった．また，実家の家族に対する思いが強く，実家の大家族との楽しい思い出を語ることも多かった．この行動や語りからは「面倒をみる役割」への意識が強いことが推測された．そこでМさんの内面にあるOTRを心配し，「面倒をみる役割」を強化できると考え，OTRは感謝の言葉で応じる姿勢を続けた．

また，他職員に，初回の居室移動による人的環境の変化の状況からの「寂しさ」や「孤独」

がせん妄状態の原因と考えられることを伝え，職員自身もMさんを取り巻く環境の一部であることを説明した．行動障害の理解と対処法としての対人交流の増加の重要性を説明し，声かけの機会を多くする介入が重要であることを情報提供した．

●週2回の認知症小集団リハへの参加

施設内での入所者同士の交流を拡大するという目的も含め，主に同室者や生活空間をともにする入所者が参加する認知症小集団リハの参加を強化した．身体の疼痛を理由に身体運動活動を拒否したが，「お話の会」が主体であり，運動への参加は自由であることを伝え，この「保障」を強調することで，参加に至った．時折，輪を乱す言動もあったが，他の参加者からの目立った拒否反応もなく，Mさんの交流頻度も徐々に増えていった．こうした他の参加者の感情は，初回の居室異動後には経験できなかった社会的集団からの受容の体験となり，この活動に参加する役割と所属感を獲得することには有効であると考えた．したがって，体調不良での不参加時にも「他のみんなはいつでも待っていますよ」といった声かけを徹底し，「いつでも行くことができる場所」の保障も説明した．この活動は，Mさんの入浴後の時間であったため，誘導時に疲労感を示すこともあり，不参加の理由となりがちとなった．しかし，不参加の意思表示の際には必ず，「行けなくてごめんね．他の人たちにもよろしく伝えておいてね」，「いつも行けないのにわざわざ声をかけにきてくれてありがとうね」と集団活動や他参加者のことを気にする発言が出てくるようになった．参加時はOTRをからかうような発言で周囲の入所者の笑いを誘ったり，自ら参加者に話しかけたりするように変化していった．活動終了時には，自分は他の参加者を見送ってから退室するといった行動も観察されるようになった．こうした感情の変化に伴い，当初は拒否的だった動的活動への参加頻度も自然に増えていった．

●週3回の音楽活動への参加

Mさんは，興味チェックリストでは音楽活動にも興味を示していた．また，Mさんはリハ課所属の音楽療法士のことを「話を聞いてくれる人」として好んで接していたため，この音楽療法士が行う音楽活動への参加が日課となるよう促した．「音楽療法士が音楽をやっているから，応援しに行ってあげて」と声をかけて，音楽療法士にはMさんが来たら「待ってました」という表現で出迎えてくれるよう依頼した．この活動は，実施時間の声かけと参加開始時の対人交流の介入，そして，参加座席への誘導に留まり，活動を通した対人交流を見守った．その後は，開始時間の声かけに対して「お，そうか」とマイペースで車いすを自操して活動の場へ移動し，参加していた．音楽療法士からの声かけに元気に応答したり，活動を通して他者と声をかけ合ったりしていく中で，自然と笑顔の表出頻度が増していき，活動参加が習慣となっていった．

結　果

新リハ計画の実施から3カ月後，MOHOSTの再評定を実施した（図1）．問題となっていた「作業のパターン」の項目は「I：作業を抑制する」から，「A：作業参加を支持する」に，ま

た，「コミュニケーションと交流技能」の項目は「I：作業を抑制する」から「F：作業参加を促進する」に改善した．HDS-Rは内容や質問理解の状況に変化はなく，改善は認められなかったが，低下もなかった．せん妄の消失に伴い，注意障害が軽減してきたため，PGSは社会的行動および排泄動作を中心とした身辺処理の項目で改善し，50点満点中42点になった．ADLも入浴以外は，物品の準備や環境設定の間接的支援でできるまでに回復した（表1）．

こうしたMOHOSTの評定を中心としたMOHOのアプローチにより，せん妄状態を示す徘徊行動は消失し，認知症の増悪状態が改善した．他の入所者や職員に対する不満もほとんどなくなり，妄想言動は生活上問題とならない程度に改善した．生活構築能力は，認知症の記憶障害，見当識障害の症状により，日課の声かけは必要だが，声かけがあれば移動は自ら行い，参加するといった状況に回復した．施設内のリハを中心とした種々の活動への参加者の役割を獲得し，タンス整理という否定的な習慣から脱し，日課のある生活を取り戻した．また，ADLを中心とした処理技能も改善した．そして，コミュニケーションと交流技能の改善は「前（居室変更以前）よりも，イライラすることがなくなった」と居室内に1人で留まる時間は大幅に減り，居室周囲の廊下で他の入所者と談笑したり，通行人に会釈したりといった非言語的交流が増え，どんな場面でも環境に適応して過ごす時間が増え，笑顔の生活の再構築をもたらした．

考　察

1　作業のパターン

Mさんは，3つのリハ活動に対して，OTRの声かけのもと，ほぼ毎回参加し，日に日に快の感情の表出が増していった．こうした活動参加が日課となり，習慣化に至り，適切な活動のレベルを維持することにつながったと考えられた．3つの新しいリハ計画では，リハの内容よりも，リハの有無とその活動への参加が重要であったと考えられ[14]，習慣となったものと思われた．

また，「機会の提供」や「意図的な設定」を通して，他者との交流が期待できる機会を提供したことも，人とのつながりから生じる役割の獲得や自発性へ結びついた．「何もすることがない」役割から，試行錯誤ができる環境を提供することにより，「自分にも参加できる」や「意味のある作業を遂行する人」という役割を獲得することができた[15]．役割は，私たちの1日，1週間，そして生活にまたがり，私たちが担い，出ていく社会空間でもあり[16]，Mさんの役割は他者に受容されたものと考えられた．他者に受容される機会が増えたことで適応反応が改善し，活動が日課になったと推測された．こうした社会的受容が高まったため，施設入所の余暇への参加の役割でもある「活動に参加すること」を維持できたのではないかと考えられた．

2　コミュニケーションと交流技能

小集団活動や音楽活動の中で「自分を待っていてくれる存在がいる」，「自分は参加を求めら

Mさんの治療仮説と実施

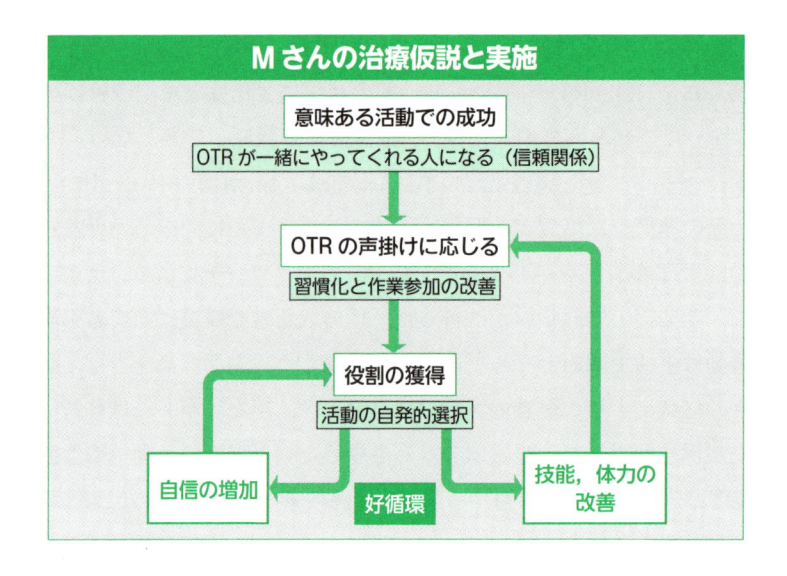

```
意味ある活動での成功
OTRが一緒にやってくれる人になる（信頼関係）
          ↓
OTRの声掛けに応じる
習慣化と作業参加の改善
          ↓
役割の獲得
活動の自発的選択
     ↙         ↘
自信の増加  好循環  技能，体力の改善
```

れる存在である」という他人に役に立つという経験が活動中に得られ，その快の感情がその後の1日の感情に強く影響し[17]，活動を社交的で支持的に従事し続けることにつながったと考えられた．こうした役に立つ経験は友人の役割となり，協調性の改善につながっていった．また，この2つの集団活動，特に小集団活動は，行動の原動力となる意識，すなわち，帰属の欲求・自我の欲求・自己実現が強くなり，自分にもっとふさわしく，あるべき自分になりたいという作業同一性を求める過程となった[18]．そのため，居室内に留まる生活から，活動に参加したり，活動以外の時間は他者と談笑したりといった自ら交流を求める生活に変化していったと考えられた．

3 環　境

●認知症高齢者と環境の変化

　高齢者は，安定した環境で長期にわたり開発してきた習慣を持っていることが多く，根底をなす能力の変化と環境の変化は，これらの習慣を困難にする可能性がある[19]．これは，高齢者の環境変化の影響の大きさをうかがわせる．Mさんは環境変化により習慣が崩れ，生活リズム・バランスが不安定な状況に陥った．この不安定な状況は活動参加を阻害し，より一層の悪循環となり，認知症の行動障害を引き起こしたと考えられた．Mさんは転棟による物的・人的環境の変化に伴い，自己表現の機会がなくなり，施設生活内の日課への参加も制限された状況になるなど，生活が変化した．こうした環境の中で，Mさんには「寂しさ」や「孤独」だけが残った．認知症高齢者は，声かけなどの特別な刺激がない状況では怒り，不安，心気的，抑うつ的といった陰性感情が多くなる．陰性の感情や雰囲気は機能状態を低下させ，過小なかかわりは機能状態を制限する[20]．Mさんは対人交流が激減し，作業適応障害の状態にあったと考えられた．

●作業適応障害と環境の変化

　Ｍさんの作業適応障害の状態の中心は，居室に留まりタンス整理を行う否定的な習慣が身につき，入所者としての活動に参加する役割を果たせずにいたことであった．このことが，注意障害の増悪によるADLの処理技能や，易怒的になることでのコミュニケーションと交流技能をさらに低下させる状況にあった．Ｍさんは，意志は特に問題はなかったが，認知症の症状のために習慣化をうまく維持できず，遂行能力レベルが十分に機能できない作業適応の悪循環の状態であった．担当OTRは，こうした作業適応障害の状態にあるＭさんに対してMOHOに基づくOTを実施できると判断した．そして，MOHOに基づくOTを実施するために，この認知症状態にあるＭさんにMOHOSTを実施した．MOHOSTにより，作業のパターンとしての施設生活内での日課と役割，コミュニケーションと交流技能，そして事例を取り巻く環境に焦点を当てたアプローチを強化した．

●認知症高齢者に必要な環境支援

　交流する人々の中でルーチン的に生活するということは，物事を行うことに最も影響を及ぼす環境が必要である．そしてまた，私たちの行動には慣れ親しんだ物理的・社会的環境が必要である．人間は習慣と役割を獲得し，行うために安定して繰り返される環境の特徴に頼っている[21]．応答的な環境は，高齢者の安心感をもたらし，居場所を広げ，生活リズムやバランスを安定させる．そして，活動的・自立的になることや役割獲得の支援をすることによって，活動への内発的動機づけを育むことができる[22]．適切な環境の支援があれば，能力障害にもかかわらず作業参加を変えることがある[23]．Ｍさんは種々の活動参加により，集団活動からの肯定的な感情の支援を得た．その感情の支援は最適な機能状態の変化へと導いた1つの要素と考えられる．Ｍさんは，様々な環境を調整し，活動に参加する過程で，安定し，信頼できる環境を得ていった．小集団活動で受け入れられ，自己表現ができる環境，「自分を待っていてくれる」音楽活動の環境，そして，生活内での会話を中心とした交流ができる環境は，Ｍさんにとって信頼できる環境となっていったと考えられる．これらのことから，認知症の行動障害の改善の重要な要素となったのは環境調整に伴う「他者から受容される環境の体験」と「活動に参加する役割の獲得」であると考えられた．

MOHO理論の有効性

　MOHOに基づくアプローチにより，Ｍさんはせん妄状態と行動障害が消失し，作業適応状態は正常な状態を取り戻した．MOHOに基づくアプローチは，安心して活動できる環境がＭさんの価値や興味に基づく活動での役割や習慣を促進し，継続して取り組むことができたことで，注意障害の改善をもたらした．注意障害の改善は，Ｍさんの考えと行為の首尾一貫性の回復をもたらし，エラーの修正や周辺刺激への関心の増大をもたらしたと考えられた．このことはADLの改善をもたらすと同時に，Ｍさんのコミュニケーションと交流技能の改善を促し，遂行能力全般を正常に機能させるに至った．作業適応障害の状態時と回復した状態時の

HDS-Rに大きな差異は認められなかったことは，認知症の器質的な改善ではなく，Mさんの内面の改善が作業適応障害の状態を改善させたことを意味していると考える．

　認知症は，記憶・見当識障害や実行機能障害などの精神面の症状が主体の疾患であるが，感情機能は後期・末期まで残存しやすい．この感情とは，人間の意志（動機づけ）に大きく影響する．MOHOは，精神性を重要視する実践モデルである[24]．MOHOの構成要素の1つである意志は，世界の中での1人の行為者としての自分に関する考えと感情のパターンと定義されている．MさんのOTの過程は，認知症があっても，残存している意志を評価し，Mさんを取り巻く環境を調整し，介入を進めていくことで，習慣化が再建され，遂行能力レベルの改善につなげていくことができた．認知症を持つ高齢者も感情が残存している限りは意志を持っている．作業適応障害の状態にある認知症高齢者のOTに対し，作業がどのように動機づけられ，パターン化され，遂行されるかを説明し，人間作業に対する総合的な見方を提供するMOHOの理論は活用でき，有効であると考えられる．

おわりに

　環境の変化に伴い認知症状が増悪し，せん妄に伴う妄想，徘徊行動が出現したMさんに対して，新たにMOHOSTを実施した．MOHOSTは，行動観察から短時間かつ的確に評定でき，その情報を有効に治療計画に取り入れることができた．そして，その評定をもとに環境調整と役割と習慣の作業のパターンの修正を中心としたアプローチにより，作業適応状態の改善をもたらした．認知症高齢者を取り巻く環境とともに，「作業のパターン」としての「活動に参加する役割」の重要性を再認識した．また，作業適応障害の改善をもたらすOT計画立案には正確な評価が不可欠であることを再認識でき，認知症高齢者に対するMOHOの有効性を再確認できた事例であった．

文　献

1) 社団法人全国老人保健施設協会・編集：介護老人保健施設職員ハンドブック．pp83-107，厚生科学研究所，2009．
2) 川合秀治：効果的な短期集中リハビリテーションの実施のために．老健20：9-41，2009．
3) 六角僚子：認知症ケアの考え方と技術．pp10-24，医学書院，2006．
4) 大山博史，谷口幸一，藤野信行：高齢者支援のための精神医学．pp39-43，診断と治療社，2004．
5) 宮永和夫：事例で学ぶ痴呆老人の行動障害へのアプローチ，新装版．pp127-129，医薬ジャーナル社，2003．
6) 佐々木秀忠：エビデンス老年医療．pp87-89，医学書院，2006．
7) 社団法人全国老人保健施設協会・編：介護老人保健施設職員ハンドブック．pp46-53，厚生科学研究所，2009．
8) 川口淳一：認知症作業療法アプローチの実際．OTジャーナル44：389-393，2010．
9) 前田真治：老人のリハビリテーション．pp239-243，医学書院，2008．
10) 鎌田樹寛：介護老人保健施設での作業療法（山田　孝・編：高齢者障害領域の作業療法）．pp124-129，中央法規出版，2010．
11) Kielhofner G（山田　孝・監訳）：人間作業モデル−理論と応用，改訂第3版．pp294-296，協同医書出版社，2007．
12) Parkinson S, Forsyth K, Kielhofner G（山田　孝・監訳）：人間作業モデルスクリーニングツール使用者手引書．pp9-15，日本作業行動研究会，2007．

13) 大山博史, 谷口幸一, 藤野信行：高齢者支援のための精神医学. pp43-46, 診断と治療社, 2004.
14) 小林法一, 宮前珠子：施設で生活している高齢者の作業と生活満足感の関係. 作業療法21：472-481, 2002.
15) 鎌田樹寛, 鈴木ひろみ, 籔脇健司, 他：介護老人保健施設における生活リハビリテーション. OTジャーナル40：111-114, 2006.
16) Kielhofner G（山田　孝・監訳）：人間作業モデル－理論と応用, 改訂第3版. pp79-85, 協同医書出版社, 2007.
17) 土屋景子, 井上桂子：認知症高齢者が作業に従事することの効果. 作業療法26：467-475, 2007.
18) 竹原　敦, 山田　孝：高齢者に必要な心理・社会的知識（山田　孝・編. 高齢者障害領域の作業療法）. pp45-47, 中央法規出版, 2010.
19) Kielhofner G（石井良和・訳）：行うことと, なること. 作業の変化と発達（Kielhofner G（山田　孝・監訳）：人間作業モデル－理論と応用, 改訂第3版）. pp173-175, 協同医書出版社, 2007.
20) 土屋景子・井上桂子：認知症高齢者が作業に従事することの効果. 作業療法26：467-475, 2007.
21) Kielhofner G（笹田　哲・訳）：環境と作業（Kielhofner G（山田　孝・監訳）. 人間作業モデル－理論と応用, 改訂第3版）. pp110-124, 協同医書出版社, 2007.
22) 鎌田樹寛：介護老人保健施設と作業療法（山田　孝・編：高齢者障害領域の作業療法）. pp123-129, 中央法規出版, 2010.
23) Kielhofner G（小林隆司・訳）：行為の諸次元（Kielhofner G（山田　孝・監訳）：人間作業モデル－理論と応用, 改訂第3版）. pp127-136, 協同医書出版社, 2007.
24) 山田　孝：理論とモデル（山田　孝・編：高齢者障害領域の作業療法）. pp59-65, 中央法規出版, 2010.

3. 通所リハビリテーションや通院での人間作業モデル

事例 9

通所リハビリテーションを利用する認知症高齢者に対する人間作業モデルスクリーニングツールを用いた作業療法の効果

篠原千春, 篠原和也, 山田 孝

要旨 通所リハビリテーションを利用している認知症のNさんに, 認知能力と生活の質の維持・改善を目的に, 人間作業モデルスクリーニングツールの評価と人間作業モデルを用いた作業療法を実施し, その効果を検討した. OTでは, Nさんの興味や役割の再建を目指して, クラフト細工やレース編みといった作業を行った. また, これらの作業やマッサージを行う時に, Nさんの生活の語りを傾聴した. その結果, OT実施後にはWHOクオリティ・オブ・ライフ26と改訂長谷川式簡易知能評価スケールの得点が増加し, Nさんの興味は拡大し, 趣味人としての役割を担うといった変化が見られた. このことから, OTはNさんの認知能力と生活の質の改善に効果的であることが示唆された.

キーワード 認知症, 介護老人保健施設, 通所リハビリテーション, 人間作業モデルスクリーニングツール (MOHOST), QOL, HDS-R, 語り

はじめに

厚生労働省の国民生活基礎調査では, 65歳以上の高齢者が要介護となる原因疾患は, 「認知症」が14.0%を占めており, 脳卒中の次に多いと報告されている[1]. 今後, 高齢化の進展に伴って認知症を持つ人がますます増えることが予想され, 認知症のリハビリテーション (以下, リハ) の推進は保健医療福祉における喫緊の課題となっている. 一般社団法人日本作業療法士協会も「作業療法 (以下, OT) 5ヵ年戦略」の中で, 地域での認知症リハの推進を提言している[2].

この認知症リハの実施を支えるものとして, 2008年度 (平成20年度) の介護保険の改正で介護老人保健施設 (以下, 老健) の通所リハでの認知症短期集中リハビリテーション実施加算 (以下, 短期集中リハ加算) が設定された[3]. 短期集中リハ加算とは, 医師がリハによって生活機能の改善が見込まれると判断した利用者で, Mini-Mental State検査または改訂長谷川式簡易知能評価スケール (以下, HDS-R) の得点が5点から25点に相当する者に対して, 記憶や日常生活活動 (以下, ADL) の練習などを組み合わせた認知症に対する効果が期待できるプログラムを, 週に2回実施することによって, 1回につき240単位を加算できるというものである. 短期集中リハでは, 認知機能に加えて, 生活の質 (Quality of Life ; 以下, QOL) の向上も期待され, OTによるQOLの維持・改善をはかる援助が重視されている[4].

人間作業モデル（以下，MOHO）[5]は，認知症リハにおいて有効な枠組みになりうると考えられる．しかし，認知症の対象者にMOHOを用いたOTを実施した事例報告はあるものの[6,7]，通所リハの利用者に人間作業モデルスクリーニングツール（以下，MOHOST）を用いた研究はまだない．本研究の目的は，通所リハを利用する認知症のNさんに対し，認知能力とQOLの維持・改善を目的に，MOHOSTなどのMOHOの評価を用いてOT（以下，MOHO-OT）を実施し，MOHO-OT実践前後のNさんの作業適応，通所リハの短期集中リハ加算の算定に用いられているHDS-R，WHOクオリティ・オブ・ライフ26（以下，QOL26）の変化から，MOHO-OTの効果を検討することである．本研究により，認知症のOTで，MOHOSTなどの評価法やMOHOの概念を用いることの有効性を検討することができる．

事例紹介

Nさん：80歳代の女性である．結婚前までは映画会社で経理の仕事をしていたが，結婚後は退職し，主婦として家事や子育てに専念しながら，友人と旅行などの趣味を持って生活していた．糖尿病の既往があり，通院治療も受けていた．X年頃から，認知能力の低下により家事や外出ができなくなり，外出の機会を作るために通所サービスの利用を開始した．しかし，数カ月後から次第に休みが増えて，最終的にその施設の利用を中断した．その後，ケアマネジャーから別の通所サービスの利用を勧められて再開したが，再び休みが増えて，2つ目の施設の利用も中断した．その後も，ケアマネジャーから新たな施設の利用を勧められるたびに利用を再開し，次第に休みが増えて中断を繰り返していた．X+3年6月に右大腿骨と左中指を骨折し，B病院で手術後のリハを行った．その後，C病院に転院し，歩行練習などの理学療法と座位練習や手工芸などのOTを約1カ月間行い，自宅退院した．C病院の入院時は，HDS-Rの得点が9点であったが，退院時は15点に改善した．自宅退院後は，筆頭筆者らが勤務していた老健の通所リハを利用することになった．Nさんは夫と2人暮らしで，要介護度は要介護2，歩行や排泄などのADLは自立していたが，家事はキーパーソンである夫が行っていた．

OTの評価

OTの実施前と実施後に，以下の評価を行った．

MOHOの評価は，MOHOST[8]と「作業に関する自己評価・改訂版（Occupational Self Assessment Ⅱ；以下，OSA Ⅱ）」[9]を実施した．認知能力の評価では，認知症集中リハ加算の算定に用いられているHDS-R[10]を行い，QOLの評価では，QOL26[11]を行った．

OT実施前の評価結果

1 MOHOST

MOHOSTの結果は図1に示す．以下に，個々の項目の結果を示す．

● **作業に対する動機づけ**

Nさんは，起き上がりや更衣などのADLや家事を「できない」と語ったが，現実には過剰な支援を求めていた．しかし，OSA Ⅱの全項目の有能性を機械的に「良い」と答えるなど，能力の自己評価は困難であった（能力の評価：I）．Nさんは，通所リハの利用者が行っているクラフト細工を見て「やってみたい」と興味を示した．しかし，実際にクラフト細工を行ってみると，約10分で「頭が痛いから，もういい（嫌）」と席を離れて取り組みを中断し，作業を継続するには，励ますなどの援助を要した（成功への期待：I，興味：I）．一方，自宅では，家事など

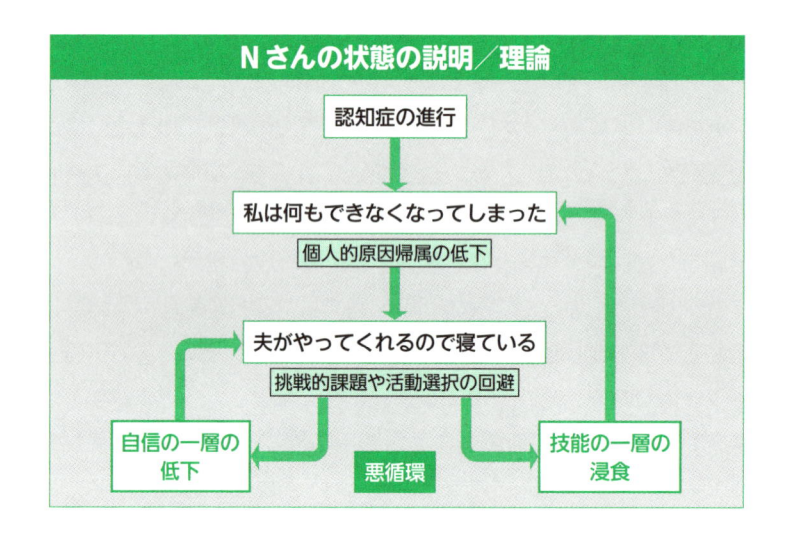

Nさんの状態の説明／理論

認知症の進行
↓
私は何もできなくなってしまった
↓（個人的原因帰属の低下）
夫がやってくれるので寝ている
↓（挑戦的課題や活動選択の回避）
自信の一層の低下 ← 悪循環 → 技能の一層の浸食

作業への動機づけ				作業のパターン				コミュニケーションと交流技能			処理技能				運動技能			環境		
能力の評価	成功への期待	興味	選択	日課	適応性	役割	責任	非言語的技能	会話	音声による表現	関係性	知識	タイミング	組織化	問題解決	姿勢と可動性	協応性	力と努力	エネルギー	物理的空間	物的資源	社会集団	作業要求
F	F	Ⓕ	F	F	F	F	F	F	Ⓕ	F	F	F	F	F	F	Ⓕ	Ⓕ	Ⓕ	F	Ⓕ	F	F	F
Ⓐ	Ⓐ	A	A	A	A	A	A	Ⓐ	Ⓐ	A	A	A	A	A	A	A	A	A	A	A	Ⓐ	Ⓐ	Ⓐ
Ⓘ	Ⓘ	I	Ⓘ	I	I	I	I	I	I	Ⓘ	I	Ⓘ	Ⓘ	I	I	I	I	I	Ⓘ	I	I	I	I
R	R	R	Ⓡ	Ⓡ	Ⓡ	Ⓡ	Ⓡ	R	R	R	Ⓡ	R	R	Ⓡ	Ⓡ	R	R	R	R	R	R	R	R

○：初回評価　□：初回評価3カ月後
F：作業参加を促進する，A：作業参加を支持する，I：作業参加を抑制する，R：作業参加を制限する

図1 ◆ 作業療法実施前と実施後のMOHOSTの評価

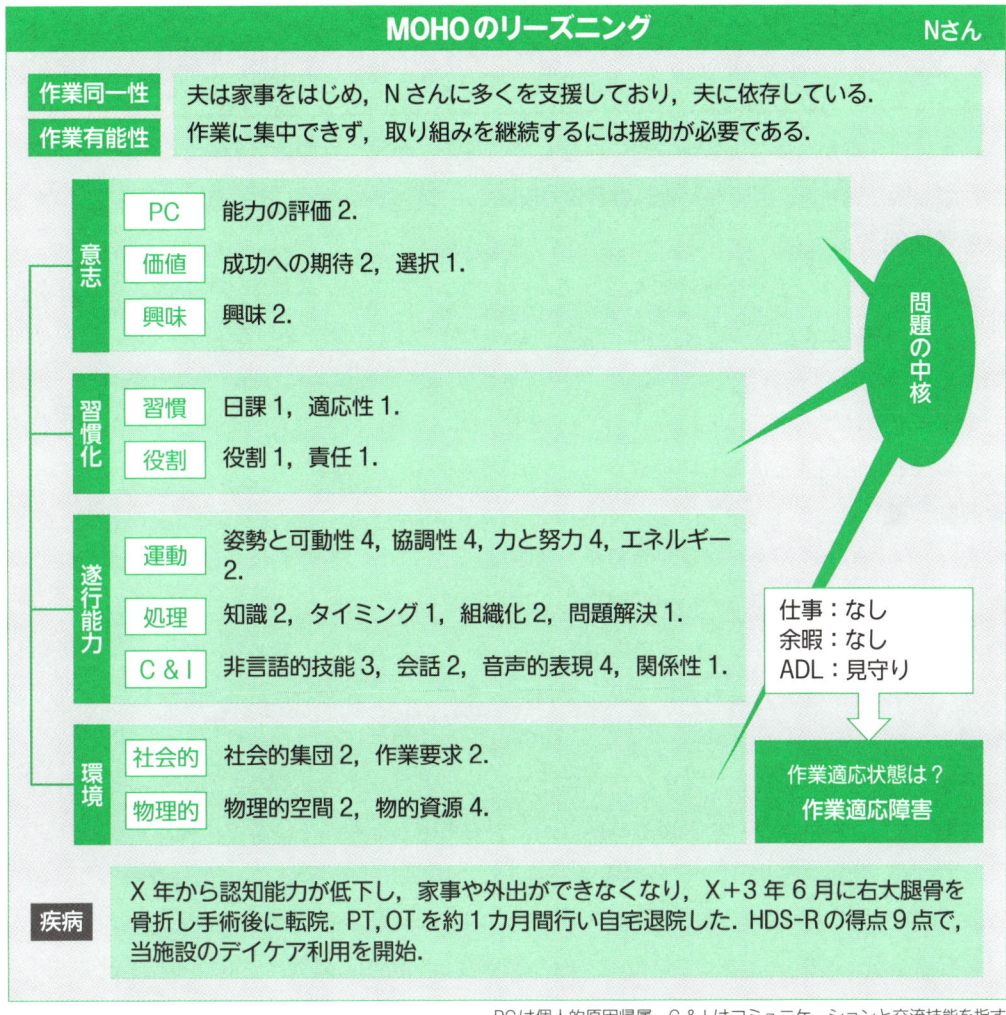

MOHOのリーズニング　　Nさん

作業同一性　夫は家事をはじめ，Nさんに多くを支援しており，夫に依存している．
作業有能性　作業に集中できず，取り組みを継続するには援助が必要である．

領域	下位領域	評価
意志	PC	能力の評価 2．
	価値	成功への期待 2，選択 1．
	興味	興味 2．
習慣化	習慣	日課 1，適応性 1．
	役割	役割 1，責任 1．
遂行能力	運動	姿勢と可動性 4，協調性 4，力と努力 4，エネルギー 2．
	処理	知識 2，タイミング 1，組織化 2，問題解決 1．
	C＆I	非言語的技能 3，会話 2，音声的表現 4，関係性 1．
環境	社会的	社会的集団 2，作業要求 2．
	物理的	物理的空間 2，物的資源 4．

問題の中核

仕事：なし
余暇：なし
ADL：見守り

作業適応状態は？
作業適応障害

疾病　X年から認知能力が低下し，家事や外出ができなくなり，X+3年6月に右大腿骨を骨折し手術後に転院．PT，OTを約1カ月間行い自宅退院した．HDS-Rの得点9点で，当施設のデイケア利用を開始．

PCは個人的原因帰属，C＆Iはコミュニケーションと交流技能を指す

の活動は夫の支援を受けていたが，Nさんは困っていることや変えたいことを「今のままでいいから，何もない」と答え，自分が行うべきことや目標をあげることは，できなかった（選択：R）．

● 作業のパターン

Nさんは過去に複数の通所サービスの利用と中断を繰り返して，1カ所の通所サービスの利用を継続することができなかった．通院や通所リハの準備や送迎，日々の予定の管理は全て夫が行っていた．また，通所リハがない日は，ほとんど自宅で臥床していると語った（日課：R）．通所リハでも臥床していることが多く，体操やレクリエーション（以下，レク）には参加しなかった（適応性：R）．役割は，自宅でも通所リハでも，特に持っているようには見えなかった（役割：R）．Nさんは，「お父さん（夫）が何でもやってくれるから，生活に何も困ることはない」と語り，調理や掃除などの家事は全て夫の支援を受けていた（責任：R）．

●コミュニケーションと交流技能

OTRや利用者との会話では，適切な身振りや音声による表現を用い，問題は見られなかったが，Nさんから話しかけることは少なかった．Nさんから交流を求めることはなく，1人で過ごすことが多かった（関係性：R）．今話していることが別の話題に変わってしまったり，同じ話題が繰り返されたりしていた（非言語的技能：A，会話：I，音声による表現：F）．

●処理技能

クラフト細工は，工程を頻繁に確認しており，また，注意力が欠けて，編み違えることが多かった．間違いを1回の助言で修正できず，助言は繰り返す必要があった（知識：I）．作業を開始後，約10分で「疲れた」と中断し，再開には励ましが必要であった（タイミング：R）．作業の準備や片づけは，全てOTRが行った（組織化：I）．家事は，全て夫の支援を受けていたが，Nさんはこれを問題とは感じていなかった（問題解決：R）．

●運動技能

右肩と腰痛の訴えがあったが，歩行やトイレは自立しており，運動技能は比較的保たれていた．クラフト細工も両手で行い，巧緻動作も良好であった（姿勢と可動性：F，協調性：F，力と努力：F）．しかし，Nさんは作業に集中できず，頻繁に休息を取っており，また，喫煙所やトイレに行くことが多く，落ち着いて席に座っていることができなかった（エネルギー：I）．

●環　　境

Nさんは夫と2人暮らしで，夫は家事をはじめとしてNさんに多くのことを支援していた．Nさんは週2回の通所リハを利用していたが，自ら希望したものではなく，夫から促されて参加していた（物理的空間：I）．家屋環境は整備されており，日常生活には問題はなかった（物的資源：F）．Nさんは夫や近隣に住む長男夫婦との関係は良好であった．通所リハでは，スタッフに要望を伝える環境は整っていたが，他の利用者と交流する機会は少なかった（社会集団：I）．Nさんから興味を示して「やってみたい」と希望したクラフト細工も，約10分で疲労を訴えて中断し，Nさんの作業要求と環境がマッチしていない可能性があった（作業要求：I）．

2 OSAⅡ

Nさんは疲労を理由に，質問をできるだけ早く終わらせるように訴えた．Nさんは全質問の有能性を端々と「良い」と答えた．理由を尋ねると，「お父さん（夫）が何でもやってくれるから，問題はない」と答えることが多かった．作業同一性尺度と環境の評価は，疲労のために実施できなかった．

3 HDS-RとQOL26

HDS-Rの得点は13点であった．QOL26の得点は，身体が1.9点，心理が2.3点，社会が2.7点，環境が2.5点，全般は2.0点であった（表1）．

表1 ◆ 作業療法実施前と実施後のHDS-RとWHO QOL26の評価結果

	評価	実施前	実施後
HDS-R (0-30)	年齢（1）	1	1
	日時の見当識（4）	2	4
	場所の見当識（2）	1	2
	3つの言葉の記銘（3）	3	3
	計算（2）	2	2
	数字の逆唱（2）	0	2
	3つの言葉の遅延再生（6）	1	3
	5つの物品記銘（5）	2	3
	野菜の名前：言語の流暢性（5）	1	3
	合計（30）	13	23
QOL26 (0-5)	身体的領域（5）	1.9	3.4
	心理的領域（5）	2.3	4.3
	社会的関係（5）	2.7	4.3
	環境（5）	2.5	3.8
	QOL全般を示す項目（5）	2.0	4.0

（　）内は，各々の評価項目の得点の範囲と満点を示した．

OT計画

1 作業適応状態のまとめ

　OT実施前のMOHOSTの結果から，Nさんの作業適応を検討した．その結果，Nさんはクラフト細工に興味を示したが，作業に集中することができず，取り組みを継続するには助言などの援助が必要であった．Nさんは喫煙やトイレに行くことが多く，落ち着いて席に座って活動することができなかった．また，Nさんは他利用者と交流する機会が少なく，交流も受身的であった．一方，Nさんは独歩で生活できて，運動技能は保たれていたが，ADLや家事などの活動に対して，スタッフに過剰な支援を求め，依存的であった．夫が自宅での家事をはじめとするNさんの多くの活動を支援していたため，Nさんが現在担っている日課や役割・責任はなかった．過去に通所サービスの利用と中断を繰り返しており，現在の外出は当施設の通所リハと通院だけであった．これをNさんは問題と認識しておらず，自分の能力を評価することも困難であり，今後の生活についても長期的な目標を立てることができなかった．

　これらの観察結果から，作業のパターンの全項目の判定がRとなった．また，処理技能の「知識」と「組織化」がIとなり，「タイミング」と「問題解決」がRとなった．作業への動機づけは「選択」がRとなり，その他の3項目がIとなった．コミュニケーションと交流技能の「関係性」がRとなり，運動技能の「エネルギー」と環境の「物理的空間」「社会的集団」「作業要求」がIとなった．

2 OTの方針と計画

　長期目標は，認知能力とQOLの維持・改善とした．短期目標は，「作業を制限する」や「作

業を抑制する」という項目が多かった作業のパターン，作業の動機づけ，および処理技能に注目して，①通所リハを継続することで外出する機会を維持すること，②OTRや利用者とともにNさんが興味を示した活動に取り組み，その取り組みを継続して，趣味人としての役割を担う機会を増やすこと，③活動を集中して行う時間を増やすこと，④現在，Nさんが過剰に助言や支援を求めていることを，無理なく行うように促し，問題を解決する環境を作ることとした．

以上の目標から，Nさんが通所リハを利用する週2日に，1回につき20分以上，下記のMOHO-OTを実施した．

①Nさんが興味を示したクラフト細工．

②Nさんが希望した肩の痛みや腰痛を軽減するマッサージ（後述）．

③Nさんが援助を求めているADLへの取り組み．自分でADLを無理なく行ってもらい，問題を解決できる環境を作るようにスタッフに協力を求めた．

OT経過

かかわったX＋1年の3カ月間の経過を4期に分けて報告する．

1 第1期

初回評価から2週間である．初回利用時には，Nさんは喫煙所やトイレに頻繁に行ったり，臥床が多かった．OSAⅡやQOL26の評価の際も約10分で疲労を訴えたために，評価を1回で終えることができず，複数回に分けて行った．評価が10分以上になると，すぐに「わからない」と答えて，注意が散漫となり，注意集中ができなかった．評価を拒否して，実施できないこともあった．Nさんが興味を示したクラフト細工を，通所リハの利用者と一緒に行うように提案して試みたが，開始から10分程度で疲労を訴えて中断した．OTの希望を尋ねても，「肩や腰が痛いので，マッサージをしてほしい」という以外に希望はなかった．

OTRは，Nさんの生活歴などのより詳しい情報を収集するために，担当ケアマネジャーに話を聞いた．NさんはX年から複数の通所サービスを利用していたが，全て約1カ月でやめてしまい，X＋1年からは利用をしていなかった．その後は，外出せず自宅に閉じこもって生活し，臥床して過ごすことがほとんどであった．今回の通所リハ利用の目的は，外出を増やすことであることがわかった．これらの点を踏まえて，OTの内容をNさんと話し合って決定した．

しかし，通所リハでは，Nさんはスタッフに起き上がりや更衣に過剰な支援を求めていた．そのため，Nさんができそうな動作は自分でやってもらうように対応するようスタッフに依頼し，他者に依存的であることを変化させようと考えた．

2 第2期

3週間から5週間までである．Nさんが質問紙によるOSAⅡの評価に集中できず，得られた情報が少なかったために，Nさんにこれまでの生活を振り返ってもらおうと，クラフト細工や

マッサージの時にNさんの生活について話し合い，傾聴した．クラフト細工は他利用者と行うことからOTRと個別で行うことに変更し，集中できる環境を作った．しかし，Nさんは数本の目を編むごとにOTRに確認を求め，常に助言が必要であった．また，開始から約10分で「肩が痛い」と訴え，取り組みを継続するにはOTRの促しが必要であった．

5週目に，Nさんとクラフト細工を行っている時に，Nさんから以前，趣味としてレース編みを行っていたことを聴取できた．これまでになくレース編みのことを詳しく語るNさんを見て，Nさんにとってレース編みが興味の強い作業ではないかと考えた．OTRがNさんの指導を受けてレース編みをしてくれるようにお願いすると，Nさんは快く承諾してくれた．

3 第3期

6週間から9週間までである．初回のレース編みでは，編み方の助言を受けたり，確認したりすることなくなり，約30分間，継続して作業に取り組むことができた．また，2回目には，過去に作った作品について語ることもあった．OTRへの編み方の指導も，丁寧であった．

この時期には，Nさんは通所リハの環境に慣れてきた様子で，周囲の利用者に自ら話しかけるなどの交流が増えて，座席で過ごす時間が増えた．レクにも自発的に参加することが多くなった．一方，これまでと同様に，マッサージの時は，Nさんの語りを傾聴し，家族を大切にしているという思いや，息子が幼い時は仕事をしながら母としての役割を果たしてきたことなどを聴取した．これは，Nさんがこれまで妻としての役割に価値を置いていたと考えられた．そのため，OTRはNさんに調理や買物に携わることを勧め，役割を担うように促した．

4 第4期

10週間から12週間までである．レース編みは作業時間が延長し，最大1時間，継続することができた．「モチーフの色を変えて編んで，糸でつなげてみよう」などとNさんは作品作りの方針を語るようにもなった．マッサージの時は，Nさんが夫に調理の方法を助言していることも語られた．「息子が来るから，海老フライを作ろう」と，意欲を見せた．しかし，実際に調理などの家事に携わっているかを尋ねると，「自分でやりたいが，長時間立つと腰が痛くなるから，お父さん（夫）に全部やってもらっている」と答えた．

利用から3カ月間が経過し，モニタリングのためのケースカンファレンスが行われた．カンファレンスでは，スタッフから更衣はNさん自身が行うようになったことや，スタッフがいない時は起き上がりや靴の着脱を行うようになったこと，周囲の利用者と話をすることが多くなったという情報を聴取できた．しかし，依然としてスタッフがいる時には，Nさんが起き上がりなどの介助を求めていることや，臥床していることがあるという情報も得られた．

OT実施後の評価

1 MOHOST

　MOHOSTの再評価を行った．その結果を図1に示すとともに，以下に各項目について示す．

●作業に対する動機づけ

　スタッフが周囲にいない時は，起き上がりや更衣，靴の着脱を自分で行うこともあった．しかし，スタッフがいると，援助を求めることが多かった．家事は「自分でやりたいが，長時間立つと腰が痛くなるからやっていない」と話したが，調理は「夫に助言している」と語った．作業（レース編み）に取り組む時間が延長し，約10分で疲労を訴えて中断することはなくなった（能力の評価：A）．自ら開始したレース編みでは，Nさんが編むものを提案し，それを完成させるために作業に取り組むことができた．しかし，OTRが誘導しなければ，レース編みに取り組み始めることがなかった．レース編み以外の活動では，Nさんから選択し，目標を立てて取り組むことはなかった（成功への期待：A，興味：F，選択：I）．

●作業のパターン

　現在までの3カ月間，通所リハの利用を継続しており，OTやレクを日課として意識するようになった．しかし，活動に取り組み始めるためには，スタッフやOTRの助言が必要であった（日課：I）．初期評価時は，トイレや喫煙所に頻繁に行き，落ち着きなく行動することが多かったが，この時期には周囲の利用者と交流し，座席で過ごす時間やレクへの参加も増えた（適応性：A）．レース編みに取り組むという趣味人としての役割やOTRに指導するという役割を担うようになった．また，家事を自分の役割であると認識している発言はあったが，実際に取り組むことはできていなかった（役割：I，責任：I）．

●コミュニケーションと交流技能

　周囲の利用者に自ら話しかけるようになり，交流する機会が増えた（関係性：A，会話：A）．その他の項目は，変化がなかった．

●処理技能

　Nさんの選択したレース編みでは，編み間違えたり，工程を確認したりすることがなくなった．OTRに丁寧に編み方を指導することもあった．しかし，レース編み以外の活動への取り組みには，スタッフの助言が必要であった（知識：I）．また，最大で約1時間，取り組みを継続することができた（タイミング：A）．しかし，道具や材料の準備は，全てOTRが行った（組織化：I）．一方，家事は自分ができないことを意識している発言があった（問題解決：I）．

●運動技能

　自分の座席で周囲の利用者と交流する時間が増えた．レース編みは，最大で約1時間継続できるようになった（エネルギー：A）．その他の項目は，変化がなかった．

●環　　境

　Nさんは，通所リハを必要であると思い，現在まで継続できた（物理的空間：A）．必要に応

じて，他の利用者やスタッフと交流することが増えた（社会集団：A）．レース編みを興味ある活動であると提案し，取り組むようになった（作業要求：A）．物理資源は，変化がなかった．

2 OSAⅡ

OT実施前の拒否を考慮して，実施しなかった．

3 HDS-RとQOL26

表1に示すように，HDS-Rの得点は23点と改善した．QOL26の得点は，身体が3.4点，心理が4.3点，社会が4.3点，環境が3.8点，全般は4.0点であった．

考 察

1 通所リハの継続

MOHO-OTによって，Nさんはクラフト細工からレース編みに興味を広げ，これらの作業に取り組むことで趣味人としての役割を担うようになった．レース編みは，最大で約1時間継続できるようになり，OTRに指導する役割も担うようになった．周囲の利用者との交流やレクの参加も増えて，落ち着きのない行動は少なくなった．OTやレクを日課として意識するようになり，通所リハの利用を現在まで継続できている．OT実施前と実施後のMOHOSTの結果を見ると，OT実施前に比べて実施後の方が作業への動機づけと作業のパターンの全項目，コミュニケーションと交流技能の「関係性」，処理技能の「タイミング」と「問題解決」，運動技能の「エネルギー」，環境の「物理的空間」「社会集団」「作業要求」の判定は1段階以上改善したことがわかる．また，QOL26とHDS-Rの得点は，OT実施前に比べて実施後の方が各々

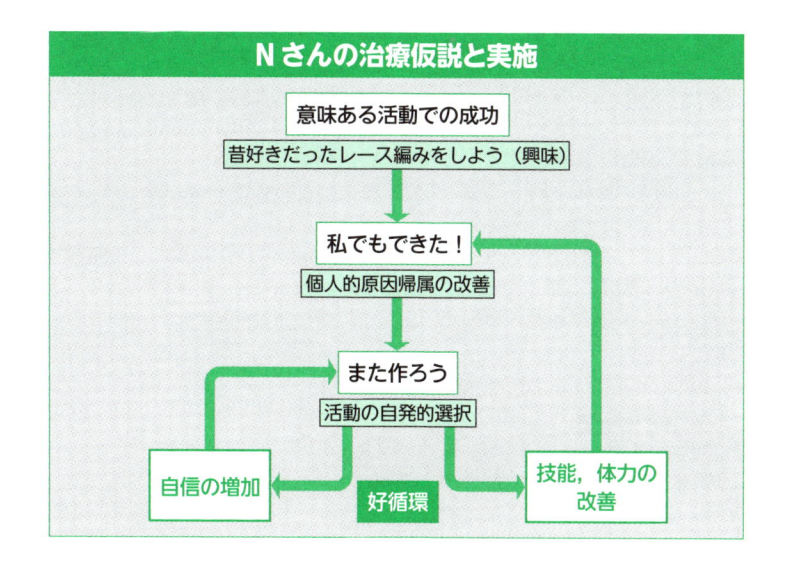

Nさんの治療仮説と実施

意味ある活動での成功
昔好きだったレース編みをしよう（興味）
↓
私でもできた！
個人的原因帰属の改善
↓
また作ろう
活動の自発的選択
↓
自信の増加 ← 好循環 → 技能，体力の改善

の評価の得点が増加していることもわかる（表1）．さらに，OT実施後のHDS-Rの得点は23点と，非認知症の領域である21点以上になった．

竹原ら[12]は，認知症を持つ高齢者に対して，文脈に即した作業や役割を支援するOTを提供することが有効であるとしている．また，土屋ら[13]は老健でのQOL向上には信頼関係の構築や個々人の趣味や特技の聴取等の援助が重要であるとしている．

2 MOHOSTの利用

MOHO-OTでは，Nさんの作業のパターンの「役割」や，作業への動機づけの「興味」，処理技能の「タイミング」などに着目した．その結果，竹原らや土屋らが述べている文脈に即した作業や役割の支援および個々人の趣味の聴取などの援助という視点を反映したOTが提供でき，それがNさんに変化をもたらしたと思われる．その結果，Nさんの興味の拡大や役割の獲得などをはかることができて，認知能力やQOLの改善という効果が得られたと考えられる．

今回，MOHOの評価は，MOHOSTとOSAⅡを実施した．OSAⅡは，Nさんが質問に集中できなかったために実施ができなかった．一方，MOHOSTは，観察のみで評価が可能であったために，Nさんの作業適応を明らかにする上で効果的であったと思われる．また，クラフト細工やマッサージに取り組む際に，OTRはNさんの生活歴などの語りを傾聴することを重視した．これによって，OTRはNさんの興味が強いレース編みという趣味を知り，この作業を取り入れる手がかりをつかんだ．川又ら[14]は，高齢者女性の生活歴，役割や価値，興味を聴取して，絵はがき制作を導入したことが，女性の意志や習慣化の再構築に重要であったとしている．OTRはMOHOSTの実施によってNさんの作業適応状態の概観をとらえるとともに，Nさんの語りを重視して傾聴したことにより，Nさんにとって意味のある作業を見つけて導入できた．このことから，MOHOSTの利用や，語りを重視したかかわりが，Nさんの興味を広げ，趣味人やOTRを指導するといった役割を獲得する上で，効果的であったと考えられる．

文 献

1) 厚生労働省：平成19年度国民生活基礎調査（online）．〈http://www.mhlw.go.jp/toukei/list/20-19-1.html〉,（accessed, 2015-6-3）.
2) 杉原素子：作業療法5ヵ年戦略（2008-2012）．作業療法27：440-456, 2008.
3) 平井基陽：「認知症短期集中リハビリテーション」と介護老人保健施設の役割．Geriatric Medicine 45：1123-1127, 2007.
4) 全国老人保健施設協会：認知症短期集中リハビリテーション実施加算 改定内容の解説と実施の要点．pp2-5, 2009.
5) Kielhofner G（山田 孝・監訳）：人間作業モデル－理論と応用, 改訂第3版．協同医書出版社, 2007.
6) 長谷部真奈美：閉じこもり高齢者の役割再獲得過程（山田 孝・編：高齢期障害領域の作業療法）．pp119-210, 中央法規出版, 2010.
7) Kielhofner G：認知症を持つクライエントへのMOHOの適応（山田 孝・訳：人間作業モデル－理論と応用, 改訂第3版）．pp420-445, 協同医書出版社, 2007.
8) Parkinson S, Forsyth K, Keilhofner G（山田 孝, 野藤弘幸, 小林隆司・訳）：人間作業モデルスクリーニングツール使用手引書, 改訂第2版改訂訳．日本作業行動会, 2011.
9) Baron K, Kielhofner G, Goldhammer V, Wolenski J（山田 孝, 石井良和・訳）：OSA作業に関する自己評価使用者

手引,改定第2版.日本作業行動会,2004.
10) 東浦浩昭,浅賀忠義,菊池 伸,佐々木誠:改訂長谷川式簡易知能評価スケールの項目別にみた加齢の影響について.北海道理学療法士会誌19:61-63,2002.
11) 中根允文,田崎美弥子,宮岡悦良:一般人口におけるQOLスコアの分布-WHOQOLを利用して-.医療と社会9:123-131,1999.
12) 竹原 敦,繁田雅弘:脳血管性認知症への作業療法士としての関わり-その文脈性,理論的意義,対象者の役割再獲得.OTジャーナル41:921-927,2007.
13) 土屋景子,井上桂子:主観的QOLに基づいた作業療法-高齢障害者維持期における試み-.作業療法23:143-152,2004.
14) 川又寛徳,山田 孝:1枚の絵葉書がもたらした変化からみる在宅生活支援.作業行動研究8:24-29,2004.

3. 通所リハビリテーションや通院での人間作業モデル

事例 10 「何もしたくない」と語った脳卒中後うつの女性が旅をすることで作業参加に至った一例〜夫婦間における相互的社会的環境の良循環〜

石川哲也, 鈴木憲雄, 京極 真, 山田 孝

要旨 脳出血により重度右片麻痺と失語症になり，3カ月の入院後に自宅で生活し始めた60歳代前半の女性を担当した．この事例は2度のうつ状態を示し，「何もしたくない」と日中のほとんどを臥床した生活を送っており，リハビリテーションにも拒否的になった．そこで，事例の語りから得られた旅という作業を適切な形で提供したところ，自発的に旅をするようになった．また，夫に旅を計画するように支援を行ったところ，夫婦2人旅が持続的なものとなり，事例は作業参加をするようになった．うつ状態になった原因は不明確であったが，改善した理由は適切な形による旅の提供であったと思われた．また，夫婦の相互関係に好循環を及ぼす視点からの介入が作業の持続を可能にしたのではないかとも思われた．

キーワード 脳卒中後うつ（PSD），外来通院リハビリテーション，環境，旅，夫婦ダブルシステム，ナラティブ（語り）

はじめに

　脳卒中後うつ（Post Stroke Depression；以下，PSD）は，脳卒中後にうつ病と類似したうつ状態を示す病態で，1983年にRobinsonら[1]によって提唱された概念である．1997年にAlexopoulosら[2]が提唱した脳血管性うつ状態（vascular depression）とともに大きな注目を集めている．PSDの発生頻度は，研究者により15〜72％と大きく異なっている．また，発症後から半年以内に発生することが多く，病巣や機序，関連因子については，諸説はあるものの，詳細は不明で，診断や治療も確立していない[3-6]．さらに，訓練の阻害因子となること，日常生活活動（以下，ADL）や生活の質（以下，QOL）の低下に関与すると言われているため，適切な対応が望まれている[3,7,8]．

　PSDに関する先行研究を検討すると，病巣[9]，発症頻度[10]などの疫学的研究，選択的セロトニン取り込み阻害薬の効果[11]，そして，有効性を示すまでの期間[12]などの薬物療法に関する内容が中心である．また，事例研究[13-15]では，傾聴や支持的態度で接するといった基本的姿勢について触れたものに留まっている．

　作業療法士（以下，OTR）の爲近ら[16]は，なじみのある作業（書道）を用いた支持的なかかわりと息抜きの指導により，価値観が変容し自己受容に至った事例を報告している．また，内田

ら[17]は，経験ある作業（計算課題）を用いた支持的なかかわりと家族指導により，家族の心理的理解が高まった事例を報告している．このようにOTRが作業を用いてかかわった事例研究は極めて少ないうえ，事例の生活の変化にはあまり触れられていない．

今回，脳出血により右片麻痺と失語症になり，3カ月の入院リハビリテーション（以下，リハ）の後に自宅に戻り生活する中で，PSDを示した事例がいた．この女性に対して，旅という作業を用いて介入した結果，自発的な歩行訓練や右手の使用などの生活の変化を引き出すことができた．また，配偶者に旅を計画するように支援したところ，持続的な旅が実現し，それに伴って事例は作業参加に至った．本研究の目的は，OTRとして作業を用いてかかわった結果，著明な生活上の変化が見られたことの意義を検討することである．

事例紹介

Oさん：60歳代前半（X歳）の女性で，夫と2人暮らしである．暇をもてあますことが嫌いで，せっかちな性格であったという．作業歴は高校卒業後，銀行員として就職し，結婚後は専業主婦として暮らしていた．趣味は料理，書道，刺繍，旅行など多く，自宅で料理教室を開いたり，パッチワークの教室に通ったりしていた．

X−3歳時に脳出血（左被殻）を発症し，重度右片麻痺と失語症を示した．その直後からリハが開始され，筆頭筆者が作業療法（以下，OT）を担当することになった．しかし，退行や感情失禁があり，事例は自宅へ帰りたいと希望していた．反面，訓練には拒否的であったため，十分な訓練を実施できなかった．その後，麻痺の程度は中等度となり，ADLは，入浴以外は見守りでほぼ可能となった．また，コミュニケーションは，理解は良好で，発話は聞き取りにくさはあるものの家族間での会話は可能な状態となった．担当理学療法士との話し合いの結果，継続した入院リハによって身体機能のさらなる改善を期待できると判断したが，事例は退院を強く希望し，訓練を拒否したため，約3カ月後に自宅へ退院した．その後は，週1回の外来通院リハに移行した．

OT経過

OTRは，事例とのかかわりの中で方針を変更しながら対応したため，経過を3期に分けて述べる．また，経過の詳細を表にした（表1）．

1 第1期：身体機能訓練の実施と限界

発症後4カ月から5カ月の退院直後を第1期とした．事例の機能状態は，右手の実用性が乏しいため，左手を用いて食事や排泄時の更衣動作を行っていた．また，T字杖を用いて自宅内を自発的に歩行していた．介護保険制度の社会資源を利用し，訪問介護士による家事援助を受

表1 ◆ 第1期から第3期までの経過の詳細

期	月	出来事	事例の生活	事例の語り	夫
第1期：身体機能訓練	4	退院			
	5	捻挫	臥床生活	何もしたくない	
第2期：語りへの注目から旅の勧め	6		臥床生活	旅したい	旅は無理
	7	外出	歩行訓練，右手使用		大丈夫
	8				
	9	↓			旅行依頼
	10	旅	↓	何もしたくない	
	11	うつ病	臥床生活	死にたい	
	12				
	13	入院			
	14	転倒			
	15		↓		
第3期：夫の支援により持続的な旅の実施	16	旅	トイレ・料理		
	17	↓		また行きたい	計画慣れ
	18				夫のみ
	19		食事後片づけ	書道したい	
	20		書道・右手使用		
	21		洗濯		
	22		階段		
	23		料理教え・書道会	見て，見て	
	24		手紙・塗り絵		
	25		葉書		
	26	↓	お洒落	見て，見て	↓

けていた．

　OTRは，事例が入院中に自宅での生活を希望していたことから，退院後には事例の訓練に対する意欲低下は改善するだろうと考えていた．また，発症からの期間も短く，身体機能の改善が望める時期[18]であることから，OT目標をADL自立と趣味活動への参加，右手の使いやすさの向上と考えていた．訓練は，運動コントロールモデルや生体力学モデルなどの複数のモデルでの直接的介入により，右手を使いやすい経験を得ることにあった．また，自宅での右手の使用頻度を高めるため，食事場面や排泄時の更衣場面などでの右手の参加を促すことや，事例自身で取り組める関節運動や把握動作を記載した自己訓練用紙を用いるなどの教育的介入を検討した．

　その結果，退院直後は右上肢の自己訓練に取り組む場面や食事・排泄時に右手の使用が見られたが，効率的に遂行できない時には退行や感情失禁が見られ，悲観的になることが多かった．また，通院時は訓練の拒否を認めただけでなく，通院そのものにも拒否を示した．

　発症から5カ月目に，自宅内を1人で歩行中に左足関節の捻挫を起こし，移動や排泄に身体的介助を要する状態となった．その後，自発的な活動はなくなり，日中のほとんどを臥床して過ごし，「何もしたくない」と語るようになった．また，訓練への拒否が続いたため，OTRは同様の方法での継続した介入は困難であると判断した．

Oさんの状態の説明／理論

```
脳出血
  ↓
うつの発症から臥床状態 ←──┐
  │ 個人的原因帰属の低下      │
  ↓                          │
ベッドで寝ているしかない ────┤
  │ 挑戦的課題や活動選択の回避
  ↓                          ↓
自信の一層の       技能の一層の
低下               浸食
         悪循環
```

事例 10

「何もしたくない」と語った脳卒中後うつの女性が旅をすることで作業参加に至った一例～夫婦間における相互的社会的環境の良循環～

MOHOのリーズニング　Oさん

作業同一性	何もしたくないという存在.	
作業有能性	作業参加はない.	**問題の中核**

意志
- **PC**: 効率的に遂行できない時には退行や感情失禁が見られ，悲観的になった．「何もしたくない」と語る．
- **価値**: 訓練を拒否し，通院そのものも拒否した．
- **興味**: ？

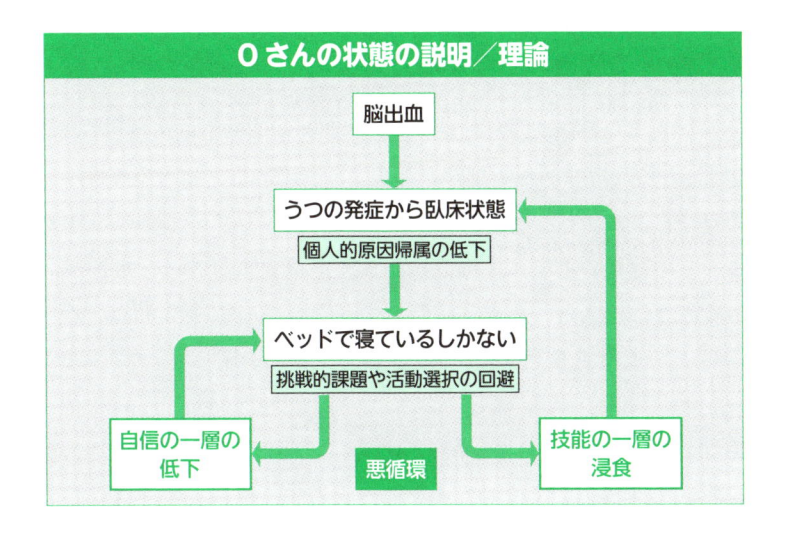

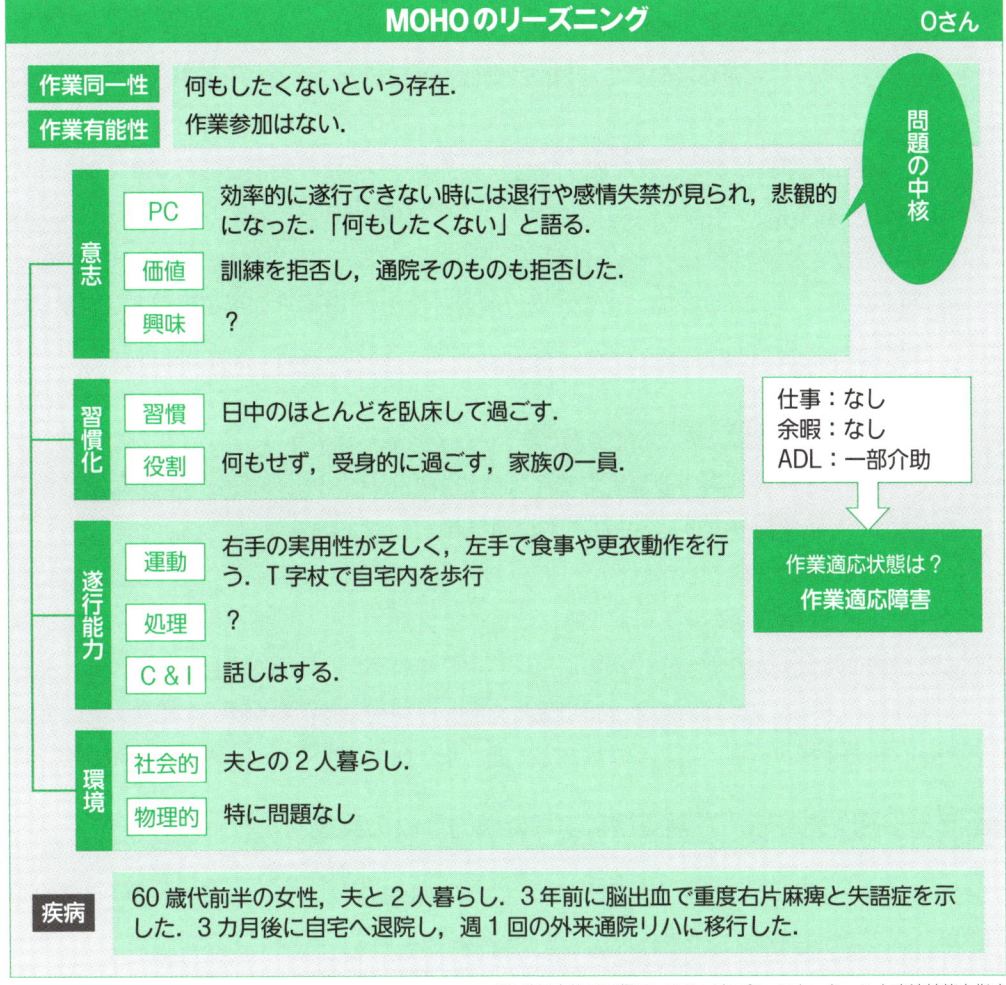

習慣化
- **習慣**: 日中のほとんどを臥床して過ごす．
- **役割**: 何もせず，受身的に過ごす，家族の一員．

仕事：なし
余暇：なし
ADL：一部介助

→ 作業適応状態は？
作業適応障害

遂行能力
- **運動**: 右手の実用性が乏しく，左手で食事や更衣動作を行う．T字杖で自宅内を歩行
- **処理**: ？
- **C & I**: 話しはする．

環境
- **社会的**: 夫との2人暮らし．
- **物理的**: 特に問題なし

疾病: 60歳代前半の女性，夫と2人暮らし．3年前に脳出血で重度右片麻痺と失語症を示した．3カ月後に自宅へ退院し，週1回の外来通院リハに移行した．

PCは個人的原因帰属，C & Iはコミュニケーションと交流技能を指す

2 第2期：語りへの注目から導かれた旅の勧め

　発症後6カ月から15カ月を第2期とした．この時期の初期の事例の機能状態は，身体的介助を必要とするだけでなく，自発的な活動が見られず，日中のほとんどを臥床で過ごしていた．OTRは，OTの目標をこのような状態からの脱却とした．訓練は，運動コントロールモデルや生体力学モデルなどの複数のモデルでの直接的介入を継続することとしたが，拒否を示す時は，無理に勧めることは控えた．また，事例への介入の糸口を探索するため，人間作業モデル[19]（以下，MOHO）で重視するナラティブを用いて，事例の語り（ナラティブ）に注目することにした．

　その結果，事例は多くを語ることはなかったため，現在の心境，病前生活，家族や友人などの話題を提示したが，「何もしたくない」と語るとともに，感情失禁を伴うことがほとんどであった．しかし，病前に行っていた趣味を話題にすると，感情失禁はあったが，「やりたい」と語ることがあった．特に旅行の話題では，「旅したい」と笑みを浮かべることもあった．そこで，事例にとっての旅という作業について夫に詳しく話を聞いたところ，病前は月に1～2回，夫婦や知人と旅に行っており，何にでも積極的な性格とは反対に，旅の計画や現地での行動は受身的であったことが明らかとなった．

　OTRは，現在の事例にとって受身的な旅への参加は，整った環境下であれば身体的に可能な作業であり，良好な成功体験をもたらすと考え，旅の実施を夫に提案した．しかし，夫は「旅は無理でしょ」と断った．夫が断った理由を確認したところ，「（事例の）2時間ごとの頻尿」を不安視していることがわかった．その不安を解消するためにOTRが障害者用トイレマップを渡したところ，近場への外出を決意して実行した．その結果，夫は「頻尿でも大丈夫でした」と語った．その後，事例は自宅内での歩行訓練や右手の使用といった生活上の変化を認め，夫は「外出したことが良かったみたいです」と語り，9カ月目には夫からOTRに旅行計画の立案を依頼してきた．OTRが旅館の家屋構造や近隣施設の設備などに考慮して全般的な手配を行ったところ，1泊旅行が実現し，夫婦ともに満足した．

　しかし，事例は突然「何もしたくない」，「死にたい」と語るようになり，うつ病と診断され，抗うつ薬が処方され，日中のほとんどを臥床で過ごす状態に戻ってしまった．OTRは夫に，旅行との因果関係はないかなど，うつ病の原因について尋ねたが，明確な原因はなかった．その後，薬剤性のパーキンソニズムによって当院に入院し，薬剤調整が功を奏して退院した．しかし，転倒による骨折で再度入退院し，臥床して過ごす状態での生活は続いた．

3 第3期：夫の旅行計画支援により持続的な旅の実施

　発症後16カ月から26カ月を第3期とした．この時期の初期の事例の機能状態は，自発的な活動がなく，日中のほとんどを臥床で過ごす状態が続いていた．OTRは，夫が旅とうつとの因果関係は考えにくいと話していたこと，第2期での外出経験が有効であったことから，OTの目標を，再度，事例が現状の生活から脱却することを目指して，価値を置く旅を用いた介入と

した．機能訓練は，第2期と同様に，運動コントロールモデルや生体力学モデルなどの複数のモデルでの介入としたが，拒否を示す時は無理に勧めることを控えて，MOHOのみを用いることにした．また，旅を持続的に提供できるように，夫が旅行計画を立案できるように支援を検討し，随時情報を提供した．

その結果，夫はすぐに実行して旅を実現させた．その直後から，事例は自立してトイレに行ったり，担当訪問介護士とともに料理をしたりするといった変化が認められた．1カ月後の17カ月目には，事例は，旅に「また行きたい」と言い，夫は「だんだんと慣れてきました」と語り，その後は夫だけで旅行を計画し，月に1～2回，宿泊や日帰りの旅が習慣化した．19カ月目には，事例は食事の後片づけを始め，通院時には「書道したい」と語り，その場で支援しての左手での書道を経験したところ，自宅でも実施するようになった．また，部分的な洗濯をしたり，お洒落して行った旅先での写真を持参して「見て，見て」と嬉しそうに笑ったりするなど，多くの作業参加の実現が報告された．

この頃，運動麻痺の程度は退院時と比べ著明な変化は認めなかった．しかし，料理や洗濯を行うことや，書道会（事例の在住市が運営する失語症者を対象とした会）などに参加するといった技能を十分に発揮するようになった点では，大きな変化を認めた．

考　察

Oさんは，経過中に2度のうつ状態を示し，自発的な活動は見られず，日中のほとんどを臥床して過ごす生活となった．しかし，旅の経験を機転に，作業参加を実現し，夫婦による2人旅は習慣化した．

1 OさんのPSDの特徴

一般的なPSDの特徴は，意欲低下が目立ち，悲壮感や希死念慮は軽度で，病巣は左前頭葉背外側や基底核で，発症直後から半年以内にうつ状態を示すことが多いとされている．また，発症の機序は脳血管障害になったという反応性抑うつ状態で，脳の直接的な影響や潜在する内因性うつ病が脳卒中の直接的・間接的な影響で顕在化した状態であるといわれている[4]．一方，最近の研究ではPSDの発症と脳卒中の病巣，病態，症状に関係はないとされており，その発症の機序も不明確であるとされている[5]．Oさんは，意欲低下を中心とした臨床所見や左被殻の病巣，発症から5カ月目にうつ状態を示したことなどは，先行研究通りであった．しかし，うつ状態になった理由は不明確であった．

2 うつ状態から作業参加に至った理由

岡崎ら[3]は，PSDへの介入は「傾聴し，無理をさせない，すみやかな抗うつ剤の開始」とする．山根[20]は早期のうつ病に対する作業は，過去と現状の能力を比較することなく，以前になじみのないものを実施するとしている．しかし，爲近ら[16]や内田ら[17]は，なじみのある作業で

Oさんの治療仮説と実施

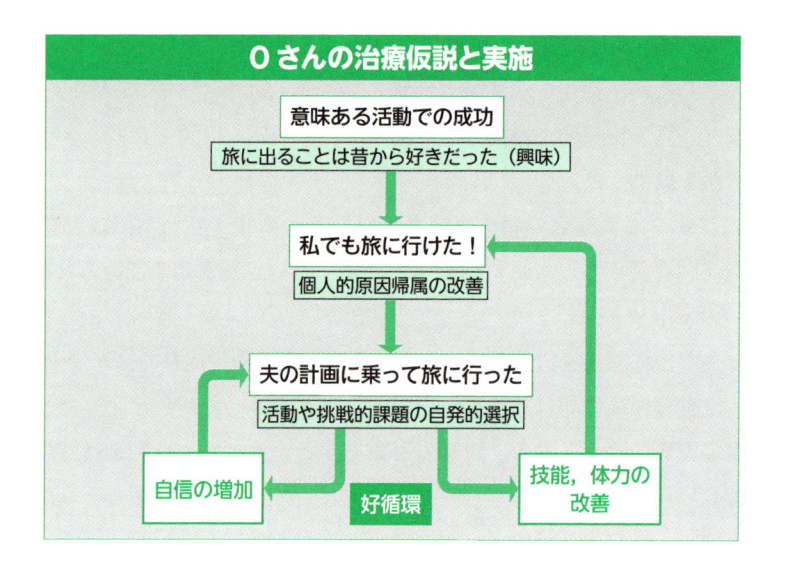

意味ある活動での成功
旅に出ることは昔から好きだった（興味）
↓
私でも旅に行けた！
個人的原因帰属の改善
↓
夫の計画に乗って旅に行った
活動や挑戦的課題の自発的選択
↓
自信の増加 ← 好循環 → 技能，体力の改善

も，作業と環境の特性を生かして用いたことで自己受容に至ったとPSDの自験例を報告している．Oさんには，無理な訓練を勧めず，MOHOを用いて会話を中心にしたOTを実施することで，事例の語り（ナラティブ）に注目した結果，旅という介入の糸口を発見することができた．また，その旅という作業の提供にあたり，病前との技能のギャップを感じないようにするために工夫して，物理的環境への配慮と受身的参加に配慮した．これらのことにより，なじみのある作業の利用が可能になったと考えられる．このことは先行研究によっても支持された．

また，藤原[21]は「旅とはささいなことに感動できる自分の発見であり，そうした感動が重なった結果，有能感がもたらされる」と指摘している．Oさんには，旅という作業経験が事例に有能感をもたらし，それが作業参加に至るきっかけとなったとも考えられる．つまり，Oさんが2度のうつ状態から改善した理由は，無理をさせず語り（ナラティブ）に注目し，そこから得られたOさんにとっての意味のある作業である旅（有能感をもたらせてくれる旅）を適切な作業形態で提供できたためであると考えられる．

3 夫婦2人旅が持続的なものとなった理由の推測

Kielhofner[19]は，人間を開放システムとしてとらえ，環境と交流する作業的存在としている．本事例を考えると，事例と夫はお互いを社会的環境として影響を受け合っていたこと，つまりダブルシステム[22]であると考えられる．そこで，Kielhofner[19]の提唱するMOHOを用いて夫婦間の交流を検討した（図1）．まず，日中のほとんどを臥床していた事例の生活と旅に対する夫の不安は，お互いの旅への個人的原因帰属が低下した作業適応障害にあったと思われる．そうした状態に対して，OTRが夫に旅行計画の支援を行ったことは，夫の旅行計画の技能を向上させ，夫の遂行能力に変化を生じさせ，自分での旅行計画立案に至ったと推測された．次に，事例側から考えると，変化した夫という社会的環境からの働きかけにより，「今の自分でも旅ができる」という有能感が得られ，事例の意志に変化が生じたと推測される．また，日中

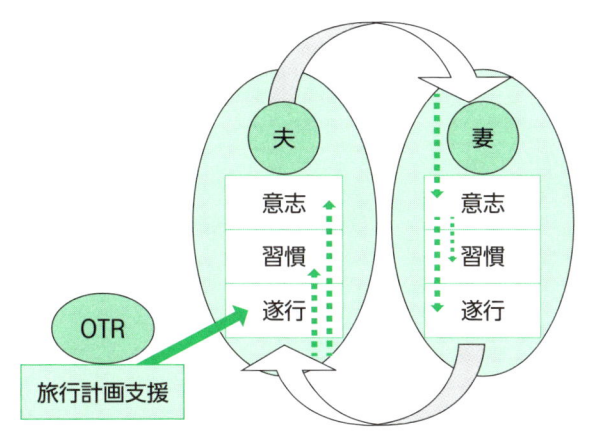

図1 ◆ 夫婦間の相互的な社会的環境の良循環

のほとんどを臥床した生活からの脱却（習慣化の変化）や潜在的なADL技能を発揮する（遂行能力の変化）といった事例の内部での変化を作り出したと推測される．さらには，変化した事例という社会的環境が夫に働きかけたし，夫が提供した旅により事例が変化するといった実感（意志の変化），夫として役立っているといった役割認識（習慣化の変化）に影響を及ぼしたと思われる．これらは，2人のお互いがダイナミックな自己組織化を果たし，夫婦間相互の社会的環境の好循環という関係を生んだことが，2人旅という作業を持続させ，事例の作業参加を実現させたと思われる．つまり，事例と家族などを含む社会的環境との交流に好循環を及ぼすダブルシステムの視点[22]から支援することが重要であると考える．

おわりに

PSDは，訓練の阻害因子となること，ADLやQOLの低下に関与するため，適切な対応が求められる．今回，PSDを示した事例を担当し，適切な形での旅を提供したことがうつ状態を改善させた理由であると考えた．また，夫婦の相互関係に良循環を及ぼす視点での介入は，作業の持続可能性をもたらしたと考えた．

文 献

1) Robinson RG, Starr LB, Kubos KL：A two-year longitudinal study of post-stroke mood disorders：findings during the initial evaluation. Stroke 14：736-741, 1983.
2) Alexopoulos GS, Meyers S, Young RC, Tatsu Kakuma, Silbersweig D et al.：Clinically Defined Vascular Depression. Am J Psychiatry 154：562-565, 1997.
3) 岡崎英人，園田 茂，岡本さやか，他：症例に学ぶうつへの対応．脳卒中後のうつ．Journal of Clinical Rehabilitation 14：709-714, 2006.
4) 下田健吾，木村真人：脳の老化とうつ状態，血管性うつ病を中心に．臨床精神医学34：655-660, 2005.
5) 加治芳明，平田幸一：脳卒中後のうつの病態と診断・治療．脳外科看護4：130-137, 2006.
6) 十川千夏，鈴木千絵子，高木永子：抑うつ反応を引き起こす要因の調査―脳卒中後遺症（片麻痺）をもつ在宅療養高齢者の場合―．日本看護学会抄録集，老年看護34：41, 2003.

7) 江藤文夫, 坂山卓志：脳血管障害後遺症患者の健康関連Quality of Lifeに影響を及ぼす要因の研究. 日本老年医学雑誌37：554-560, 2000.
8) 山口修平, 小林祥泰, 村田昭博, 他：脳血管障害後のうつ状態に関する検討. 臨床神経学27：1451-1456, 1987.
9) 関　徹, 粟田主一, 小泉弥生, 他：地域在住高齢者における頭部MRI上の脳血管病変と抑うつ症状との関連. 日本老年医学会雑誌43：102-107, 2006.
10) 加治芳明, 平田幸一：脳血管障害とうつ. 心療内科9：375-383, 2005.
11) 宮崎一秀, 内山真一郎, 岩田　誠：fluoxetineが有効であった脳梗塞後抑うつの2症例. 複数の抑うつ尺度による評価. 脳卒中25：363-368, 2003.
12) 渡邉義文：抗うつ剤の使用法. Depression Frontier 1：65-68, 2003.
13) 渡部律子：うつ傾向が強く,「死にたい」ともらすデイサービス利用の73歳男性. 総合ケア16：77-82, 2006.
14) Fukuchi H：脳出血後にうつ症状を呈した患者のリハビリテーション. 聖マリアンナ医学研究誌4：51-53, 2004.
15) 羽田由利子：脳血管疾患により重度障害をきたした患者の自宅退院を可能にした援助. 日本リハビリテーション看護学会学術大会抄録14：1-3, 2002.
16) 烏近岳夫, 長山　幹, 森田秀昭：脳卒中後のうつ状態に対する作業療法―なじみある作業を用いて自己受容に至った一症例―. 作業療法21（特別号）：154, 2002.
17) 内田裕美, 渡　祐一, 西田充征, 他：在宅生活の脳卒中後うつ状態患者への作業療法士としての関わり. 作業療法22（特別号）：249, 2003.
18) Broeks JG, Lankhorst GJ, Rumping K, Prevo AJH：The long-term outcome of arm function after stroke：results of a follow-up study. Disability and Rehabilitation 21：357-364, 1999.
19) Kielhofner G（山田　孝・監訳）：人間作業モデル―理論と応用, 改訂第2版. 協同医書出版社, 1999.
20) 山根　寛：精神障害と作業療法, 第2版. 三輪書店, 2003.
21) 藤原　茂：暮らしの中に発見する旅. OTジャーナル39：374-383, 2005.
22) 笹田　哲：就学前の精神発達遅滞児に対する母子ダブルシステムによるアプローチ. 作業行動研究4：6-17, 1997.

3. 通所リハビリテーションや通院での人間作業モデル

事例 11

通所リハビリテーションを利用する事例に対する役割再獲得のための作業療法介入～夫婦システムを考慮する必要性について～

田村浩介, 原田伸吾, 笹田 哲, 山田 孝

要旨 通所リハビリテーションに通う70歳代前半の男性Pさんを担当した. 作業に関する自己評価・改訂版を実施した結果, 運動技能の低下のために個人的原因帰属が低下していることがわかった. Pさんは家族の役に立ちたいと考えており, 練習の結果, 家事への参加が可能になったが, 習慣化するには至らなかった. その後, 夫婦を1つのシステムとしてとらえ直して介入したことで, Pさんは, 家庭維持者としての役割を再獲得した. 今回, 地域で生活するクライアントに対する作業療法では, クライアントだけではなく, クライアントの妻も含め夫婦を1つのシステムとしてとらえ, 因果関係を明らかにし, 介入することの必要性が示唆された.

キーワード 通所リハビリテーション, 役割, 夫婦ダブルシステム, 家事作業, 作業に関する自己評価・改訂版（OSA Ⅱ）, 運動および処理技能評価（AMPS）

はじめに

地域リハビリテーション（以下, リハ）サービスでは, 人は実際の地域場面の中で, 家庭や地域に可能な限り自立するために地域の手段を活用して練習する機会が必要である[1]. 通所リハにおける作業療法（以下, OT）では, 心身機能や生活機能の維持・向上を目指す個別リハと, 社会交流や社会参加を促すことが重要である[2]. そのために, 画一的な機能訓練ではなく, クライアントを包括的にとらえるOT理論を用いて評価し, 柔軟に実践にあたる必要がある[2]. 当通所リハでは, OT実践にあたって, クライアントの作業の再獲得のために, 人間作業モデル（以下, MOHO）[3]を用いて作業適応を評価し, 介入している.

通所リハを利用するクライアントの生活環境は自宅であり, クライアントが再適応して自分らしく生活するためには, 周囲の環境, 特に家族がクライアントを肯定的に受け入れるように変化することが必要である[4]. 家族支援の目的は主たる介護者の孤立を防ぎ, 不安と被害意識を助長させない状況を作ることであり, 介護者の身体と精神の機能を健常な状態に保つために援助することである[5]. 一般的には, 通所リハにおける家族支援は, 介護者の介護負担の軽減を目標にすることが多い. 笹田[6]は, クライアントの作業行動を支援する上でキーパーソンは大きなウエイトを占め, その影響は大きいと述べ, キーパーソンとのダブルシステムへのアプローチについて報告している. また, 石川らは, 家族などを含む社会的環境との交流に好循環

を及ぼす視点で支援することの重要性を述べている[7].

本報告の目的は，地域リハサービスに通う事例のOTの経過を報告し，地域で生活するクライアントに対するOTでは，MOHOのシステムの概念を用いて介入することが重要であり，必要であることを検討することである．

事例紹介

Pさん：70歳代前半の男性である．高校卒業後，市役所に定年まで勤め上げ，その後，ボランティアで青少年のスポーツ指導をしていた．字が達筆であったため，市のスポーツ大会などで賞状を書いていた．余暇はフルマラソンや市民トライアスロン，釣り，サイクリング，ゴルフなどで，それらを楽しんでいた．休日はマラソンやゴルフ三昧で，ほとんど自宅にはいなかった．また，温和な性格で，妻，娘にとってとてもやさしい夫，父であった．

X年，ゴルフ中に呂律が困難になり，救急車で病院に搬送され，左被殻出血が認められた．B病院で4カ月間保存的治療を受けたが，右片麻痺と混合性失語症が残存した．退院後，要介護3とされ，当クリニックの通所リハの利用を開始した．身体機能の向上を目的とした機能訓練，フィットネスマシンを用いた自主訓練，言語の練習としてのカラオケ，書字練習としての塗り絵を実施した．X＋4年，要介護1になり，週に5日通所リハを利用していた．Pさんのデマンドは身体機能の向上であり，ケアプランの内容は，機能訓練としての歩行訓練，筋力増強訓練，立位バランス訓練であった．妻は，「リハを続けて，自分でできることはできるようになってほしい．夫が通所リハに行くようになり，自分の時間が持てるようになった」と話した．妻と娘の3人暮らしで，休日は妻が企画して家族で公園に散歩やカラオケに行ったり，毎週末，家族で特別養護老人ホームに入所しているPさんの姉に面会に行ったりと，活動的な生活を送っていた．

OT評価

1 作業に関する自己評価・改訂版（OSAⅡ）の結果

自分についてでは，「他人に自分を表現する」が問題あり，非常に大事，「自分の責任をきちんと果たす」がやや問題，非常に大事，「自分の能力をうまく発揮している」が問題あり，非常に大事であった．その他は全て，非常に良い，非常に大事であった（表1)[8]．

非構成的面接では「マラソンが好きで出場したいが，無理だと思う．諦めている．身体が動かない」と話した．一方で「家族のために自分にできる家事を行いたい」と話し，家族の役に立ちたいと考えていることがわかった．しかし，洗濯物をたたむ練習を提案すると「もっと身

表1 ◆ 作業に関する自己評価（自分について）

	自分について	ステップ1				ステップ2			
		問題あり	やや問題あり	良好	非常に良好	大事でない	やや大事	大事	非常に大事
1	自分の課題に集中する				①②				①②
2	体を使ってしなければならないことをする				①②				①②
3	生活している場所を片づける				①②				①②
4	身体に気をつける				①②				①②
5	めんどうを見なければならない人を見る				①②				①②
6	行かなければならない所に行く				①②				①②
7	金銭の管理をする				①②				①②
8	基本的に必要なこと（食事，服薬）を行う				①②				①②
9	他人に自分を表現する	①			②				①②
10	他人とうまくやっている				①②				①②
11	問題をはっきりと認めて解決する				①②				①②
12	くつろいだり楽しんだりする				①②				①②
13	やらなければならないことを片づける				①②				①②
14	満足できる日課がある				①②				①②
15	自分の責任をきちんと果たす		①		②				①②
16	学生，勤労者，ボランティア，家族の一員などの役割にかかわる				①②				①②
17	自分の好きな活動を行う				①②				①②
18	自分の目標に向かってはげむ				①②				①②
19	自分が重要だと思うことに基づいて決めている				①②				①②
20	やろうと決めたことをやり遂げている				①②				①②
21	自分の能力をうまく発揮している	①			②				①②

①：1回目，②：2回目である．ステップ3は「特になし」であった．

体が良くなってからするよ」と話した．

2 運動および処理技能評価（AMPS）の結果

　Pさんができることを明らかにするために，運動および処理技能評価（以下，AMPS）を実施した．その結果，現在したいと考えているが行っていない作業に「冷蔵庫から飲み物を用意する」と「洗濯物をたたむ」が挙げられたため，これらの2課題を実施した．その結果，運動技

能は 1.05 logits（カットオフ 2.0 logits），処理技能は 1.07 logits（カットオフ 1.0 logits）であった．問題は，①課題遂行中に手で身体を支えたり（stabilizes）や歩行の不安定さ（walks）が見られたこと，②飲み物を運んだり（transports），冷蔵庫のドア，飲み物，服を扱う時に両手で操作すること（coordinates, manipulates）の困難さが見られたこと，また，課題遂行を続けること（continues）が困難であったこと，③課題遂行中に冷蔵庫に右足が当たる場面があったこと（navigates），④ ①～③よりペースが遅くなる（paces）ことが見られたが，疲労（endures）はみられなかった．日常生活活動（以下，ADL）の課題遂行については，安全に最小限の努力であったが，やや非効率的であった．また介助者の援助は必要としなかった．

3 高次脳機能

混合性失語が認められるものの，理解は良好で，言語での表出にやや難を感じる程度であった．

4 日常生活活動

バーセルインデックス（BI）で 85 点（減点項目は洗体，更衣，排尿コントロール），手段的 ADL では妻が家事全般を全て行っていた．移動はT字杖，短下肢装具を使用し，二点歩行で自立していた．以下に，MOHO を用いて意志，習慣化，遂行能力・技能，環境について整理する．

MOHO による初期評価のまとめ

1 意志

個人的原因帰属：病前に参加していたマラソンに参加することは身体が動かないと諦めており，運動技能の低下により能力の自己認識（個人的原因帰属）が低下していた．家族の役に立ちたいと考えており，そのためには身体機能の向上が必要であると考えていた．

価値：マラソンなど病前に行っていた活動や家事などを手伝い，家庭維持者としての役割に価値を置いていた．また，通所リハでの機能訓練にも価値を置いていた．

興味：マラソンなどのスポーツに興味を持っていた．

2 習慣化

習慣：家庭生活では，セルフケアは一部介助であった．家族の役に立ちたいとか，家事を手伝いたいと考えてはいるが，全て妻が行っていた．通所リハには週に5日通っており，機能訓練を中心に実施していた．

役割：父や夫として家族の一員の役割はあるが，家庭維持者として，家事への参加ができていない状態であった．また，病前に行っていたマラソンなどのスポーツに参加しておらず，趣味人としての役割も喪失していた．

Pさんの状態の説明／理論

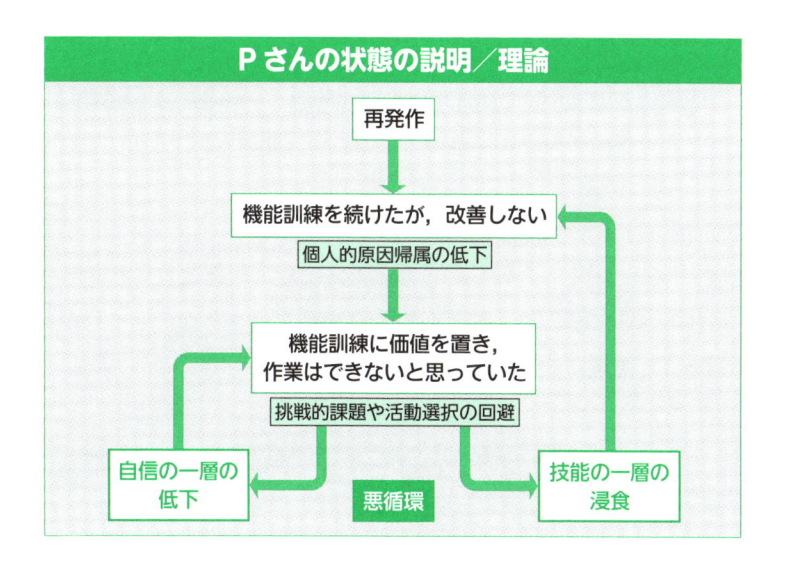

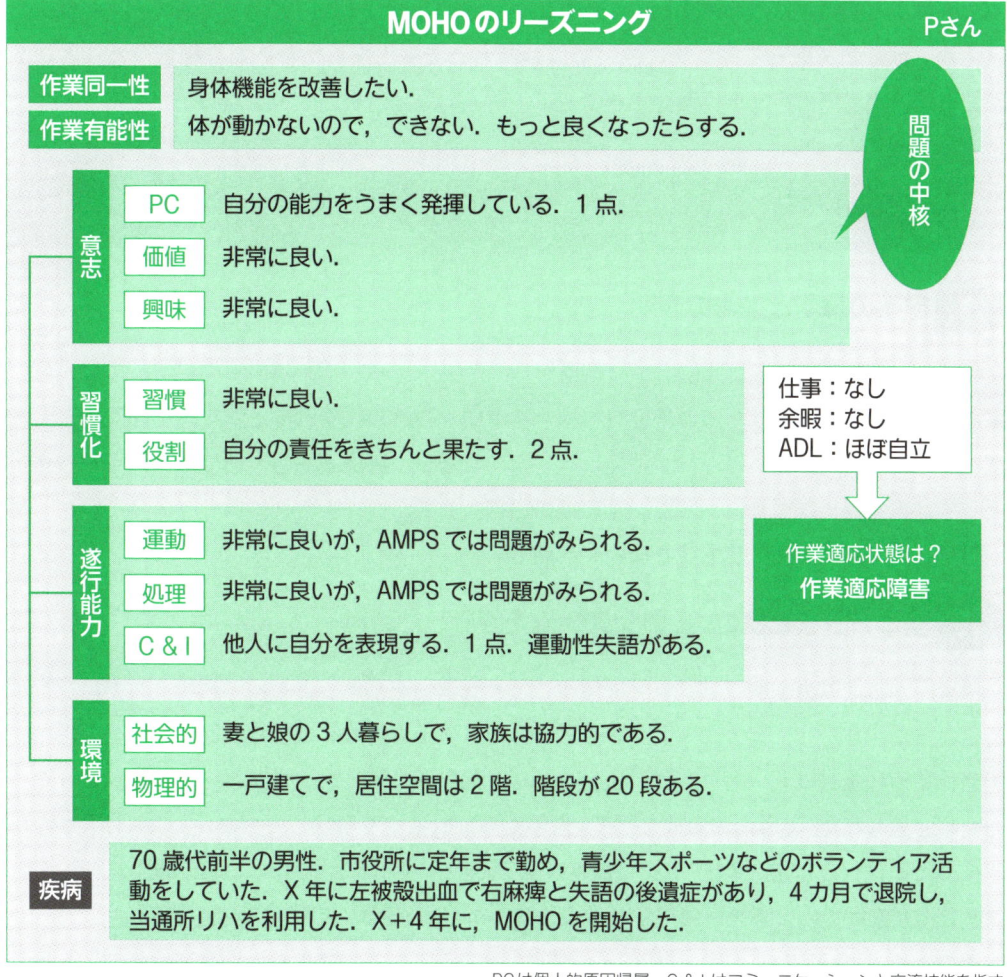

```
            再発作
              ↓
    機能訓練を続けたが，改善しない  ←──┐
       │ 個人的原因帰属の低下        │
       ↓                              │
    機能訓練に価値を置き，           │
    作業はできないと思っていた      │
       │ 挑戦的課題や活動選択の回避 │
       ↓                              │
  自信の一層の        技能の一層の
     低下                浸食
              悪循環
```

MOHOのリーズニング　　Pさん

作業同一性	身体機能を改善したい．
作業有能性	体が動かないので，できない．もっと良くなったらする．

問題の中核

意志
- PC：自分の能力をうまく発揮している．1点．
- 価値：非常に良い．
- 興味：非常に良い．

習慣化
- 習慣：非常に良い．
- 役割：自分の責任をきちんと果たす．2点．

仕事：なし
余暇：なし
ADL：ほぼ自立

→ 作業適応状態は？　**作業適応障害**

遂行能力
- 運動：非常に良いが，AMPSでは問題がみられる．
- 処理：非常に良いが，AMPSでは問題がみられる．
- C&I：他人に自分を表現する．1点．運動性失語がある．

環境
- 社会的：妻と娘の3人暮らしで，家族は協力的である．
- 物理的：一戸建てで，居住空間は2階．階段が20段ある．

疾病：70歳代前半の男性．市役所に定年まで勤め，青少年スポーツなどのボランティア活動をしていた．X年に左被殻出血で右麻痺と失語の後遺症があり，4カ月で退院し，当通所リハを利用した．X+4年に，MOHOを開始した．

PCは個人的原因帰属，C&Iはコミュニケーションと交流技能を指す

3 遂行能力・技能

運動技能：マラソンに参加することは諦めており，遂行能力の低下した自分を経験していた．

4 環境

生活の場は自宅で，妻と娘と3人暮らしであった．家族，親族ともにPさんに協力的であった．一軒家で，居住スペースが2階にあり，階段が20段ほどあるが，手すりがあり，移動に問題はなかった．通所リハを週に5日利用していた．

介入の基本方針とOT実施計画

Pさんが自宅で，家族のためにできる範囲で家事を手伝いたいと考えていること，AMPSの結果から代償や練習を行うことで自分が望む作業（家事）を行う遂行能力はあることがわかり，そのことをPさんに再確認し，これを基本方針にした．そこで通所リハ時のOTでは，冷蔵庫から飲み物を取ってコップに注いで飲むことと洗濯物をたたむことを練習することにした．また，家庭での役割を再獲得することで，個人的原因帰属が改善することとした．

OT経過

1 家事の練習と獲得の時期

開始から2週間であった．AMPSの結果から，Pさんの望む作業（家事）の遂行技能は良好であると考えられ，通所リハでの練習時には，冷蔵庫から飲み物を取ってコップに注ぐことと洗濯物をたたむという作業は遂行が可能になった．しかし，実際の生活場面である自宅での作業としては再獲得には至らなかった．その後の面接でPさんは「できれば自分でやりたいが，妻が『危ないから』とやらせてくれない」と話した．

2 基本方針を転換し，夫婦システムを評価した時期

冷蔵庫から飲み物を取ってコップに注ぐことと洗濯物をたたむことは，通所リハでは遂行可能となった．しかし，家という実際の生活場面では作業の獲得には至らなかった．その理由は担当作業療法士（以下，OTR）がPさんにのみ焦点を当てており，妻の存在には配慮しなかったためと思われた．Pさんの家族は，Pさんのために飲み物を用意していたが，これはPさんが家族のために行う作業（家族のために飲み物を用意すること）を阻害していた．また，そのことはPさんが家庭での役割を再獲得する機会を奪っていた（Pさんの状態の説明／理論）．

そのため担当OTRは，妻に"Pさんの妻に対する想い"や"Pさんの作業遂行能力"を伝えること，また自宅で作業を行う機会を作ることで，妻がPさんの作業遂行能力を確認できるの

表2 ◆ 人間作業モデルによる夫婦システムのまとめ

		Pさん	妻
意志	個人的原因帰属	病前に参加していたマラソンに参加することは身体が動かないと諦めており，運動技能の低下により能力の自己認識（個人的原因帰属）が低下していた．家族の役に立ちたいと考えており，そのためには身体機能の向上が必要であると考えていた．	Pさんの運動技能が低下したことによって，Pさんは何もできなくなったと感じていた．Pさんの介護については，妻だから義務であると考えていた．また，「私も好きなことをしたい」と話した．
	価値	マラソンなど病前に行っていた活動や家事などを手伝い家庭維持者としての役割に価値を置いていた．また，通所リハにおける機能訓練に価値を置いていた．	Pさんと自分自身の健康に価値を置いていた．
	興味	マラソンなどのスポーツに興味を持っていた．	ウォーキング，プール，カラオケ，書道に興味があった．
習慣化	習慣	家庭生活では，セルフケアは一部介助であった．家族の役に立ちたい，家事を手伝いたいと考えているが全て妻が行っていた．週に5日，通所リハに通っており，機能訓練を中心に実施していた．	家事を全て行っていた．Pさんの飲み物については，冷蔵庫から飲み物を取り出すことや，コップに飲み物を注ぐことも介助していた．Pさんは自分でやりたいと言うが，転倒の危険があるためやらせていなかった．また，健康のために毎日の仕事として早朝にウォーキングをし，週1回，プールに行って運動をしていた．毎週1回，友人とカラオケに行くことを楽しみにしていた．以前は書道教室へ通っていた．
	役割	父や夫として家族の一員の役割はあるが，家庭維持者として，家事への参加ができていない状態であった．また，病前に行っていたマラソンなどのスポーツへ参加しておらず，趣味人としての役割も喪失していた．	妻，母親，夫の介護者であり家庭維持者としての役割を担っていた．
遂行能力・技能		マラソンに参加することは諦めており，運動技能低下により遂行能力の低下した自分を経験していた．	約1年前から左肩に痛みと可動域制限があった．特に起き上がり時に痛みを感じていた．Pさんが病前に行ってきた様々な申告，申請などを行わなければならなくなりストレスとなっていた．Pさんの言葉がわからないことがあり，特に重要な話ではストレスを感じていた．
環境		生活の場は自宅で，妻と娘と3人暮らしであった．家族，親族ともにPさんに協力的であった．一軒家で，居住スペースが2階にあり，階段が20段ほどあるが，手すりがあり，移動に問題はない．通所リハを週に5日利用していた．	生活の場は，ほとんどが自宅であった．同居している夫が左脳殻出血と診断され，右片麻痺が残存しているため，介護をしていた．また，夫が通所リハを利用するようになり「自分の時間が持てるようになった」と話した．

ではないかと考えた．妻がPさんの作業遂行能力を確認することで，Pさんに自宅での作業を任せることになり，それが習慣となり，役割の再獲得につながるのではないかと考えた．

また，Pさんは妻が求めることに応えることで，個人的原因帰属が改善するのではないかとも考えた．このように夫と妻を1つのシステムと考え，Pさんと同時に妻にアプローチを行うことにより，Pさんと妻がともに，意志，習慣化，遂行能力に好循環が形成されていくのではないかと考えた（Pさんの治療仮説と実施）．

以下，MOHOを用いて妻の各システムの状態を評価し，その後，夫婦をダブルシステムとしてとらえ，意志，習慣化，遂行能力・技能，環境について整理した（表2）．

妻のMOHOのまとめ

1 意志

個人的原因帰属：Pさんが運動技能を低下したことによって，Pさんは何もできなくなったと感じていた．Pさんの介護については，妻だから義務であると考えていた．また，「私も好きなことをしたい」と話した．
価値：Pさんと自分自身の健康に価値を置いていた．
興味：ウォーキング，プール，カラオケ，書道に興味があった．

2 習慣化

習慣：家事を全て行っていた．Pさんの飲み物は，冷蔵庫から取り出しコップに注ぐことを介助していた．Pさんは自分でやりたいと言うが，転倒の危険があるためやらせていなかった．また，健康のために毎日の仕事として早朝にウォーキングをし，週1回，プールに行って運動をしていた．毎週1回，友人とカラオケに行くことを楽しみにしていた．以前は書道教室へ通っていた．
役割：妻，母親，夫の介護者，家庭維持者としての役割を担っていた．

3 遂行能力・技能

約1年前から左肩に痛みと可動域制限があった．特に起き上がり時に痛みを感じていた．Pさんが病前に行ってきた様々な申告や申請などを行わなければならなくなり，ストレスとなっていた．Pさんの言葉がわからない時があり，特に重要な話ではストレスを感じていた．

4 環境

生活の場はほとんどが自宅であった．同居している夫が左被殻出血と診断され，右片麻痺が残存しているため，介護をしていた．また，夫が通所リハを利用するようになり「自分の時間が持てるようになった」と話した．

夫婦ダブルシステムへの介入

開始から2〜4週間の時期である．OTRは妻に，Pさんの妻に対する思いとPさんの作業遂行能力を伝え，また自宅で作業を行う機会を作ってほしいと依頼した．その後，妻との非構成的面接で，Pさんが洗濯物をたたむことを「いいことだと思う」，「これまではできると思わなかった．難しいと思っていた」，「担当の作業療法士から連絡を受けて，できることがわかった」，「子どもたちもとてもびっくりしていた」と話した．その結果，自宅で洗濯物をたたむという作業の遂行は可能となった．

また，PさんにOSA Ⅱを再実施した結果，「他人に自分を表現する」は問題ありから非常に良い，非常に大事に，「自分の責任をきちんと果たす」がやや問題から非常に良い，非常に大事に，「自分の能力をうまく発揮している」が問題ありから非常に良い，非常に大事に改善した．その他は全て，非常に良い，非常に大事であり変化がなかった（表1）．Pさんは「現在の生活に満足している」と話した．また，「（家事は）少しずつできるようになっている．洗濯物をたたむこと以外にも挑戦したい」と話し，能力の自己認識（個人的原因帰属）が改善した．

考　察

1　Pさんの初期評価時の作業適応状態について

通所リハに通う70歳代前半の男性Pさんを担当した．Pさんの作業適応状態を明らかにするためにOSA Ⅱを実施した結果，Pさんは運動技能が低下し，個人的原因帰属が低下していたこと，家族の役に立ちたいと考えていたことがわかった．そこで家事を促したところ，「もっと良くなってからするよ」と話し，通所リハでは機能訓練，自主訓練に励んでいた．Pさんは家族の役に立ちたいと考えているが，家事を行うためには現在の運動技能では遂行できないと考えており，その結果，通所リハでの機能訓練，自主訓練を助長し，担当OTRの家事練習の促しを「もっと身体が良くなってからするよ」と断ったと考えられた．また，妻の「自分でできることはできるようになってほしい」という期待は，さらにPさんの身体機能の回復へのこだわりを助長していたと考えた．これによってPさんは家事という作業よりも自分の身体機能の回復へと焦点を当てていた．これは，Pさんの家庭維持者としての役割再獲得を阻害する結果となっていた．さらに役割再獲得が阻害されることで，身体機能の回復へのこだわりを助長するという悪循環となっていたと考えられた．

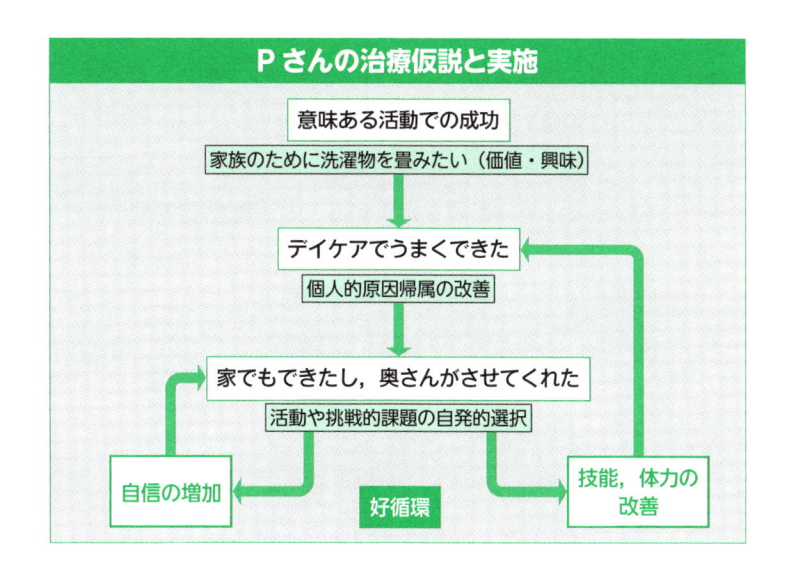

Pさんの治療仮説と実施

意味ある活動での成功
家族のために洗濯物を畳みたい（価値・興味）
↓
デイケアでうまくできた
個人的原因帰属の改善
↓
家でもできたし，奥さんがさせてくれた
活動や挑戦的課題の自発的選択
↓
自信の増加　　好循環　　技能，体力の改善

2 夫婦のダブルシステムについて

　Pさんが望んでいる家庭維持者としての役割再獲得のためにAMPSを実施して，Pさんの作業遂行上の利点と問題点を明らかにし，効果的にしているかどうかという遂行の状態を決定した．その結果，通所リハで練習をして，作業遂行が可能となった．しかし，実際の生活場面での作業の獲得は，妻が夫の行動にまつわる危険性を心配して，家では洗濯物をたたむことをさせなかったため，至らなかった．

　Pさんの状態の説明／理論をみると，悪循環の時には，夫婦というシステムはお互いに影響し合っており，夫の個人的原因帰属の一層の低下と妻の不安感を助長していた．「できれば自分でやりたいが，妻が『危ないから』とやらせない」という言葉から，夫婦それぞれのシステムは，Pさんの役割再獲得を阻害していたと考えられた．この結果は，担当OTRが環境（家族）の影響を考慮せずにPさんにのみ焦点を当てたことが，悪循環を助長していたと考えられた．

　Pさんの治療仮説と実施では，Pさんと妻のシステムが組織化され，それによって夫の個人的原因帰属の向上と妻の期待感が創発されるようになった．夫婦システムは「もっとやりたい」－「もっとやってほしい」という関係になり，Pさんも妻も意志，習慣化，遂行能力に好循環を形成することができた．介入から，Pさんと妻，お互いの好循環が形成され，役割の再獲得へ至り，また，家族が期待する作業が変わればクライアントの作業も変わる（機能訓練から洗濯物をたたむことへ変化した）ことがわかった．

3 通所リハにおける家族支援について

　家族支援の目的は，主たる介護者の孤立を防止し，不安と被害意識を助長させない状況を作ることであり，介護者の身体と精神の機能を健常な状態にしておくことである[5]．本事例も，ケアプランの目標の1つに妻の介護負担の軽減があった．Pさんが通所リハを利用するようになったことで，妻は「自分の時間が持てるようになった」とケアプランの目標が達成されたように考えられた．しかし，Pさんは家族の役に立ちたいと考えており，通所リハでは，身体機能回復のための機能訓練や自主訓練に励んでいた．発症からの経過を考えると，Pさんが期待するような身体機能の回復は困難であると考えられた．OTの目的はクライアントの作業の再獲得であり，Pさんが望む役割の再獲得のための支援のために，Pさんの作業再獲得を阻害している要因を明らかにすることと妻の影響を考慮することが重要であると思われた．

　牧山ら[9]は，回復期リハ病棟のOTで，役割再獲得にはクライアント本人の治療だけでなく，入院中から家族との関係を考慮してかかわることの重要性を述べている．笹田[6]は，家族を1つのシステムと考える方法は特に医療機関から離れて地域で生活している場合に有効であると述べている．

　本事例も，地域で暮らすクライアントである．このことからも，OTでは，クライアントだけに焦点を当てるのではなく，家族（環境）にも焦点を当てることが重要性であることが示唆された．本事例を通して学んだことは，地域で生活するクライアントにとって，家族という存

在はクライアントの作業に大きく影響を及ぼすことである．また，クライアントを生活者として包括的にとらえる時，家族をシステムとして考えることは，クライアントの作業の再獲得に必要不可欠であると考えられた．

おわりに

通所リハのOTの役割は，社会交流や社会参加を促すことである．通所リハの利用者は地域で生活しており，家族の影響を考慮することが重要である．クライアントの作業再獲得のためにクライアントだけではなく，その家族にも焦点を当て介入していくことが必要である．本事例を通して，通所リハにおけるOTの役割の1つを再確認することができた．

文献

1) Scaffa ME（山田　孝・監訳）：地域に根ざした作業療法．p8，協同医書出版社，2005．
2) 酒井陽子：通所リハビリテーションと作業療法（山田　孝・編：高齢期障害領域の作業療法）．pp134-137，中央法規出版，2010．
3) Kielhofner G（山田　孝・監訳）：人間作業モデル－理論と応用，改訂第3版．pp30-47，協同医書出版社，2007．
4) 鈴木ひろみ：通所リハビリテーションにおける作業療法（山田　孝・編：高齢期障害領域の作業療法）．pp270-281，中央法規出版，2010．
5) 古川昭人：地域作業療法学．pp87-88，協同医書出版社，2001．
6) 笹田　哲：就学前の精神発達遅滞児に対する母子ダブルシステムによるアプローチ．作業行動研究4：6-17，1997．
7) 石川哲也，鈴木憲雄，京極　真，他：「何もしたくない」と語った脳卒中後うつの女性が旅することで多くの作業参加に至った一例～夫婦間における相互的社会的環境の良循環～．作業行動研究11：38-43，2007
8) Baron K, Kielhofner G, Iyenger A, Gold-Hammer V, Wolenski J（山田　孝，石井良和・訳）：作業に関する自己評価使用者手引き，改訂第2版．日本作業行動研究会，2004．
9) 牧山大輔，笹田哲，山田　孝：回復期作業療法によって主婦役割を再獲得した事例～夫婦両者へのOSA-Ⅱの活用～．作業行動研究14：184-192，2010．（本書　事例8）

4. 訪問リハビリテーションでの人間作業モデル

事例 12

1枚の絵はがきがもたらした変化からみる在宅生活支援

川又寛徳，山田 孝

要旨 筆頭筆者は，訪問リハビリテーションで，回復期リハビリテーション病棟退院直後で，趣味人，家庭維持者としての生活物語が中断された女性の在宅生活を支援する機会を得た．そこで人間作業モデルを介入の概念モデルとして用い，主に意志と習慣化，環境への介入を行った．介入初期における1枚の絵はがきの完成は，徐々に良性の循環を形成し，中断された生活物語への復帰を達成できた．Qさんへの介入から，在宅生活支援において，作業に対する動機づけ，ルーチンや生活様式の中への作業行動のパターン化，技能的な遂行の特性，作業行動に対する環境の影響に対し，総合的に焦点を当てる必要があり，それをモデル化した人間作業モデルの有効性が示唆される．

キーワード 訪問リハビリテーション，在宅生活支援，役割チェックリスト，絵はがき，良性の循環

はじめに

筆頭筆者（以下，OTR）が所属していた法人では，2003年（平成15年）4月から回復期リハビリテーション病棟（以下，回復期リハ病棟）を，同年5月から訪問看護ステーションでの訪問リハビリテーション（訪問リハ）を開始した[1,2]．現在はまだ試行錯誤の段階ではあるが，回復期リハ病棟と訪問リハスタッフの連携強化により，円滑な在宅生活への移行をはかっている．しかし，回復期リハ病棟で向上したADL能力等を在宅で発揮できず，寝たきり同然，もしくは活動性の低い生活を送っているなど，円滑に在宅生活へ移行できない対象者もいるのが現状である．

そんな中，OTRは，訪問リハで，回復期リハ病棟退院直後の高齢女性を担当し，在宅生活を支援する機会を得た．この女性は退院時，ADLはほぼ自立レベルであったが，転倒に対する恐怖心や，役割行動と趣味活動への参加ができないことなどにより，趣味人，家庭維持者の役割を持つ生活者としての生活物語は中断されていた．そこで筆者らは，作業に対する動機づけ，作業行動のルーチンや生活様式へのパターン化，技能的な遂行の特性，作業行動に対する環境の影響に焦点を当てる人間作業モデル[3]（以下，MOHO）を介入の概念モデルとして用い，主に意志と習慣化，環境への働きかけを通して，中断された生活物語への復帰を支援することができた．その介入の経過を検討し，支援のあり方を考察した．

事例紹介

Qさん：77歳の女性である．X年1月に脳梗塞による右片麻痺を発症し，A病院で治療を受け，2月にリハ目的にてB病院に転院し，理学療法，作業療法，言語聴覚療法を受けてきた．認知症は認められず，コミュニケーション能力は日常生活を送る上では障害がなかった．麻痺の回復程度はブルンストロームステージ上肢Ⅲ－手指Ⅱ－下肢Ⅲレベルで，麻痺側上肢には約1横指の亜脱臼が認められた．著明な感覚障害は認められなかった．

病棟でのADLはほぼ自立レベルになったが，退院が近づいた頃，病棟内で歩行中に転倒し，打撲痛と転倒への恐怖心により動作の円滑さの欠如を示したため，退院後には，在宅でのADLの安定を目的にした訪問リハの依頼があった．

5月末に退院し，在宅復帰した．在宅で利用することになった介護保険サービスは，作業療法士による訪問（以下，訪問リハ）が週1回，通所リハビリテーション（以下，通所リハ）が週2回であった．

訪問リハ開始時の評価

1 訪問リハ開始前後のかかわりから起きた疑問

OTRは，訪問リハの正式な開始前からQさんと面会し，病院の担当セラピストやカルテから情報収集を行った．病院の担当セラピストに同行した住宅改造後のチェック時に，Qさんは玄関での昇降動作に困難を示していたことを観察した．

数日後の初回の訪問では，治療的仮説を立てるための資料としてMOHOと併せ生体力学モデルなど複数のモデルを組み合わせた評価を実施した．

退院時に比べると，遂行能力の諸側面には著明な変化は見られなかった．しかし，実際の作業遂行では技能の低下が認められ，ADLの程度を表すバーセルインデックス（以下，BI）は，退院時の90/100点に比べて，在宅では70/100点と低下を示した．転倒の危険性が高い階段昇降や入浴動作，それに，独立して行えるが麻痺側肩の亜脱臼により時間のかかる更衣動作などの多くの日常生活活動を，夫の介助に頼る状態であった．Qさんは病院と自宅の環境の違いによる安全への不安から，自己能力を不必要に低く認識しており，意志の個人的原因帰属感が低下していると推察された．

習慣化の側面では，入院中に家事訓練や利き手交換訓練を受けていたが，家事や発症前には習慣的に趣味として行われていた絵はがきや書道などの作業を行っていない状況にあった．Qさんの暗い表情から，これからの生活に対して不安を抱き，現在の生活に満足感を抱いていないのではないかと推察された．

OTRは，Qさんが十分な遂行能力を持ちながら家事や趣味の作業を行っていないという事

実に疑問を抱いた．それらを行わない理由は，病院と家という環境の違いと発症前後での遂行能力の変化以外にもあるのではないかと考え，彼女の現在と過去の典型的な1日の過ごし方や生活歴，Qさんの役割や価値，興味を評価するために，Qさんと協業して，役割チェックリストを実施し，それを用いて面接を実施した．

2 役割チェックリストの実施と面接から明らかになったこと

●生活歴

Qさんは海岸沿いの静かな住宅地で，夫と2人で暮らしていた．子どもは娘が1人で，その娘も結婚し，東京で暮らしていた．生家は現在の住まいに近く，兄弟姉妹の多くは近隣に暮らしており，日頃から頻繁な交流があった．Qさんは家事全般を1人でこなし，その上で地元の公民館で開かれている書道教室や絵はがき教室に友人と積極的に参加し，家の中はQさん自身が書いた掛け軸や絵はがき，紙細工などの多数の作品が飾られていた．Qさんは数年前に心筋梗塞を経験していたが，治療を継続し通常の生活を支障なく送っていた．そんな生活を送っていたある日，食事の支度中に台所で倒れ，救急車でA病院へ運ばれ，脳梗塞と診断された．

●役割チェックリストより明らかになったこと

役割チェックリスト[3,4]は，MOHOに準拠して開発されたものであり，人々の人生の経過における役割の認識と，これらの役割に置く意味や重要性に関する資料をもたらす2部からなる自己報告によるチェックリストである．第1部では，対象者は，示されている10の役割のそれぞれについて，過去に担っていた，現在担っている，そして，将来に担うであろう役割を明らかにすることができ，第2部では，それらの役割に対する価値を明らかにすることができるとされている．また，第1部と第2部を総合的に比較することにより，作業療法介入の必要性の有無を読み取ることができる，ともされている．

役割チェックリストの実施とそれに続く面接によって明らかになったことは，家庭維持者と趣味人という2つの役割に関して，現在の役割遂行と役割価値に大きな食い違いがあることであった（表1）．この2つの役割はともに，"非常に価値がある"とされていながらも，"現在"

表1 ◆ 役割チェックリストに示したQさんの反応

役割	過去	現在	未来	全く価値がない	少しは価値がある	非常に価値がある
学生・生徒	✓			✓		
勤労者	✓			✓		
ボランティア	―	―	―	―	―	―
養育者	✓				✓	
家庭維持者	✓		✓			✓
友人	✓	✓	✓			✓
家族の一員	✓	✓	✓			✓
宗教への参加者	✓	✓	✓	✓		
趣味人／愛好者	✓		✓			✓
組織への参加者	✓			✓		
その他	―	―	―	―	―	―

Qさんの状態の説明／理論

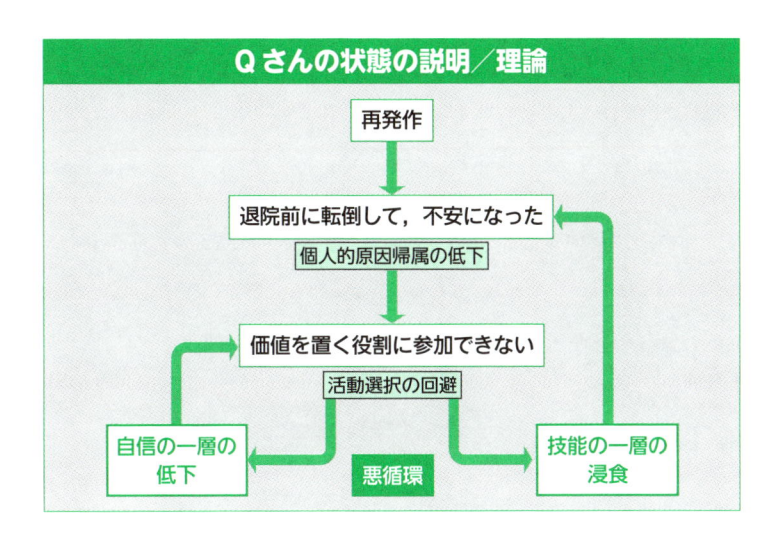

```
再発作
  ↓
退院前に転倒して，不安になった ←──┐
  │個人的原因帰属の低下             │
  ↓                                  │
価値を置く役割に参加できない        │
  │活動選択の回避                   │
  ↓                                  │
自信の一層の低下 ── 悪循環 ── 技能の一層の浸食
```

は遂行されていないという状態にあることが示された．

　家事に関する語りから明らかになったことは，今まで家事全般を1人でこなしてきたが，Qさんにとって家事とは「完全に遂行しなくてはならないもの」であり，また，それぞれの家事活動は一連の流れとして統一感を持ったものであって，その統一感を保つため「一家に主婦は2人いらない」と語ったことであった．このような大きな価値を置く家庭維持者の役割は，片麻痺により「以前のように思うように遂行できない」という理由で，また，夫が家事遂行に協力的なことも影響して，家事を継続することから後退してしまった．

　書道や絵はがき作りなどの趣味に関しては，子育てを終えたQさんにとって「続けていきたい」と価値を置く活動であった．しかし，絵はがきなどの活動は，左手では十分に満足できる遂行ができないと考えてしまったこと，以前は床に座ってちゃぶ台の上で行っていたが，床からの立ち上がりが困難になったことによって，この活動を行う機会を自ら制限してしまっていた．

3 作業適応障害の概要と協業による方針の決定

　Qさんの状態は，まず，片麻痺という遂行能力の障害があり，それが意志と習慣化に変化を及ぼしたと考えられた．家事役割に対するQさんの価値の変化を例にあげる．遂行能力の変化に伴う実際の作業遂行技能の低下によって，個人的原因帰属感の低下を引き起こした．また，夫が家事役割を遂行するという環境の中で，元々非常に価値を置いていた家事遂行者役割に対する価値を低下させ，この価値の低下が病前の家事役割からの引きこもりをもたらしたと推察された．

　もう1つ明らかになったことは，意志と習慣化に対して趣味活動の中断が及ぼした意味である．役割チェックリストとそれに基づく面接により，趣味活動が意志と習慣化を再構築する上で，重要な役割を果たすのではないかと考えられた．絵はがきなどの活動が遂行されない原因として，左手で書くことは満足できる遂行をできないのではないかという自己認識（個人的原

MOHOのリーズニング　　　Qさん

作業同一性	家事遂行者の価値の低下が病前の家事役割からの引きこもりをもたらした．
作業有能性	床からの立ち上がりが困難になり，絵はがき作りの機会を自ら制限した．

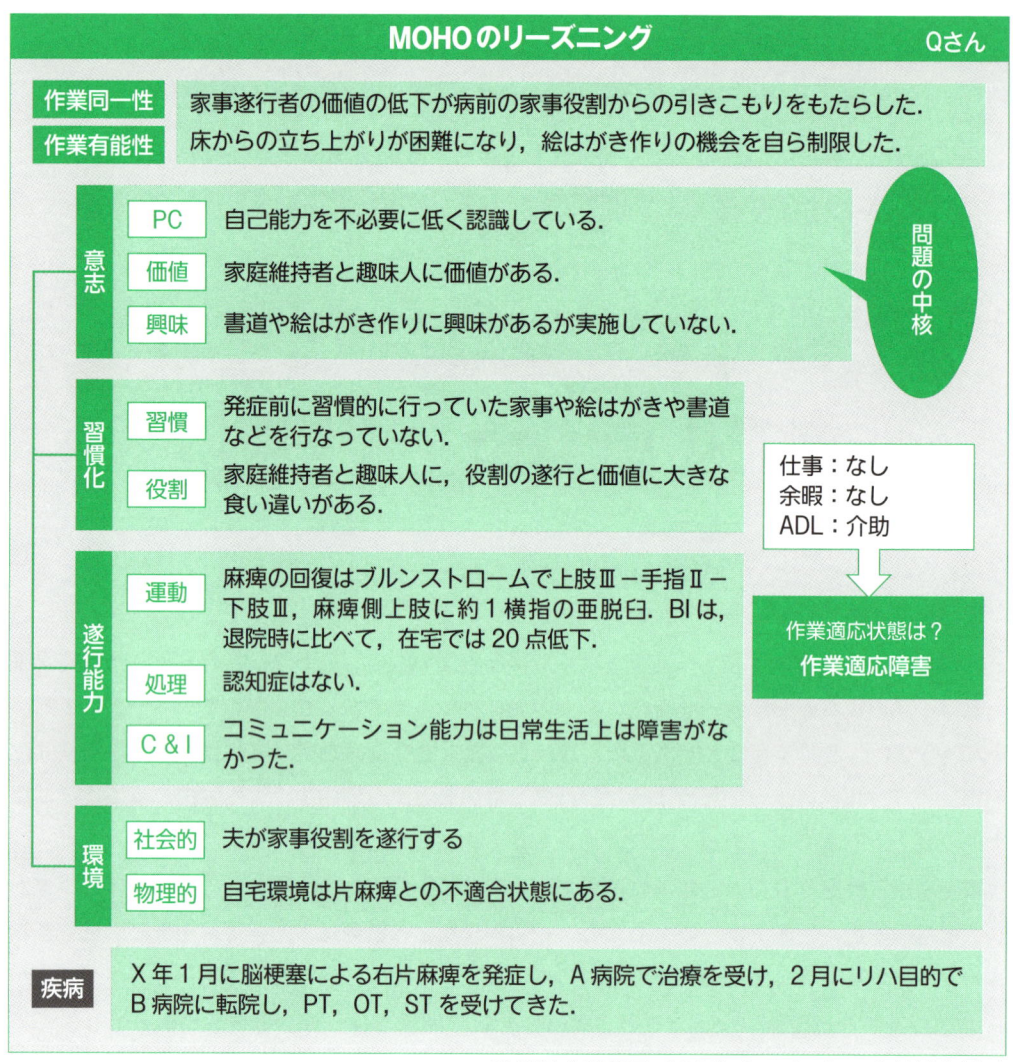

意志	PC	自己能力を不必要に低く認識している．
	価値	家庭維持者と趣味人に価値がある．
	興味	書道や絵はがき作りに興味があるが実施していない．
習慣化	習慣	発症前に習慣的に行っていた家事や絵はがきや書道などを行なっていない．
	役割	家庭維持者と趣味人に，役割の遂行と価値に大きな食い違いがある．
遂行能力	運動	麻痺の回復はブルンストロームで上肢Ⅲ－手指Ⅱ－下肢Ⅲ，麻痺側上肢に約1横指の亜脱臼．BIは，退院時に比べて，在宅では20点低下．
	処理	認知症はない．
	C&I	コミュニケーション能力は日常生活上は障害がなかった．
環境	社会的	夫が家事役割を遂行する
	物理的	自宅環境は片麻痺との不適合状態にある．
疾病		X年1月に脳梗塞による右片麻痺を発症し，A病院で治療を受け，2月にリハ目的でB病院に転院し，PT，OT，STを受けてきた．

問題の中核 → (興味)

仕事：なし
余暇：なし
ADL：介助

↓

作業適応状態は？
作業適応障害

PCは個人的原因帰属，C&Iはコミュニケーションと交流技能を指す

因帰属感の低下）や，以前は床に座ってちゃぶ台の上で書いていたが，床からの立ち上がりが困難なことによって活動が制限されていること，つまり，環境との不適合状態が考えられた（Qさんの状態の説明／理論）．趣味活動の再開を支援することが生活の活性化をもたらすであろうという仮説を立て，その旨をQさんと夫に伝え，同意を得た．

　以上の資料収集と治療的仮説により，発症から1年未満であり，遂行能力の変化も予測できることから，生体力学モデル，神経発達学的モデルを用いた介入を継続しながら，意志および習慣化の再構築を支援の柱とし，実際の生活場面でのADL訓練と趣味活動の再開を支援することに焦点を当て，介入を開始することにした．

訪問リハの経過

1 環境の改変による意志の変化

　趣味活動遂行への支援は，まず環境面から取り組んだ．椅子からの立ち上がりは見守りにて可能であったため，以前のように床のちゃぶ台の前に座って行うのではなく，椅子に座ってテーブルで活動を遂行すれば自立して活動を行うことができると予想し，椅子に座ってテーブルでの活動を勧めた．また道具も自立して活動できるように，取り出しやすく使いやすい位置に設定した．並行して活動再開に対する励ましも行った．X年7月2日の訪問時，Qさんは自慢気にうれしそうな表情を浮かべ，退院後初めて書いた絵はがきを筆者に見せた．その後も絵はがきは継続され，入院中の担当だった職員に暑中見舞いを出すという目標を立て，実行した．

2 遂行能力の変化

　遂行能力に対しては，生体力学的アプローチや神経発達学的アプローチなどを用い，麻痺側上肢に対する運動療法や立ち上がり訓練等を継続した結果，遂行能力，および作業遂行における技能に変化が見られ始めた．麻痺側肩の亜脱臼がみられなくなったことにより，更衣動作は容易になり，時間も短縮されて，再び自立となった．また下肢の支持性やバランス能力等が向上したため，床からの立ち上がり動作が見守りレベルで行えるようになった．これらの技能の変化は本人に自信をもたらし，個人的原因帰属の変化をもたらしたようであった．また，自宅での生活に慣れてきたことも影響してか，OTRに「浴槽のふちから立ち上がる動作をもっと容易にしたい」旨の相談を自ら持ちかけてきた．これは意志の大きな変化であると考え，その変化を見逃さないよう，さっそくQさんと夫，OTRとの3人で，浴室で実際の動作を確認し，シャワーチェアの肘掛部を手すり代わりに用いる方法を考え，実際に行ってみた．その結果，動作を安全に遂行できるようになり，その安心感も伴って，入浴動作は，更衣の介助と週に数回の背中の洗体の介助以外で，ほぼ自立となった．

3 習慣化の変化

　生活のリズムが確立され始め，役割に変化がみられるなど，習慣化が機能し始めた．発症前までは実際に台所に立ち，包丁を握ることで主婦という役割を果たしてきたが，それがダイニングの椅子に座って，夫に野菜の切り方や魚のさばき方，味付けなどを指示するという役割に変化し始めた．Qさん夫妻は，その役割の変化を楽しんで生活を送っているようであった．

　床からの立ち上がり動作を安全に行えるようになったことに伴い，発症前の習慣であった昼食と夕食を床に座って居間のこたつで食べることができるようになった．また，この時期から親戚の家を訪問するなどの通所リハ以外の外出の機会を持ち始めた．これは床に座っても立ち上がることができるという自信が影響しているようであった．

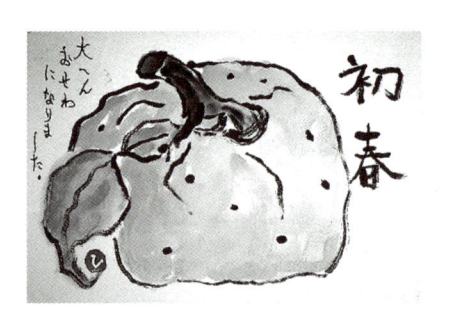

図1◆Qさんから届いた絵はがき

4 良性の循環へ

　下肢の支持性やバランス機能の向上に伴い，4点杖での歩行も安定したことから，Qさん本人よりT字杖使用の希望があった．筆者が持参したT字杖を実際に屋外で試用し，適用できると判断したため，屋外での歩行はT字杖使用とした．床からの立ち上がり動作に加えて，T字杖での歩行が可能になったことは，Qさん本人が訪問リハを終了する決断を下すきっかけの1つとなった．

　BIは，更衣動作が再び自立となったために，80/100点へと向上した．またBIには現れないものの，安全に行えることによる入浴時や外出時の介助量の軽減など，開始時に立てた目標を十分達成したとOTRも判断し，Qさん，Qさんの夫，ケアマネジャー，主治医の意見を確認し，11月をもって訪問リハを終了することとなった．終了に際し，上肢の自己介助運動や下肢の自動運動などの機能維持目的の自己訓練の指導を行い，11月末に終了した．

　1ヵ月後にフォローアップ訪問を行った．終了時と比べ変化は見られず，転倒もなく，安全に過ごしていた．また，1日1枚のペースで，お正月に向けて絵はがきの年賀状を書いているとのことであった．

考　察

1 意志と習慣化への働きかけ

　Qさんは，右片麻痺により家庭維持者，趣味人としての役割の中断を余儀なくされ，発症前の主婦や趣味人を中心とした生活様式を維持できなくなるなど，習慣化は崩壊状態にあった．また，個人的原因帰属感が低下するなど，意志も機能を停止し，作業行動に対する動機が低下していた．さらに，退院直後の自宅環境との不適合状態は作業遂行技能の低下という問題を引き起こしていた．これらの問題が相まって，自宅の中で，夫の介助に依存した生活を送るという悪性の循環を構成していた．この悪性の循環を断ち切るきっかけとして，OTRはまず趣味活動である絵はがきの再開に焦点を当てた．なぜなら，絵はがきの再開は，遂行能力の状態に照らしてみて，現実的に遂行可能な作業であり，また，簡単な環境調整によって可能な作業で

Qさんの治療仮説と実施

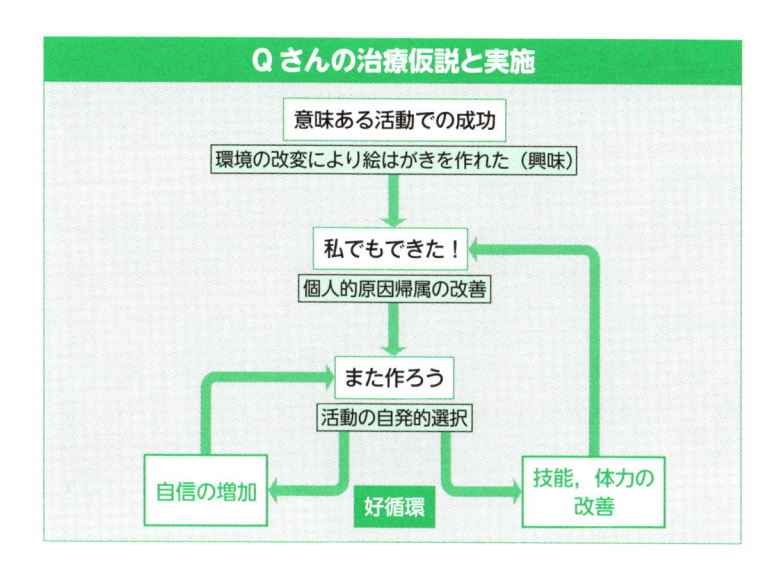

意味ある活動での成功
環境の改変により絵はがきを作れた（興味）
↓
私でもできた！
個人的原因帰属の改善
↓
また作ろう
活動の自発的選択
↓
自信の増加 ← 好循環 → 技能，体力の改善

あろうと推察されたからである．また，役割チェックリストを用いた面接の結果，病前に書道や絵はがき作りなどを趣味にした生活を送っており，これらの作業を行う人という状態に戻ることが，自分にとって非常に大きな価値を置いていたことが明らかになり，こうした価値を置く作業での成功が能力の自己認識（個人的原因帰属）を修正し，介助される人としての自分を，両手を用いて自分が価値を置く作業を行う人へと変化させることになるとの仮説を立てた．つまり，意志および習慣化の両者を再構築するきっかけとして，絵はがきは重要な役割を果たすと考えたためである．実際に，趣味活動の再開は，個人的原因帰属感を向上させ，価値を満たし，習慣として定着することで生活にリズムをつけ，良性の循環に寄与したと思われる（Qさんの治療仮説と実施）．

2 環境への介入

Kielhofner[3]は，OTは人間を直接には変えることはできないが，クライアントの文脈に基づいた新たな作業形態の提供や修正など，環境に何らかの変化を作り出すことによって，人間の変化を支援することができるとしている．回復期リハ病棟入院中，Qさんは，利き手交換訓練等による趣味活動再開への支援や，家庭維持者としての役割を果たすためにOT室のキッチンで家事訓練を受けていた．病院環境下では，それらの活動は可能であった．しかし，実際に退院しての自宅環境下では，それらが行われることはなかった．絵はがきという作業を例にあげると，"床に座って活動する"といった以前の姿勢は，麻痺による遂行能力の神経および筋骨格系の変化と，それに伴う立ち上がり能力などの技能の低下によって困難なものとなった．しかし，"テーブルで椅子に座って行う"という単純な環境と姿勢の変化を支援することで，絵はがきという作業形態は再開された．"床に座って行う"のではなく，"椅子に座って行う"という新たな環境と姿勢でのやり方の提案は，単純なことではあるが，ダイナミックな人間システムの変化を引き起こすきっかけとなったと考える．

3 MOHOと在宅生活支援

　MOHOでは，意志，習慣化，遂行能力の各概念は協業し，相互に操作しあい，人間が日常生活の中で機能するためには，3つの概念が協力しなければならず，また，日常の作業行動に対する環境の重要性も強調している．Qさんの場合，回復期リハ病棟退院直前のADLはほぼ自立レベルであったが，在宅復帰した時は，意志と習慣化も，発症前に比べると崩壊状態という重度の作業適応障害を示していた．上述したMOHOの概念は，そのようなQさんの作業適応障害のダイナミックスを理解し，介入する上で有効であったと考えられる．

　これらのことから，在宅生活支援において，作業に対する動機，ルーチンや生活様式の中への作業行動のパターン化，技能的な遂行の特性，作業行動に対する環境の影響に総合的に焦点を当てる必要があり，自宅という物理的環境，夫との2人暮らしという社会的環境，そして，発症－入院－家庭復帰－訪問リハの開始という時間の流れといったQさんの文脈に合致した適切な作業形態を，Qさんとともに作り出したことが重要であったと考えられる．

まとめ

　訪問リハで，回復期リハ病棟退院直後で，趣味人，家庭維持者としての生活物語が中断された女性の在宅生活を支援する機会を得た．そこでOTRは，MOHOを介入の概念モデルとして用い，主に意志と習慣化，環境への介入を行った．絵はがきという趣味活動と趣味人としての役割の再開は，個人的原因帰属感を向上させ，価値と興味を満たし，習慣として定着することで生活にリズムをつけ，環境に対する介入は，この作業の再開をもたらした．介入初期における1枚の絵はがきの完成は，徐々に良性の循環への転換を支援し，中断された生活物語への復帰を達成できたと思われる．

　Qさんに対する介入から，MOHOは，在宅生活支援で複雑な作業適応障害のダイナミックスを理解し，介入を支える有効なものであると考えられた．

文　献

1) 澤村誠志・監修：これからのリハビリテーションのあり方，第1版．青海社，2004.
2) 中村茂美：回復期リハビリテーション病棟制度と作業療法士にとっての意義．OTジャーナル36：188-192, 2002.
3) Kielhofner G（山田　孝・監訳）：人間作業モデル－理論と応用，改訂第2版．協同医書出版社，1999.
4) 山田　孝，竹原敦，石井良和，石川隆志：役割チェックリスト・日本版の検討．作業行動研究6：62-70, 2002.

4. 訪問リハビリテーションでの人間作業モデル

事例 13

作業同一性を反映した作業に焦点を当てた訪問リハビリテーションがクライアント夫婦のコミュニケーションと交流を深めた事例

南 征吾, 野藤弘幸, 山田 孝

要旨 本事例では，廃用性の筋力低下により自宅に閉じこもりがちとなったクライアントに対する訪問リハビリテーションでの作業療法の経過を報告する．活動性向上と健康維持を目的にした介護支援計画に則り，生体力学モデルによる機能訓練に加えて，クライアントの作業同一性を反映した作業形態をプログラムに取り入れた．その介入の結果，クライアントの活動性の向上を促すことができたと同時に，クライアント夫婦間のコミュニケーションと交流の機会も増加した．訪問リハビリテーションでは，介護支援計画の目的を達成する上では，クライアントの作業同一性を反映した作業形態を用いて作業有能性に働きかけることが，重要であることが示唆された．

キーワード 訪問リハビリテーション，作業同一性，作業有能性，家族，職業（画業），役割チェックリスト，高齢者版興味チェックリスト，作業的ナラティブ

はじめに

訪問リハビリテーション（以下，リハ）とは，「心身機能の維持・回復をはかり，日常生活の自立を援助するリハビリテーション[1]」と定義されている．クライアントにとっての日常生活には，作業選択で長年にわたり形成してきた習慣と長年にわたり担ってきた役割を遂行するために必要な技能を含むと考えられる．川又ら[2]は，訪問リハの事例報告で，在宅生活支援では，作業に対する動機づけ，ルーチンや生活様式の中への作業行動のパターン化，技能的な遂行能力の特性，作業行動に対する環境の影響に総合的に焦点を当てる必要があると述べている．作業療法士（以下，OTR）が行う訪問リハでは，クライアントを全体的にとらえて，活動的な作業行動を促す作業の遂行に取り組む必要があると考えられる．

筆頭筆者は，廃用性の筋力低下により数年間にわたって自宅に閉じこもっていたクライアントの訪問リハに携わる機会を得た．そのクライアントに運動機能の向上を目的にした生体力学モデルを用いながら，人間作業モデル（以下，MOHO）で重要とされている作業的ナラティブにも着目して，クライアントのナラティブからクライアントにとって重要だと考える作業形態を明らかにしてプログラムに取り入れた．その作業療法（以下，OT）のリーズニングの適切さを，家族も参加して，役割チェックリストと興味チェックリストにより確認した．その結果，クライアントの作業同一性の維持と作業有能性の向上をはかる作業の遂行が進み，家族間のコ

ミュニケーションと交流もより深まった．本研究の目的は，このクライアントに対するOTの経過を報告し，OTのリーズニング，そこでの評価の利用，そして，家族へのかかわりなどについて検討することである．

事例紹介

Rさん：90歳代後半の男性である．診断名は認知症と大動脈弁閉鎖不全症で，難聴があった．職業は画業であったが，今回の訪問リハ開始（X年）から約5年前に，散歩中に脱水と意識レベル低下等を起こしたことをきっかけに，認知症と歩行能力の低下が進み，自宅に閉じこもり，仕事からは退いていた．

Rさんは，90歳代前半の妻と娘の3人で暮らしている．妻は，家庭維持者としての役割を果たしており，主にRさんの身の回りのことを手伝っている．しかし，体調は優れず，頻繁に休憩をとる必要がある．娘は自宅から離れた場所で仕事をしており，帰宅時間が遅いため，日中はRさん夫妻2人の生活である．Rさんは高度の難聴があり，妻も難聴と弱視があることから，2人のコミュニケーションと交流はあまりみられない．

Rさんは閉じこもりがちになった約5年前から，訪問看護，訪問介護，また，通所リハを利用していた．しかし，通所リハのプログラムに不満を感じたために，通所リハの参加を中断していた．介護支援計画の短期目標には，一層の筋力低下の防止と筋力の維持，長期目標には転倒予防と健康状態の維持があげられていた．身体機能の低下予防と健康の維持という家族の希望と，活動性と歩行能力の向上という主治医と介護支援専門員の指示により，週1回の訪問リハ（OT）が開始され，筆頭筆者が担当となった．

OT初期評価と介入計画

Rさんの下肢筋力は顕著に低下しており，座位姿勢から立位になるためには，上体を前方へふり出して反動をつけて立ち上がる必要があった．下肢筋の徒手筋力検査はほぼ3であった．歩行は家具や壁を伝って行い，転倒の危険性が高かった．身辺処理はほぼ自立していたが，入浴に見守りが必要であること，階段昇降に介助を必要とすることから，バーセルインデックス（BI）は85点であった．Rさんは日中，食堂，トイレ，ベッドへ移動する以外のほとんどの時間をソファーに座って，テレビか庭を眺めて過ごしていた．また，夜間には室内を徘徊することがあった（表1）．記銘力の低下がみられたが，見当識はほぼ保たれており，Rさんは訪問リハの目的を理解し，OTRの質問に答えることができた．このようなRさんの状況を踏まえて，OTRは転倒防止と活動性の向上を目的に，生体力学モデルによる下肢筋力訓練をプログラムとして立案し，その1つとして戸外への散歩を提案した．しかし，約5年前に倒れた時の経験

表1 ◆ Rさんの生活習慣とその変化

	初期評価時		再評価時		
	自宅生活	訪問リハビリテーションの日	自宅生活	通所リハビリテーションの日	訪問リハビリテーションの日
8時	起床	起床	起床	起床	起床
	朝食	朝食	朝食，新聞を取りに行く	朝食，新聞を取りに行く	朝食，新聞を取りに行く
10時	テレビ／新聞	訪問リハビリテーション	テレビ／新聞	通所リハビリテーション	訪問リハビリテーション
			作品を眺める		
12時	お風呂	お風呂	お風呂		お風呂
	昼食	昼食	昼食		昼食
14時	テレビ／新聞	テレビ／新聞	テレビ／新聞		テレビ／新聞
			作品を眺める		作品を眺める
16時			歌を詠む		歌を詠む
				テレビ／新聞	
18時	夕食	夕食	夕食	夕食	夕食
			テレビ／新聞	テレビ／新聞	テレビ／新聞
20時	テレビ／新聞	テレビ／新聞	作品を眺める	作品を眺める	作品を眺める
			歌を詠む	歌を詠む	歌を詠む
22時	就寝	就寝	就寝	就寝	就寝
24時	徘徊する	徘徊する			

から，Rさん夫婦はともに散歩を拒否したために，屋内での運動指導を開始した．具体的には，①腹筋群，臀部筋群と大腿筋群の筋力訓練，②肩甲帯筋群の筋力訓練を兼ねた歩行バランス訓練であった．

OT経過

訪問リハは，約4カ月半の期間にわたって合計18回実施された．週1回の頻度で，毎回午前10時頃からの約40分間であった．Rさんの活動性の変化をもとに，OTの経過を4期に分けて述べる．

1 第1期：下肢筋力訓練プログラム開始の時期

第1回から第5回であった．Rさんは，ソファーにもたれて座り込んでいることが多く，機能訓練を開始するために上体を起こす場合にも，OTRの誘導が必要であった．また，難聴と認知機能の低下により，OTRが示す動作とは異なる動作を行うことも多かった．しかし，Rさんは，プログラムを遂行しようとする意志を明確に示し，なんとか身体を動かそうとしていた．OTRは，時間をかけて，口頭だけではなく，文章や図，模倣も交えながら訓練を指導した．このような様子を妻は遠目から見ており，「（夫は）話していることがわかっていますか」とOTRに尋ねることもあった．また，「長い間，夫とは話をしたことがない」と語った．

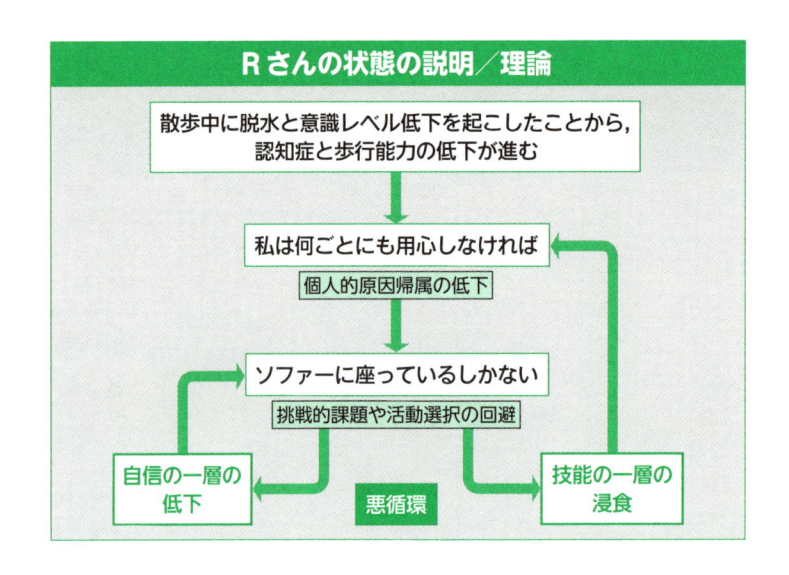

Rさんの状態の説明／理論

散歩中に脱水と意識レベル低下を起こしたことから，認知症と歩行能力の低下が進む

↓

私は何ごとにも用心しなければ

個人的原因帰属の低下

↓

ソファーに座っているしかない

挑戦的課題や活動選択の回避

↓

- 自信の一層の低下
- 技能の一層の浸食

悪循環

MOHOのリーズニング　Rさん

作業同一性	?	
作業有能性	?	

意志
- PC：5年前に倒れた経験から，夫婦ともに散歩を拒否．OTを続けることは了承．
- 価値：?
- 興味：?

→ 問題の中核

習慣化
- 習慣：ほとんどの時間をソファーに座って，テレビか庭を眺める閉じこもりの生活．夜間の徘徊がある．
- 役割：患者役割．

仕事：なし
余暇：なし
ADL：ほぼ自立

→ 作業適応状態は？
作業適応障害

遂行能力
- 運動：下肢筋の徒手筋力検査はほぼ3，転倒の危険性あり．身辺処理はほぼ自立．
- 処理：記銘力の低下はあるが，見当識はほぼ保たれる．
- C&I：本人も妻も難聴があり，2人のコミュニケーションと交流はみられない．

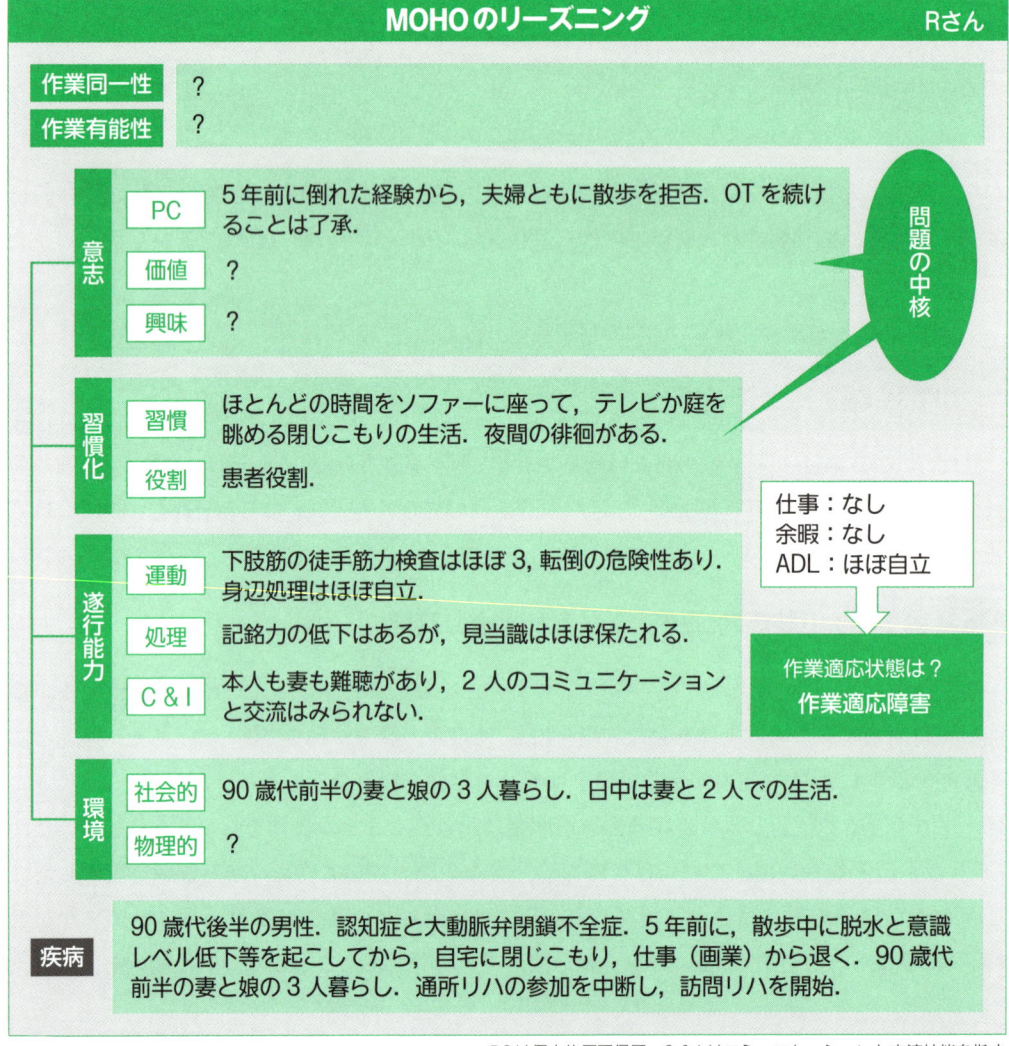

環境
- 社会的：90歳代前半の妻と娘の3人暮らし．日中は妻と2人での生活．
- 物理的：?

疾病：90歳代後半の男性．認知症と大動脈弁閉鎖不全症．5年前に，散歩中に脱水と意識レベル低下等を起こしてから，自宅に閉じこもり，仕事（画業）から退く．90歳代前半の妻と娘の3人暮らし．通所リハの参加を中断し，訪問リハを開始．

PCは個人的原因帰属，C&Iはコミュニケーションと交流技能を指す

2 第2期：意味ある作業形態を導入した時期

　第6回から第9回であった．第6回の時に，下肢筋力訓練の途中で，妻がスナップ写真を持ってきて，Rさんに話しかけるという出来事があった．その写真はRさんが以前にスケッチ旅行に行った時に撮影したものであった．OTRがその旅行のことを尋ねると，Rさんと妻はその時の思い出を話し始めた．OTRは，Rさんの作業歴を理解した上での介入が，Rさんとの治療的関係の構築に重要であると考えて，今後も訪問時にこのような話を一緒にしましょうと提案した．すると妻は，Rさんに絵を描くよう促してほしいとの希望を述べた．OTRは，Rさんが絵画制作を行うことは，介護支援計画に則り，Rさんの活動性の向上に結びつくであろうと判断して，下肢筋力訓練に加えて，絵画制作をプログラムに追加した．その次の回から，それまでは家事をしながら夫のプログラムを見ていた妻が夫のそばに来て，OTRに話しかけながら絵画制作を見守るようになった．ある時，妻が画材道具をもっと準備してもいいかと尋ねてきたので，OTRは了承した．というのは，絵画制作がRさんの作業歴を反映した作業形態であり，Rさんにとって価値ある作業の導入になると考えたからである．8回目の訪問時には，画材道具一式が棚に並べてあり，机の上には以前にデザインした図案や写真などが整えてあった．妻は「筆を見ると，若い時は絵が売れず大変だったことを思い出します」とか，「絵を描いては売っての繰り返しで，生計を立てました」とOTRに苦労話を語った．この時期にRさんがスケッチブックに描いた水彩画は，絵そのものではなく，その絵を説明する文章がほとんどであった（図1）．

3 第3期：クライアント夫婦とともに絵画制作の意味を確認した時期

　第10回から第13回であった．絵画制作という作業形態が介護支援計画の目標に沿ったものであり，Rさんと妻のニーズを満たすものであることを構成的評価で確認するために，役割チェックリストと高齢者版興味チェックリストを行った（表2，表3）．それぞれの検査実施時には妻も同席した．

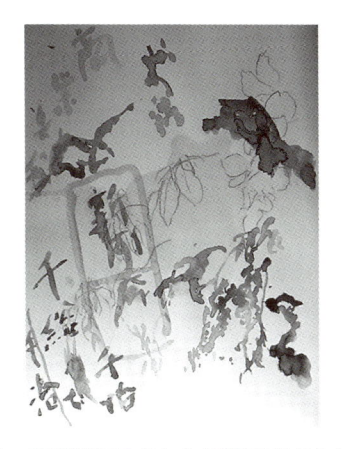

図1◆第2期にみられた言葉を交えた絵画

表2 ◆ Rさんの役割チェックリストの結果

役割	過去	現在	未来	発言
学生・生徒	✓		✓	デザインをしたい気持ちはある
勤労者	✓		✓	
ボランティア	✓			80歳代後半まで絵を教えていた
養育者	✓			
家庭維持者				
友人	✓			
家族の一員	✓	✓	✓	テレビやご飯を一緒に食べる
宗教への参加者				
趣味人／愛好家	✓	✓	✓	妻より：今年は年賀状を書けるかもしれない
組織への参加	✓			
その他				

表3 ◆ Rさんの高齢者版興味チェックリストの結果

活動名	興味あり 強い	興味あり 少ない	興味なし	活動名	興味あり 強い	興味あり 少ない	興味なし
1. 園芸・野菜作り		✓		16. 相撲		✓	
2. 裁縫			✓	17. 掃除・選択		✓	
3. ラジオ			✓	18. 政治		✓	
4. 散歩		✓		19. 婦人会・老人会		✓	
5. 俳句・川柳		✓		20. 服装・髪型・化粧		✓	
6. 踊り			✓	21. 山菜・キノコとり			✓
7. 歌を聴く		✓		22. 異性とのつき合い			✓
8. 歌を歌う			✓	23. ドライブ	✓		
9. ペットや家畜			✓	24. ゲートボール			✓
10. 講演会			✓	25. 料理			✓
11. テレビ・映画		✓		26. 収集			✓
12. 知人を訪問			✓	27. 釣り			✓
13. 読書			✓	28. 買い物			✓
14. 旅行		✓		29. グランドゴルフ		✓	
15. 宴会			✓				

その他
1. 風景を見る	
2. 絵画	
3. 書道	

　役割チェックリストの結果，過去に遂行していた「学生」と画家としての「勤労者」の役割を現在はできていないが，将来はやっていきたいこと，「家族の一員」と「趣味人／愛好家」は，過去や現在も実施しており，将来も実施したいことが示された．第2部は理解が十分に得られず，チェックできなかった．高齢者版興味チェックリストは実施法の理解が得られ，チェックができた．「興味が強い」と答えたのは「ドライブ」で，残りは「興味が少ない」「興味がない」が大半であった．また，示された項目以外に，Rさんは「風景を見る」「絵画を描く」「書道をする」に興味があることを示した．これらの結果から，絵画制作に興味を持ち，今

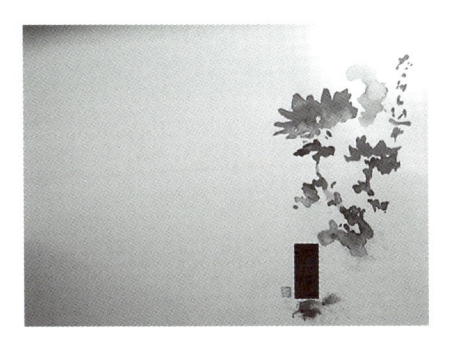

図2 ◆ 第4期でみられた落款印を押した作品　　図3 ◆ 筆を2本持ち，絵画制作に励むRさん

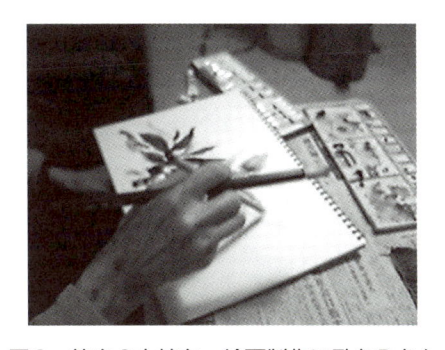

後もその作業形態を継続していきたいというRさんの希望を明らかにすることができた．また，妻も，その作業形態の継続を望んでいた．絵画には文字を書くことが続いていた（図1）が，その言葉は以前の画業を思い出す材料ともなり，妻との会話が弾む場面がしばしば見られた．

4　第4期：Rさんの活動性が向上し始めた時期

第14回から第16回までであった．絵画制作を繰り返すうちに，絵から徐々に文字が減り，絵画の様相を見せ始めた．妻もそれを認めて，棚の引き出しから落款印を取り出して本人に差し出すことがあった．Rさんはそれを黙って受け取り，作品に落款印を押した（図2）．落款印を押した頃から，Rさんと妻は戸外への散歩を受け入れ，自宅玄関前を一緒に散歩し始めた．さらに，妻は「私のためにデイケアに行ってくれました」とRさんが通所リハの利用を再開したことを喜んでいた．そして，ときには妻が付き添って，玄関先のポストまで新聞を取りに行きはじめた．また，訪問時に，途中まで描いていた以前の作品を取り出し，「仕上げねば」と取り組むことも始まった（図3）．絵画制作に取り組むRさんは，片手に筆を2本持って集中して描いていた．妻はその様子を見て，「以前は何本持っているわからないぐらいでしたよ」と話した．妻はRさんの画家としての活躍をOTRに話すことが多くなった．それは以前に盛んに画業に専念していた頃の夫の姿を再び見ることができたかのようであった．

OT再評価

第17回と第18回は，OTの再評価を実施した．下肢筋の徒手筋力検査はほぼ4になった．歩行を含めた基本動作は安定性が増した．入浴や階段昇降では，軽減はしたが，介助が必要であるため，バーセルインデックスの得点に変化はなかった．日中の生活習慣には変化がみられ，朝刊を玄関先に取りに行ったり，絵画作品を眺めてその作品を題材とした和歌を詠んだりすることが始まった（表1）．また，妻は「昼間に動くことが増えたので，夜中に起きる回数が減りました」と，夜間徘徊がほとんどみられなくなったと語った．

考　　察

本事例のOT経過を，①Rさんにとって重要な作業形態を導入できたOTのリーズニング，②役割チェックリストと興味チェックリストの使用がプログラムに及ぼした作用，そして，③OTRが働きかけたRさん夫妻の関係性の変化の3点から考察する．

1　Rさんに絵画制作を導入したOTのリーズニングについて

　OTRは，介護支援計画に則って，またRさんと妻の同意を得て，初期のプログラムに下肢筋力訓練を実施した．この時期のプログラム実施中に，妻がRさんの画業に関連するスナップ写真を見せるという出来事があった．OTRは妻のその行為を受け入れて，その写真にまつわる思い出をRさんと妻から傾聴し，Rさんの作業歴の会話を続けることを提案した．このようなOTRの決定は，OTRがRさんを「一人の生活者[3]」としてとらえたことによるものであった．小松ら[3]は，訪問リハでは，セラピストが「利用者を1人のパートナーとして，一緒に生活の改善と向上に取り組んでいく」ことが重要であると提案している．このようなOTRの態度も，作業生活へのRさんの関心をRさんと妻に示すことになったと考えられる．この機会は，OTRとRさん・妻との間に治療的関係を構築するために必要であったと考えられる．Kielhofnerは，OTの成功あるいは失敗を決定する要素には，OTRとクライアントの治療的関係の構築があるとしている[4]．治療的関係には感情移入と信頼という2つの要素があるという[4]．感情移入は，OTRがクライアントの作業的ナラティブを傾聴することから始まり，信頼は，クライアントのニーズに応えることから協業が深まっていくと考えられている[4]．OTRがRさんと妻の作業的ナラティブを傾聴したことと，語ることを継続するように提案したことは，この感情移入と信頼を結ぶきっかけになったと考えられる．また，妻が提案したRさんの絵画制作を訪問リハに取り入れたことも，この治療的関係を推進する機会になったといえる．

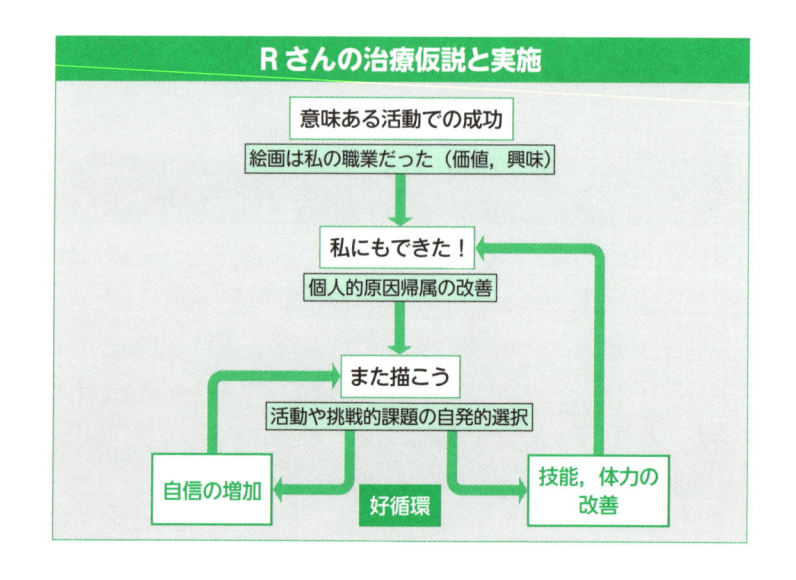

Rさんの治療仮説と実施

意味ある活動での成功
絵画は私の職業だった（価値，興味）
↓
私にもできた！
個人的原因帰属の改善
↓
また描こう
活動や挑戦的課題の自発的選択
↓
自信の増加　←　好循環　→　技能，体力の改善

画業は，Rさんの作業生活にとって，興味と満足，役割と日課を形成する上で重要な作業形態であったといえる．Rさんは訪問リハで絵画制作に取り組んだが，初期には絵画そのものよりも，描いていることを説明する言葉を書いていた．それは画業を職業としていた頃のRさんの作品とは異なるものであった．しかし，絵画に記された言葉はRさんと妻がOTRに作業的ナラティブを語る材料になり，絵画制作を通してRさんの作業歴を共有することができ，このことがさらなる治療的関係の進展をもたらしたといえる．また，描かれた作品から徐々に言葉が減って絵画の作品の形となってきたこと，そして，妻が差し出した落款印を押したことは，Rさんが納得できる1つの作品を完成できたことを示しているといえる．その後，筆を2本持ち，作成途中の作品にも取り組もうとしたRさんの姿は，「自分の価値を追求し，望んでいる生活の成果を達成するために行為に取り組む[4]」という作業有能性が生み出した結果と考えられる．

2 役割チェックリストと興味チェックリストがOTに果たした作用

作業有能性は，「作業同一性を反映する作業参加のパターンを維持する程度である[4]」と説明されている．訪問リハでRさんに絵画を円滑に導入できたことから，Rさんは画業に携わることを主たる作業同一性として保持し続けていたと考えられ，このことは役割チェックリストと興味チェックリストの結果から確認することができた．役割チェックリストは2部構成で，第1部は作業歴における役割を，第2部は役割に対する価値を明らかにすることができるが[5]，Rさんが完成できたのは第1部のみであった．しかし，Rさんが画業を行うことを自分の役割として位置づけていることは，役割チェックリストで明らかにされたものと思われる．役割チェックリストで，Rさんは，将来は「学生」「勤労者」，そして「趣味人／愛好家」にチェックした．これらの役割は，創造して制作した作品により経済的に生活を行い，それを楽しみとも感じているといった画業が，Rさんの主な役割を構築してきたことを明らかにするものであった．また，興味チェックリストでも，絵画制作を継続していきたいというRさんの希望を知ることができた．これらの2つの評価法は，Rさんにとって，重要な作業形態である画業への従事という作業歴から，自分は画家であり，その同一性を維持したいというRさんの作業同一性を示したものといえよう．

Rさんの作業的ナラティブや作業形態への従事などで示された情報に加えて，OTRは構成的評価を用いたことで，Rさんの行動が首尾一貫したものであり，プログラムがRさんに適したものであることを確認できた．また，Rさんは妻とともにこれらの評価法を実施したが，妻にとってもRさんの作業有能性を高める作業形態を再確認できたように思われる．妻がRさんの絵画制作を促し，その準備をし，プログラムにも参加したことは，妻はRさんが作業同一性を示すよう期待していたからであるとも推測される．

3 Rさん夫妻の関係性の変化について

作業同一性の要素には，「自分の役割や関係から定義されたものとしての自分は何者かということ[4]」が含まれている．人は，自分がどのような役割を担っているかを内在化するが，そ

れは「他者と自分の関係性という感覚や期待される行動という感覚を獲得することにかかわる[4]」と考えられる．絵画制作に関する妻の行為は，Rさんの作業同一性の中でも，画家としての役割遂行を期待した上でのことであったと考えられる．妻が示した役割期待に対して，Rさんは内在化された画家としての役割を披露することで応えた．絵画制作が始まった後，担当OTRも交えて，Rさんの役割遂行に関する会話が続き，また，妻がRさんの役割遂行のための物理的環境を整え，そして，妻が差し出した落款印をRさんが受け取ったことなどは，Rさんと妻とが再びコミュニケーションと交流の深まりによって関係がもたらされたといえよう．Kielhofnerは「人は一定の役割関係にあるということが何を意味するのかという基本的な期待を共有する時，さほど問題なしに交流がなされる[4]」と述べているが，Rさんと妻の役割が絵画という作業形態を遂行したことで得られたコミュニケーションと交流の深まりは，役割チェックリストでRさんが「家族の一員」にチェックしたこと，また，それ以上に，妻の体調を気づかい，通所リハへの参加を再開したことからも確認できよう．このようなRさんと妻の関係性の変化は，担当OTRとの間においても，作業的ナラティブの増加とニーズの達成により，治療的関係が深まり，戸外への散歩に同意したことへとつながったと考えられる．

まとめ

廃用性の筋力低下により，自宅で閉じこもりとなっていた男性クライアントのOT経過を報告した．クライアントは画家としての作業同一性を保持しており，妻もその役割遂行を期待していた．訪問リハでは，活動性向上と健康維持を目的とした介護支援計画に則り，生体力学モデルによる機能訓練に加えて，本人の価値を置く絵画制作もプログラムに取り入れた．そのことにより，クライアントの活動性の向上を促すことができた．また，介入の結果，クライアント夫婦間のコミュニケーションと交流の機会も増加した．訪問リハでは，クライアントの作業歴を反映した作業形態を導入して，治療的関係を構築することは，家族の役割期待にクライアントが応えることにもなりうると考察した．また，介入時の作業的ナラティブの傾聴とニーズの達成が，治療的関係を深め，新たな作業への挑戦をクライアントに生み出すことになるとも考えられた．そして，クライアントの作業同一性を反映した作業形態を用いて，作業有能性に働きかけることが，介護支援計画の目的を達成する上では重要であることが示された．

文献

1) 日本作業療法士協会・編：作業療法が関わる医療保険・介護保険・自立支援制度の手引き．2007．
2) 川又寛徳，山田 孝：一枚の絵はがきがもたらした変化からみる在宅生活支援．作業行動研究8：24-34，2004．
3) 小松香織，山田 孝：在宅クライアントのサポートのあり方の検討〜訪問リハ利用者の生活物語に耳を傾けることの重要性〜．作業行動研究6：94-101，2002．
4) Kielhofner G（山田 孝・監訳）：人間作業モデル－理論と応用，改訂第3版．協同医書出版社，2007．
5) Oakley F, Kielhofner G, Barris R, et al.（山田 孝・監訳，竹原 敦・訳）：役割チェックリスト－開発と信頼の経験的評価．作業行動研究6：111-117，2002．

5. 終末期での人間作業モデル

事例 14

作業に焦点を当てた介入により，終末期に作業参加が改善した事例

早川 亮，南 征吾，河津 拓，野藤弘幸，山田 孝

要旨 緩和ケアの作業療法に関する事例報告を行った．クライアントは，末期がんによる全身機能障害があったことから，自己報告による評価が十分にはできないと考えられた．そこで，人間作業モデルスクリーニングツールを用いて初期評価を行った．その結果，クライアントは，能力の評価が困難で，自己効力感が低下し，習慣化にも問題が及んでおり，その結果，作業参加が制限されていることが明らかになった．介入では，意味ある作業の遂行を支援した．それによって，クライアントは身体機能に制限を持ちながらも，作業的生活史を反映した作業参加を行いながら，人生の終焉を迎えることができた．作業に焦点を当てた介入が，生活への積極的な参加に取り組む緩和ケアには重要であることが示唆された．

キーワード 緩和ケア，末期がん，喪失，作業参加，興味，人間作業モデルスクリーニングツール（MOHOST），興味チェックリスト，傾聴，意味のある作業，ナラティブ（会話），ジャズ

はじめに

　世界保健機関（WHO）は，緩和ケアを「痛みとその他の身体的，心理社会的，精神的な問題を早期に明らかにし，申し分のない評価と治療によって苦痛を予防し和らげることにより，生命を脅かす病気による問題に直面している患者とその家族の生活の質を改善するアプローチである[1]」と定義している．そこには，クライアントが死を迎えるまで積極的に生きていけるように支えることが含まれている[1]．

　作業療法（以下，OT）では，クライアントの作業参加を促進することによって，彼らの積極的な生を支援する．例えば，可知ら[2]は，緩和ケアのOT実践を報告し，クライアントの生活の質を改善するためには，クライアントと作業療法士（以下，OTR）がともに作業を考えて，「その人らしさを全うできる満足感のある生活」を保障することが必要であると述べている．また，増田ら[3]は，趣味的・芸術的な作業の遂行が，「痛みや日常生活に障害があっても人間としての存在価値」を見出すことになるとしている．高梨[4]も事例報告をもとに，クライアントが自らの手で作品を生み出すことは生きがいの再構築になると述べて，作業に基づいた実践が緩和ケアに必要であることを示している．

179

上記のような作業に焦点を当てた介入を計画するためには，何よりもクライアントの作業参加の状況を適切に評価することが重要である．作業参加の評価法として，人間作業モデルスクリーニングツール（Model of Human Occupation Screening Tool；以下，MOHOST）が開発されている[5]．

　緩和ケアの対象となる末期がんのクライアントは，「栄養障害，不動，がんの全身性の影響，がんの特異的影響，疼痛，心理的影響，治療に伴う影響など[6]」による全身性機能障害の状態にあるとされている．全身性機能障害が著しいクライアントの作業参加を評価するためには，作業場面の観察や他職種，家族からの情報を含めて評価できる方法であるMOHOSTの利用は特に効果的であると思われる．

　今回，筆頭筆者は，末期がんのクライアントにMOHOSTを用いたことで，作業参加の利点と限界を評価し，興味と価値を置く作業の遂行を促す介入計画を立案することができた．そして，興味チェックリストをもとにして，クライアント自身が選択した作業従事を促すことができた．本事例報告の目的は，終末期を迎えたクライアントが積極的に生きることを支えるためには，作業に焦点を当てた介入が必要であることを示すことである．

事例紹介

Sさん：70歳代前半の男性で，脳性麻痺者であった．長年，妹夫婦と同居していたが，認知症になり，介護が必要となったため，介護老人保健施設に入所した．内科的症状があったことから受診し，末期膵臓がんの診断を受けた．妹夫婦の希望により，筆頭筆者が勤務する病院の緩和ケア病棟へ入院してきた．主治医より，本人と家族に病態の説明と余命1カ月の告知があった．そして，本人の生きる希望を支えることを主たる目的にOTの処方がなされ，筆頭筆者が担当OTRとなった．

OT初期評価

1　初回面接と情報入手

　セッション1～3回目に評価を実施した．初回面接のおり，Sさんは「リハ（リハビリテーション）をして歩けるようになりたい，足の変形をみてほしい」とか，「（今の自分の状態になったのは）これまでリハを熱心に行ってこなかったからだ」と話して，OTRに内反尖足変形となった両足関節を示した．そして，「歩けるようになるために，筋力トレーニングをしたい．早くリハの部屋へ連れて行ってほしい」と訴えた．介助により車いすに移ったものの，顕著な筋力と持久力の低下により，移乗や座位保持動作には易疲労性を認めた．Sさんは「だめだ．昔はこんなんじゃなかった．リハをしなかったからだ」と目を閉じて話した．その他，コミュニケーション上，思いついたことを短絡的に発言する傾向がみられた．食事以外の日常生活活動は全

Sさんの状態の説明／理論

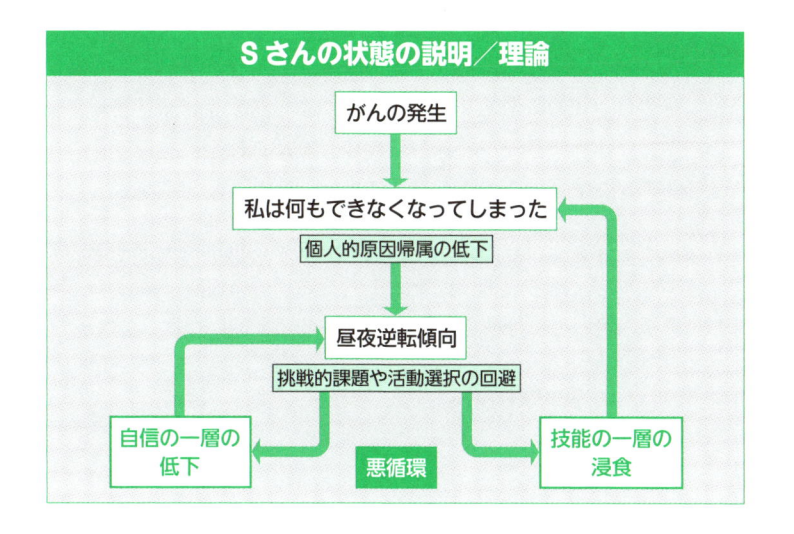

```
がんの発生
  ↓
私は何もできなくなってしまった ←――――┐
  │ 個人的原因帰属の低下              │
  ↓                                  │
昼夜逆転傾向 ←―――――――――――――――――――┤
  │ 挑戦的課題や活動選択の回避        │
  ↓                    悪循環        │
自信の一層の低下              技能の一層の浸食
```

作業への動機づけ				作業のパターン				コミュニケーションと交流技能				処理技能				運動技能				環境：作業療法場面			
能力の評価	成功への期待	興味	選択	日課	適応性	役割	責任	非言語的技能	会話	音声による表現	関係性	知識	タイミング	組織化	問題解決	姿勢と可動性	協応性	力と努力	エネルギー	物理的空間	物的資源	社会集団	作業要求
F	F	F	F	F	F	F	F	F	F	F	F	F	F	F	F	F	F	F	F	Ⓕ	Ⓕ	Ⓕ	Ⓕ
A	Ⓐ	Ⓐ	Ⓐ	A	Ⓐ	A	Ⓐ	Ⓐ	Ⓐ	A	Ⓐ	Ⓐ	Ⓐ	Ⓐ	Ⓐ	A	A	A	A	A	A	A	A
I	I	I	Ⓘ	Ⓘ	Ⓘ	Ⓘ	I	Ⓘ	I	Ⓘ	I	I	I	I	I	I	I	I	I	I	I	I	I
Ⓡ	Ⓡ	R	R	Ⓡ	R	Ⓡ	R	R	R	R	R	R	R	R	R	Ⓡ	Ⓡ	Ⓡ	Ⓡ	R	R	R	R

○：初回評価　□：再評価
F：作業参加を促進する，A：作業参加を支持する，I：作業参加を抑制する，R：作業参加を制限する

図1◆SさんのMOHOST評価

介助であり，昼夜逆転状態がみられた．

2 MOHOSTの評定

OT処方に対して，Sさんのコミュニケーション能力に配慮した作業参加を評価するために，MOHOSTを用いた．結果は図1に示した．「作業への動機づけ」では，日常生活活動に関する自分の能力の利点と限界を検討することが困難で，障壁に直面すると諦めがみられたことから，「能力の評価」と「成功への期待」はRと評定した．リハへの強い興味を表明したことから，「興味」はAとし，価値に合致した行動を要求することはみられたが，いくぶんか衝動的ともとれることから，「選択」はIとした．

「作業のパターン」は，昼夜逆転傾向がみられたことと，病棟内の行事などへの参加には躊躇を示したことから，「日課」はR，「適応性」はIと評定した．妹夫婦は，週に数回は面会に来て和やかに過ごしていたが，その他の役割への意識と責任への気づきが低下しているため，「役

MOHOのリーズニング　　　Sさん

作業同一性　「歩けるようになるために，筋力トレーニングをしたい」と訴えるが，病気の特性と筋力と持久力の低下により，達成は困難である．

作業有能性　病気の特性と筋力と持久力の低下により，参加は困難である．

意志

- **PC**：自分の能力の利点と限界の検討が困難で，障壁に直面してあきらめたことから，「能力の評価」と「成功への期待」はR．　【問題の中核】
- **価値**：価値に合致した行動を要求したが，やや衝動的だったことから，「選択」はI．
- **興味**：リハへの強い興味を表明したことから，「興味」はA．

習慣化

- **習慣**：昼夜逆転傾向，行事への参加への躊躇のため，「日課」はR，「適応性」はI．
- **役割**：週に数回は面会に来る妹夫婦とは一緒に過ごしていたが，その他の役割意識と責任が低下しているため，「役割」はI，「責任」はR．

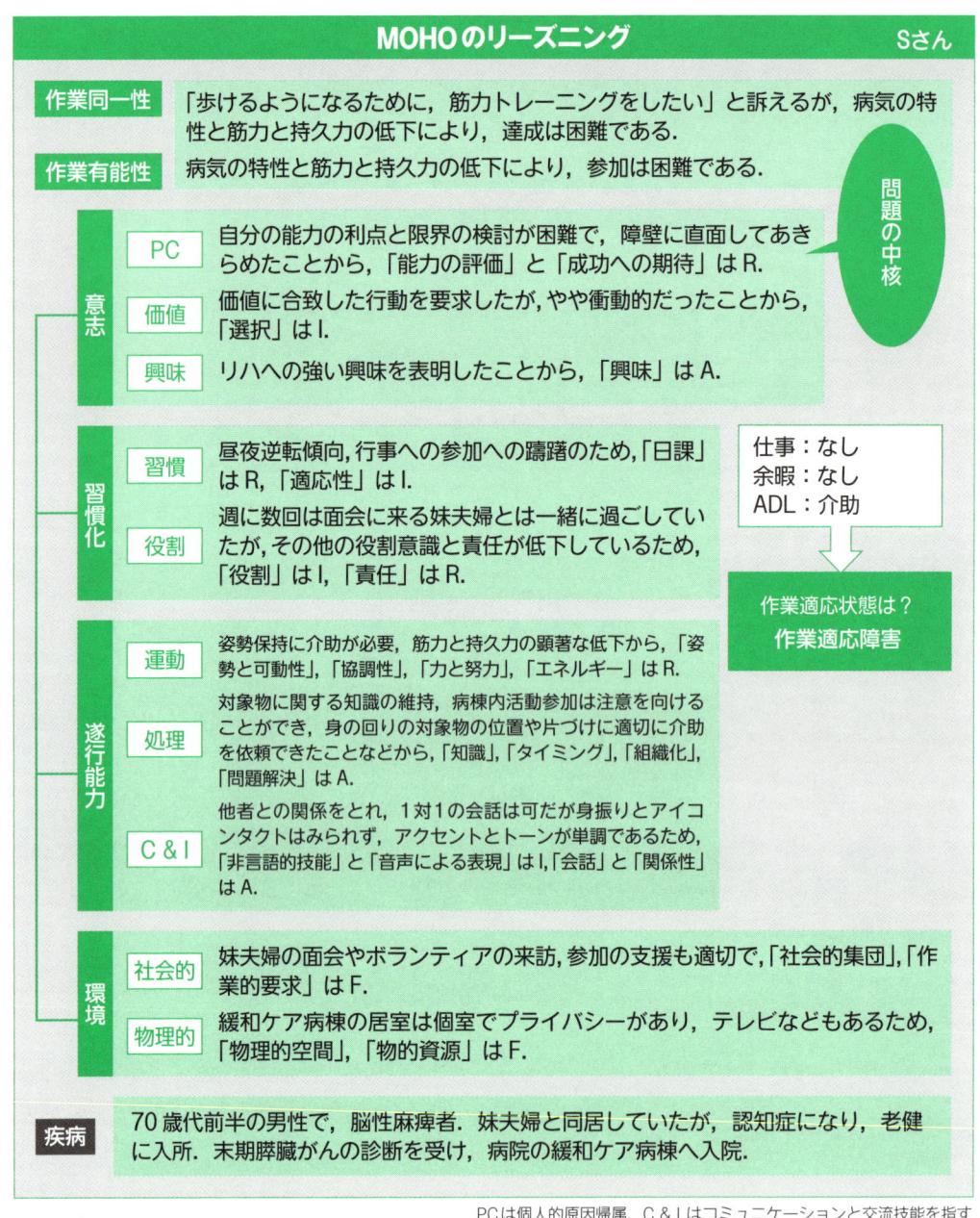

仕事：なし
余暇：なし
ADL：介助

→ 作業適応状態は？　**作業適応障害**

遂行能力

- **運動**：姿勢保持に介助が必要，筋力と持久力の顕著な低下から，「姿勢と可動性」，「協調性」，「力と努力」，「エネルギー」はR．
- **処理**：対象物に関する知識の維持，病棟内活動参加は注意を向けることができ，身の回りの対象物の位置や片づけに適切に介助を依頼できたことなどから，「知識」，「タイミング」，「組織化」，「問題解決」はA．
- **C＆I**：他者との関係をとれ，1対1の会話は可だが身振りとアイコンタクトはみられず，アクセントとトーンが単調であるため，「非言語的技能」と「音声による表現」はI，「会話」と「関係性」はA．

環境

- **社会的**：妹夫婦の面会やボランティアの来訪，参加の支援も適切で，「社会的集団」，「作業的要求」はF．
- **物理的**：緩和ケア病棟の居室は個室でプライバシーがあり，テレビなどもあるため，「物理的空間」，「物的資源」はF．

疾病　70歳代前半の男性で，脳性麻痺者．妹夫婦と同居していたが，認知症になり，老健に入所．末期膵臓がんの診断を受け，病院の緩和ケア病棟へ入院．

PCは個人的原因帰属，C＆Iはコミュニケーションと交流技能を指す

割」はI，「責任」はRと評定した．

「コミュニケーションと交流技能」は，一般的に他者との関係をとることができており，1対1の会話によるコミュニケーションは可能だが，身振りとアイコンタクトはみられず，アクセントとトーンが単調であることから，「非言語的技能」と「音声による表現」はI，「会話」と「関係性」はAとした．

「処理技能」は，対象物に関する知識を維持し，病棟内活動に参加した時は混乱なく注意を向けることができたこと，身の回りにある対象物の位置や片づけに適切に介助を依頼できたこと

などから，「知識」「タイミング」「組織化」「問題解決」はAとした．
「運動技能」は，全ての姿勢保持に介助が必要で，筋力と持久力が顕著に低下していたことから，「姿勢と可動性」「協応性」「力と努力」「エネルギー」の各項目でRとした．
「環境」は，緩和ケア病棟の居室は個室であり，プライバシーは保障されていた．Sさんがくつろぐことができるテレビやオーディオ機器が置かれていた．妹夫婦の面会もあった．多くのボランティアが来訪し，ほぼ毎日，レクリエーションが提供され，参加にあたっての支援も適切であった．妹夫婦は週に数回は面会に来て和やかに過ごしていた．これらのことから，「物理的空間」「物的資源」「社会的集団」「作業要求」はFとした．

3 利点と限界の分析

Sさんは，リハを受けることに興味を示し，リハを十分に行わなかったことで能力が低下してしまったこと，そして，これからリハに取り組むことで自分の状態が良くなるだろうと語った．しかし，疾患とその段階を考慮すると，このような状態を達成することは困難であると考えられた．Sさんは，処理技能が保たれており，会話によるコミュニケーションと交流が可能であることから，Sさんの「作業への動機づけ」を促すことができる意味のある作業を遂行するように促すことが必要であると考えられた．

4 介入の基本方針と介入計画

興味チェックリストを用いて，作業に関連した生活史の語りを引き出しながら，強い興味を示した作業を行い，積極的な生活への参加と満足を高めることを介入の基本方針とした．項目ごとにSさんのナラティブを得て，評価の途中でもSさんが作業の遂行を希望すれば，全身状態に考慮しながら取り組むこととした．OTRは，週5回，各回40分間，Sさんの居室で介入を行うこととした．

OT経過

介入は，4回目から29回目までであった．4回目の時，Sさんを訪ねたOTRは興味チェックリストを示して，Sさんの興味に関して話をしたいし，実際に行ってみたいことがあればそれに一緒に取り組みたいと話した．すると，Sさんから「してみよう」と積極的な発言が得られた．そこで，多くの話題を共有できるのではないかと考え，項目数の多いNPI興味チェックリストを実施した．NPI興味チェックリストの結果とSさんのナラティブを表1に示した．園芸や裁縫には興味がないようであった．革細工は「嫌い．子どもの頃，施設に入っていてね．そこでだいぶさせられた」と話した．クラブ活動については「集団で（物事を）するのは好きじゃない．1人でする方がいい」と話した．「ラジオは好きだね．それに歌を歌うのも，聞くのもいいね」，「将棋は好きだよ．将棋の番組もよく見るよ」と話した．

次の日に部屋を訪問すると，「昨日，将棋の話をしたよね．今日してみようか」とSさんから

表1 ◆ SさんのNPI興味チェックリストの結果（続く）

	活動名	興味 強い	興味 普通	興味 なし	コメント
1	園芸			✓	あまり興味ない．土いじりは好きではない．
2	裁縫			✓	細かい作業はできない．
3	トランプ		✓		よくやった．ポーカーが好き．
4	外国語			✓	興味ないな．
5	クラブ活動			✓	集団でするのは好きじゃない．1人でする方がいい．
6	ラジオ	✓			好き．目をつぶってでもいいしね．
7	将棋	✓			将棋は好き．見るのも指すのも．テレビの対局もよく見る．
8	自動車修理			✓	機械は興味ないな．
9	作文			✓	文章が苦手だから．字をうまく書けないからな．
10	舞踊		✓		踊りたいと思う．社交ダンスを見に行ったこともある．
11	刺繍			✓	興味なし．
12	ゴルフ			✓	興味なし．
13	フットボール			✓	興味ないな．
14	流行歌	✓			懐メロは好き．歌うのも聞くのも．
15	パズル		✓		暇つぶしにいいな．
16	休日		✓		休みは好き．
17	占い			✓	信じる人はいるのかな．
18	映画		✓		以前はよく見たよ．最近の映画って話が面白くないな．
19	講演			✓	興味ないな．
20	水泳			✓	見るのもあまり興味ない．
21	ボウリング			✓	興味なし．
22	訪問		✓		友だちのところに行くのは好き．悪友がいて，よく遊びに行った．
23	修繕			✓	興味なし．
24	囲碁			✓	あまり興味ない．難しい．
25	バーベキュー	✓			以前は行事とかでやったことがある．また機会があったらやってみたいな．外でおいしいもの食べるのは好き．やってみたいな．
26	読書			✓	老眼で字が読みにくくなったからしない．
27	旅行	✓			旧跡などを巡るのは好き．歩けなくなってからは行ってない．どこか行ってみたいな．
28	手工芸		✓		好きってわけではないけど，暇つぶしにはいい．
29	パーティ	✓			誕生日パーティーとか，祝い事は好き．自分も楽しくなるから．口下手だからな．人の前でしゃべるのは下手だからな．
30	演劇			✓	見ないな．
31	スケート			✓	興味ない．
32	アイロンかけ			✓	別にどうでもいい．
33	社会科学			✓	勉強は嫌い．
34	クラシック	✓			クラシックも好きだし，ジャズはもっと好き．ジャズの演奏会はよく行った．始めと最後の曲はいつも決まってるよ．
35	床みがき		✓		普通だな．人に磨いてもらうのはとても好き．きれいな床はいいよ．
36	プラモデル			✓	あまり興味ないな．
37	野球	✓			ファンの球団があってね．できるだけ見るようにしてます．
38	麻雀		✓		普通かな．4人集まった時にしたかな．
39	歌う	✓			歌うことは好き．特に懐メロ．
40	家屋修理			✓	家の修理なんかしたことない．興味なし．
41	体操		✓		体を動かすと健康にいいもんね．普通かな．
42	バレーボール			✓	興味なし．応援もしないな．
43	木工			✓	興味ないな．
44	ビリヤード			✓	興味なし．

表1 ◆ SさんのNPI興味チェックリストの結果（続き）

	活動名	興味 強い	興味 普通	興味 なし	コメント
45	ドライブ	✓			ドライブに連れて行ってもらうのは好き．由緒あるところへ行くのが好き．
46	掃除		✓		自分がするのは嫌だけど，してもらうのは好き．
47	彫金			✓	興味なし．
48	テニス			✓	興味ないな．
49	料理	✓			料理は好き．料理番組はよく見るよ．手伝うのも好き．
50	バスケットボール			✓	興味なし．
51	ギター	✓			昔は，よく弾いたよ．カントリー系の曲も．ただ，聞くのは嫌いだね．
52	歴史	✓			史跡巡りは好き．お城もよく見に行った．
53	科学			✓	興味ないな．
54	収集			✓	あまり集めたりはしなかったな．
55	卓球			✓	興味なし．
56	皮革細工			✓	革細工は嫌い．施設にいる時，だいぶさせられた．どうも好きになれないよ．暇だからやったけど，これは，でもあまり好きじゃない．今はやりたいと思わないよ．
57	買物		✓		買い物，普通かな．食べ物を買いに行くのは好き．
58	写真		✓		カメラは好き．以前は自分のカメラで写真撮った．今はしない．普通かな．
59	絵画			✓	絵は下手だよ．興味ないよ．
60	テレビ		✓		よく見るよ．でも，暇つぶしに見ているだけ．面白い番組はないな．テレビに出てる人，自分たちだけが面白いと思っているんじゃないかな．
61	演奏会	✓			ジャズの演奏会はよく行った．また行ってみたいけど．
62	陶芸	✓			これやってみたい．でも，できないやろうな．
63	キャンプ			✓	興味ないよ．
64	洗濯		✓		自分でやりたいとは思わないけど，やってもらうのはいいね．
65	デート	✓			デート，興味あるけどな．でも，口下手だからね．いっぺんやってみたいね．
66	モザイク			✓	施設の時にしたことはあるけど，嫌いだね．
67	政治			✓	興味ない．
68	落書き	✓			一度やってみたいな．思いっきり．
69	飾りつけ			✓	あまり興味ないね．
70	数学			✓	嫌い．
71	ボランティア	✓			興味ある．ボランティアさんを見ていると元気出てくる．
72	ピアノ		✓		あれは弾けないよ．聞くのは少し好きだけど．
73	スカウト活動			✓	興味ないね．
74	遊び	✓			遊ぶのは好き．友だちと飲みに行くのはいいね．
75	衣服			✓	服装にこだわりはないし，興味もない．
76	編物	✓			実は興味ある．やってみたいと思ってる．指編みを知ってるかい．やってみたいな．
77	髪型		✓		若い頃は髪の毛があったから気にしてたけど，今はなくなったしね．でも気になるな．
78	宗教		✓		普通かな．
79	ドラム			✓	叩きたいと思うけど，あれは難しい．
80	おしゃべり	✓			これは好き．喋れと言われたら喋るから．でも，人に伝わらないと弱るよ．口下手だから．自分から喋ることはないな．喋れと言われたら，いくらでも喋るけど．

提案があった．介助で座位を保持すると，疲労感を示すことなく，40分ほど対局することができた．Sさんは「子どもの頃，施設でね，よくやったよ．その頃は楽しかったな」と話した．この日から，たびたびOTRと将棋を行うようになった．また，昼夜逆転の習慣は続いていたが，病棟のスタッフに促されて，いくつかのレクリエーションに参加するようになった．中でも，ボランティアが行う「歌の会」へは積極的に参加し，歌を歌うようになった．

9回目の頃より，腹水による体調不良と傾眠時間の増加が認められた．10回目には，Sさんは「ジャズが好きなんだ」と話し，お気に入りのアルバムをOTRに聞かせてくれた．「ジャズは最初と最後の曲が決まっているんだよ．とても良い感じだね」と言った．この頃，照れ笑いをするなど，非言語的表現が増え始めるとともに，声量が増加し，会話のトーンやイントネーションの単調さはやや減少した．妹は，「兄のこんな笑顔を見るのは久し振り」と話した．

体調が少し落ち着いた16回目には，「編み物」への興味を尋ねると，Sさんは照れながら「実は編み物をしたかったんだよ．指編みは見たことがあるよ」と話した．Sさんの運動技能を考慮して，アンデルセン編みを提示し，帽子を作り始めた．作業速度はゆっくりだが，集中して取り組むことができた．しかし，徐々に全身状態が悪化し，21回目からは，編み物の作業の遂行が困難となった．

その後もOTRは部屋を訪問し，NPI興味チェックリストを用いながら，Sさんと作業に関する会話を続けた．29回目にOTRが訪室した時，Sさんは既に開眼できない状態であったが，お気に入りのアルバムを聴いていた．そして，「はぁ，もうこの曲か．ニューオーリンズ．この曲が流れるともう最後なんだよね」とOTRに小声で話した．これがSさんの最期のナラティブであった．直後，セデーションが開始されて，看取りの状態になり，そして，永眠した．

OT再評価

作業遂行が困難になる直前の20回目に，MOHOSTによる再評価を行った．結果を図1に示した．「作業への動機づけ」は，自分の能力を現実的に評価できていなかったが，作業を遂行することを楽しみ，促しにより，病棟で行われるレクリエーションへも参加した．また，興味ある作業を表明し，選択することができた．これらから，「能力の評価」はRとしたが，「成功への期待」「興味」「選択」はAと評定した．

「作業のパターン」は，昼夜逆転は続いていたが，OTや病棟のレクリエーションへは参加を楽しんでいた．妹夫婦との関係だけではなく，病棟スタッフやボランティアとの交流も始まった．興味ある作業を行う趣味人としての役割を経験することができたが，役割義務に応えることは困難であった．これらから，「日課」と「責任」はI，「適応性」と「役割」はAとした．

「コミュニケーションと交流技能」は，非言語的技能が見られ始めたこと，声量の増加，そして，他者との交流の増加などから，「非言語的技能」「会話」「音声による表現」「関係性」はいずれもAとした．「処理技能」は，初期評価時と変化がみられず，「知識」「タイミング」「組織化」「問題解決」ともにAとした．「運動技能」に関しても，作業参加に変化をもたらす改善は

得られず，「姿勢と可動性」「協応性」「力と努力」「エネルギー」はRとした．

「環境」は，初期評価時と同じく，Sさんの作業参加を支持するものであったことから，「物理的空間」「物的資源」「社会集団」「作業要求」のいずれもFとした．

考 察

末期がんのクライアントは，身体的機能のみならず，社会的役割，プライバシーの保持，自分に関する物事を自立して行うこと，近親者との関係などを喪失し，未完の仕事を残すことがあるとされている[7]．こういった喪失感の緩和をはかることもOTの役割であると考えられている[8]．

MOHOSTによる初期評価の結果，MOHOの意志にあたる作業の動機づけの「能力の評価」と「成功への期待」に対して，Sさんの作業参加は制限されていた．Sさんは「歩けるようになるために，筋力トレーニングをしたい」と述べたが，脳性麻痺に伴う顕著な身体機能の低下に気づいて「だめだ．リハをしてこなかったからだ」と諦めを表現した．Sさんの作業参加は，自分の能力の利点と限界を推し計りながら，今後の生活をコントロールする方向に向かってはいなかったといえる．一方，Sさんは自分の能力を理解することが困難であったため，喪失感を経験していなかったのではないかとも考えられる．思いついたことを短絡的に表現することもみられたが，喪失感への気づきが十分ではなかったことにより，今，どのような作業を遂行して日々を過ごすことが必要なのかを検討し，必要な作業を選択し，日課を構成することが困難となっていたと考えられる．

末期がんによる全身性機能障害の影響もあった．それが昼夜逆転傾向の生活をもたらし，病棟内行事への参加を躊躇していた．これらのことは，Sさんの生活に意味をもたらす作業参加の状態ではなかったといえる．また，「昔はこんなんじゃなかった」との発言から，Sさんの自

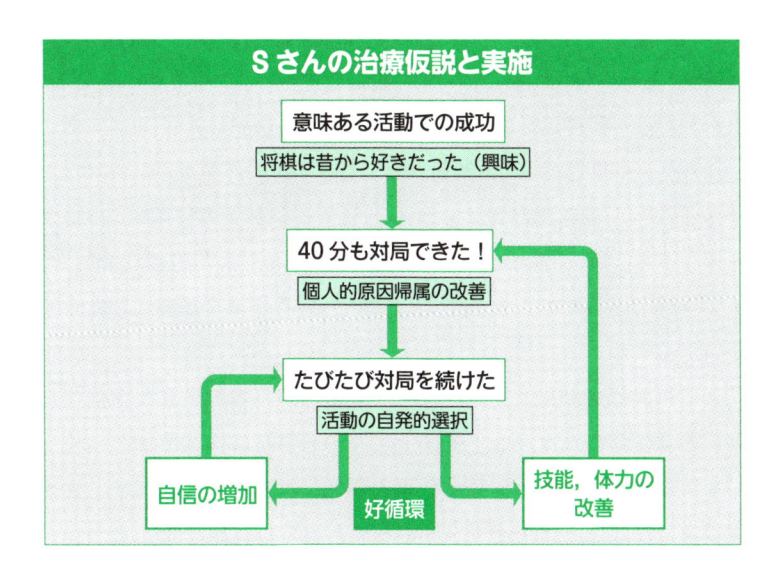

Sさんの治療仮説と実施

意味ある活動での成功
将棋は昔から好きだった（興味）
↓
40分も対局できた！
個人的原因帰属の改善
↓
たびたび対局を続けた
活動の自発的選択
↓
自信の増加 ← 好循環 → 技能，体力の改善

己効力感が低下している様子もうかがえた．佐藤[9]は，クライアントの感情も含めた自己効力感を支えることが，緩和ケアのOTには必要であると述べている．

人の感情を喚起するという特性を持つのは，興味であると考えられている[10]．興味は，自分に満足をもたらす作業を選択するために必要な自己認識とも考えられており，人生の役割や生活習慣の獲得へと導くものでもある[10]．Sさんは，能力の自己認識が困難になっており，自己効力感の低下とともに，習慣の構成も困難となっていた．そこで，OTRはSさんとともに興味を明らかにし，作業参加に結びつく作業遂行を導き出すためにNPI興味チェックリストを用いた．NPI興味チェックリストは，人生の役割が変わる時やこれまでの行動や遂行様式を考え直さねばならなくなった時に，クライアントの動機づけを生み出すための一助となる評価法である[11]．NPI興味チェックリストを用いたところSさんの興味ある作業が次々と明らかになり，Sさんは，各項目に「実は興味ある．やってみたいと思っている」とか，「ボランティアさんを見ていると元気が出てくる」など，自分の生活を満足させる作業を生活史のナラティブとともに表明できた．

ナラティブは，それを共有することで孤独感を和らげ，生きている意味を回復させるととらえられており，人生が有意義であったという価値の認識をもたらすことができると考えられている[12]．価値は，所属感や適正さの認識を経験するとともに，それらに関する感情を喚起する[13]．末期がんのクライアントは，一時的に日常生活活動が向上しても，いずれは低下する．そのことに配慮して，身体機能の回復に固執せず，クライアントの価値や希望に寄り添うことが大切であると考えられている[14]．Sさんは，昼夜逆転傾向が続いており，全身性機能障害の進行による体調不良と傾眠時間は増加したが，作業的生活史を反映した「興味が強い」作業にOTRとともに取り組むことができた．それとともに，病棟行事への積極的な参加により活動的な時間を過ごすことや，妹が「久し振り」に見ることができたSさんらしい表情を見せることができた．

高齢者が楽しさを表現する時には，必ず他者の存在があると考えられているが[15]，人生の終末期を迎えたクライアントに，他者がいることを知ってもらうには，傾聴を中心とした信頼関係[16]の構築が必要である．Kielhofner[17]は，傾聴とニーズに応えることがクライアントとOTRの信頼関係の構築に重要であると述べている．本事例では，NPI興味チェックリストを利用したSさんのナラティブとOTRの傾聴，そしてSさんの作業ニーズへの支援により，信頼関係の構築をはかることができたと考えられる．セデーションの直前に，Sさんはお気に入りのアルバムを聴きながら，「この曲が流れるともう最後なんだよね」とOTRに話すことがあったが，この語りはOTRがSさんの人生の中での意味のある作業を知っていたからこそ得ることができたのはないだろうか．

MOHOSTによる再評価の結果，MOHOの構成要素のうちの意志と習慣化に相当する「作業への動機づけ」と「作業のパターン」を主として，Sさんの作業参加の変化をみることができた．作業参加を構成する日常生活活動と仕事の領域には変化をもたらすことができなかったが，遊びへの従事をはかることはできた．Sさんにとって，将棋を指すこと，ジャズを聴くこ

と，編み物をすること，病棟行事に出席すること，妹夫婦と話すこと，これらは楽しみをもたらす遊びであった．遊びは，人に希望という感情を呼び起こすとされている[18]．Ｓさんが人生の終焉を迎えるにあたり，OTは最後まで希望をもって日々を送ることを支援できたと考えられる．

まとめ

　末期がんのクライアントに行った緩和ケアのOT経過を報告した．クライアントは，全身機能障害があるとともに，自己を語ることが制限されていたことから，MOHOSTを評価法として使用した．その結果，クライアントは，能力の評価が困難であり，自己効力感が低下していること，そして，習慣化にも問題が及んでおり，人生の終末期において積極的な作業参加が制限されていることが明らかとなった．OTでは，興味チェックリストを使用して，クライアントの作業的生活史を反映した興味と価値を置く作業の遂行を支援した．そのことによって，身体機能に制限がありながらも，楽しみの感覚を得ながら人生の終焉を迎えることができた．クライアントにとって意味のある作業に焦点を当てた介入が，生活への積極的な参加に取り組む緩和ケアには重要であることが示唆された．

文　献

1) World Health Organization：WHO Definition of Palliative Care. <http://www.who.int/cancer/palliative/definition/en/>, (accessed, 2015-6-3).
2) 可名久枝，池田　保，吉田尚弘，新田　藍：Hさんらしく死を迎えるためにOTは何ができたか－緩和ケアの一症例－．北海道作業療法22：41，2005．
3) 増田英治，冨田浩一，冨田潤一：ターミナル・ケアーでの作業療法士の役割について－癌末期患者を通して感じたこと－．作業療法10（特別号）：190，1991．
4) 高梨信之，及川　司：緩和ケアにおける作業活動の意義．作業療法27（特別号）：256，2008．
5) Parkinson S, Forsyth K, Kielhofner G（山田　孝・監訳）：人間作業モデルスクリーニングツール使用者手引書．日本作業行動研究会，2007．
6) 大西正徳，水落和也：全身性機能障害とリスク管理．総合リハビリテーション36：435-440，2008．
7) 栗原幸江，田尻寿子，辻　哲也：進行がん患者に対する「こころのケア」としてのリハビリテーション（辻　哲也・編：実践！がんのリハビリテーション）．pp216-221，メヂカルフレンド社，2007．
8) 田尻寿子，田沼　明：緩和医療にかかわるメンバー作業療法士．緩和医療学10：88-91，2008．
9) 佐藤大介：緩和ケア病棟の終末期がん患者に対する個別作業療法の有用性の検討．第23回日本老年精神医学会プログラム抄録集 19：190，2008．
10) Matsutsuyu J（山田　孝・訳）：興味チェックリスト．作業行動研究4：32-40，1997．
11) 山田　孝：NPI（Neuropsychiatric Institute）興味チェックリスト－理論的背景と評価法の説明－．理学療法と作業療法16：391-397，1982．
12) 武山雅代：終末期に意味ある生活を意識できた高齢者（山田　孝・編：高齢期障害領域の作業療法）．pp303-316，中央法規出版，2010．
13) Kielhofner G（山田　孝・監訳）：人間作業モデル－理論と応用，改訂第3版．pp48-68，協同医書出版社，2007．
14) 余宮きのみ：緩和ケア．総合リハビリテーション36：441-445，2008．
15) 白井はる奈，藤原瑞穂，宮口英樹，宮前珠子：重度認知症高齢者の笑い・笑顔表出に関する探索的研究．作業療法24：253-261，2005．

16）安部能成：ターミナルケアの作業療法－がん緩和ケアにおける医学的リハビリテーションとしての作業療法の可能性－．北海道作業療法26：14-20, 2009.
17) Kielhofner G（山田　孝・監訳）：人間作業モデル－理論と応用，改訂第3版. pp340-358, 協同医書出版社, 2007.
18) Reilly M（山田　孝・訳）：遊びと探索学習－知的好奇心による行動の研究. 協同医書出版社, 1982.

6. 認知症高齢者の絵カード評価法を用いた実践

事例 15

認知症高齢者の絵カード評価法を用いた2事例〜認知症高齢者に対するクライアント中心の考え方と作業に焦点を当てた作業療法実践〜

井口知也, 山田 孝, 小林法一

要 旨 認知症高齢者が自分にとって意味や価値のある作業を明確に述べることができる作業評価法である「認知症高齢者の絵カード評価法（APCD）」を開発した．本報告の目的は，①認知症高齢者に対してクライアント中心の考え方と作業に焦点を当てた作業療法実践を行うこと，②認知症の行動・心理症状（BPSD）を作業適応障害ととらえ，認知症高齢者に効果的な介入方法を探索することである．そのため，介護老人保健施設に入居する2名の認知症高齢者にAPCDを実施した．その結果，対象者の意味のある作業を明らかにしたことでクライアントのBPSDを改善することができた．このことから，APCDは認知症高齢者の作業適応に向けた作業療法を促進する評価法であると考えられた．

キーワード 認知症高齢者の絵カード評価法（APCD），認知症高齢者，クライアント中心，意味のある作業，認知症の中核症状，認知症の行動・心理症状（BPSD），ナラティブ（語り）

はじめに

わが国では，急速な高齢化に伴って認知症高齢者が増加しており，介護老人保健施設（以下，老健）などの老人施設では認知症高齢者に対する作業療法実践が求められている[1]．老人施設などでの作業療法士（以下，OTR）は高齢者のニーズを聞き取り，作業に焦点を当てた作業療法（以下，OT）を行うことにより，高齢者の生活の意味を再び見出す援助ができると考えられる．しかし，認知症高齢者では作業ニーズの聴取は難しく，クライアントの文脈に沿った意味や価値のある作業の提供が困難になる．そのため，認知症高齢者が自分にとっての意味や価値のある作業を明確に述べることができる作業評価法である「認知症高齢者の絵カード評価法（Assessment by the Picture Cards for the Elderly with Dementia；以下，APCD）」を作成した[2,3]．

APCDは，OTの概念的実践モデルの1つである人間作業モデル（以下，MOHO）に基づく作業適応障害の改善のために，個人の価値，役割，能力の自己認識などを取り入れ，適応的な作業を促進し，パターン化するといった概念を理論的基盤としている．検者は，対象者にB6サイズの作業場面が描写された絵カードを1枚ずつ見せ，生活上で重要であるという観点から「とても重要である」，「あまり重要ではない」，「全く重要ではない」の3つのカテゴリーに分類

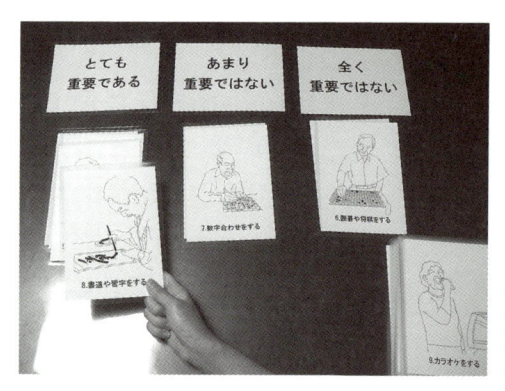

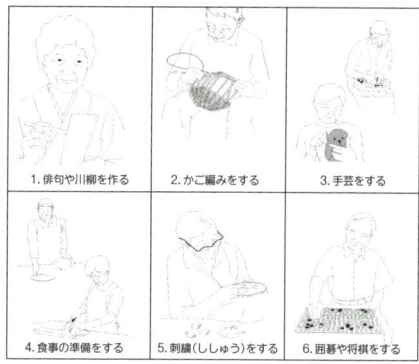

図1 ◆ APCDの実施場面と絵カード一覧（一部）

してもらうことで，クライアントにとっての意味のある作業を明らかにする（図1）．APCDで用いる絵カードは70枚で，「俳句や川柳をする」「手芸をする」「畑仕事をする」「顔を洗う」「本を読む」などの作業で構成されている．APCDはまた，絵カードを介して語られるクライアントの語りを傾聴することで，ただ作業名を明らかにするだけでなく，対象者が体験している作業的生活とその文脈を評価し，作業適応に向けたOTを提供することができる．

本論では，①認知症高齢者に対するクライアント中心の考え方と作業に焦点を当てたOT実践を行うこと，②認知症の行動・心理症状（Behavioral and Psychological Symptoms of Dementia；以下，BPSD）を作業適応障害としてとらえ，認知症高齢者に効果的な介入方法を模索することを目的に，老健に入居している2名の認知症高齢者にAPCDを実施した．その結果，対象者の意味のある作業を明らかにでき，介入したことで対象者のBPSDが改善し，対象者に則した作業に従事することができた．

事例紹介 1

Tさん：80歳代後半の女性で，診断名はアルツハイマー型認知症である．改訂長谷川式簡易知能評価スケール（以下，HDS-R）は17点で，短期記憶の著明な低下が認められるが，コミュニケーションには問題はない．要介護度は要介護2，障害老人の日常生活自立度（寝たきり度）A2，認知症高齢者の日常生活自立度はⅡbで，服薬はアダラート，デパス，チカタレン，ルボックス，ドグマチールである．老健に入所して3年．移動は変形性膝関節症による痛みのために歩行器を用いているが，その他の日常生活活動（以下，ADL）は自立している．

　Tさんは，2人姉妹の妹としてA市に生まれた．高等学校卒業後に病院事務局で31年間働き，定年後は姉と2人で住んでいた．姉が認知症の進行に伴って老健に入居したことから独居となった．その後，近くに住む姪の支援を受けながら独居を続けていたが，姪の高齢化に伴い支援が困難となったことから，老健に入所することになった．

老健ではここ2年間を認知症棟で生活し，特定の利用者とのかかわりを持っていた．普段は自分のペースでレクリエーションに参加したり，新聞を読んだりして過ごしていた．3カ月前から，何もせずにぼんやりと椅子に座って過ごすことが多くなってきた．また，数分前に行った出来事を忘れてしまうなど，短期記憶の低下や思考判断能力の障害が目立ち，同室の利用者に財布を盗まれたといった物盗られ妄想や徘徊などのBPSDが出現した．

OT評価

Tさんの日常作業の遂行状況を把握するため，小林らによって作成された作業バランス自己診断[4-6]を実施した．作業バランスとは，日常生活を構成する作業に見られるパターンやリズムであり，人の健康やQOLと関連しており，MOHOの習慣にあたる．作業バランス自己診断は，クライアントが普段行っている1日の作業を順番に書き出してもらい，それらの作業を義務，願望，価値，楽しみの観点から評定する．作業バランスを義務的作業と願望的作業の割合から6つのタイプに分類することで，日常生活のパターンやリズムがクライアントの健康やQOLに与えている要因を検討する．作業バランスには，「義務・願望型」「均等型」「義務中心型」「願望中心型」「義務のみ願望のみ型」「マイナス型」の6つがある．一般的な作業バランスは，「義務・願望型」「均等型」「義務中心型」であり，8割以上がこれらのタイプに当てはまるとされている．

Tさんの作業バランス自己診断の結果は「義務・願望型」であり，一般的な作業バランスであった．あげられた作業は「トイレをする」「整容をする」「食事をする」「レクリエーションに参加する」「新聞を読む」「何もせずに座っている」の6つであった．この中で楽しみと認識し

表1 ● Tさんの介入前の作業バランス自己診断

1日の作業	義務 × 特に自分がしなくても良いことである	義務 ○ 自分がしなければならないことである	願望 × 特にしたいとは思っていない	願望 ○ したいと思っている	価値 この作業は次のどれですか ①とても重要 ②重要 ③どちらでもない ④ない方がよい ⑤時間の無駄	楽しみ × 特に楽しみにはしていない	楽しみ ○ 楽しみにしている
トイレをする		○		○	②	×	
整容		○		○	②	×	
食事をとる		○		○	②	×	
レクリエーションに参加する		○	×		③	×	
新聞を読む		○		○	②		○
何もせずに座っている	×		×		⑤	×	

Tさんの状態の説明／理論

```
認知症発症
    ↓
老健に入所して3年，数分前にしていたことも
忘れてしまい，不安になる
    ↓ 個人的原因帰属の低下
何もせずぼんやりとして椅子に座っている
    ↓ 挑戦的課題や活動選択の回避
自信の一層の低下 ← 悪循環 → 技能の一層の浸食
```

MOHOのリーズニング　Tさん

作業同一性：自分が自分でないような気がする．
作業有能性：昼間の時間にすることがなく，自分で悪いことばかり考えてしまう．　←問題の中核

意志
- **PC**：衰えていく認知機能を実感し，不安感や焦燥感を抱く．
- **価値**：何もせずに，ただ椅子に座っている．
- **興味**：新聞を読むこと．

習慣化
- **習慣**：作業バランス自己診断では6項目しかあげず，崩壊している．何もせずにぼんやり座っていることが多い．
- **役割**：役割は入所者役割．

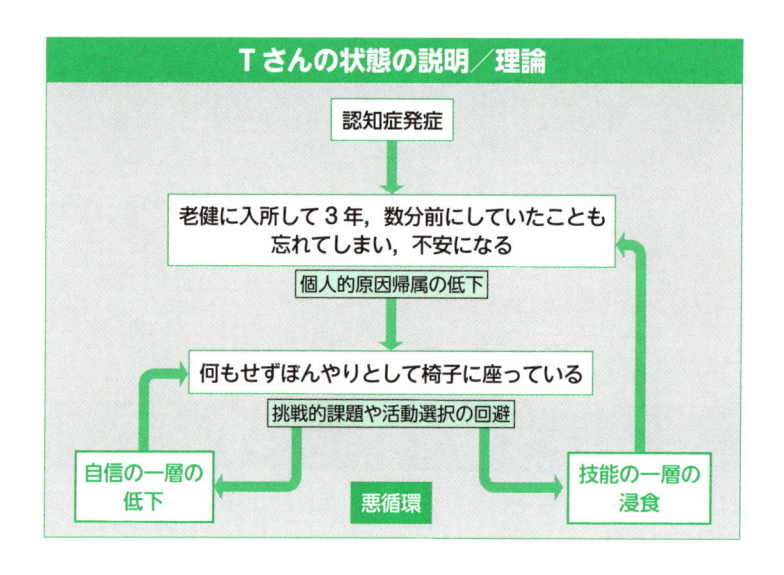

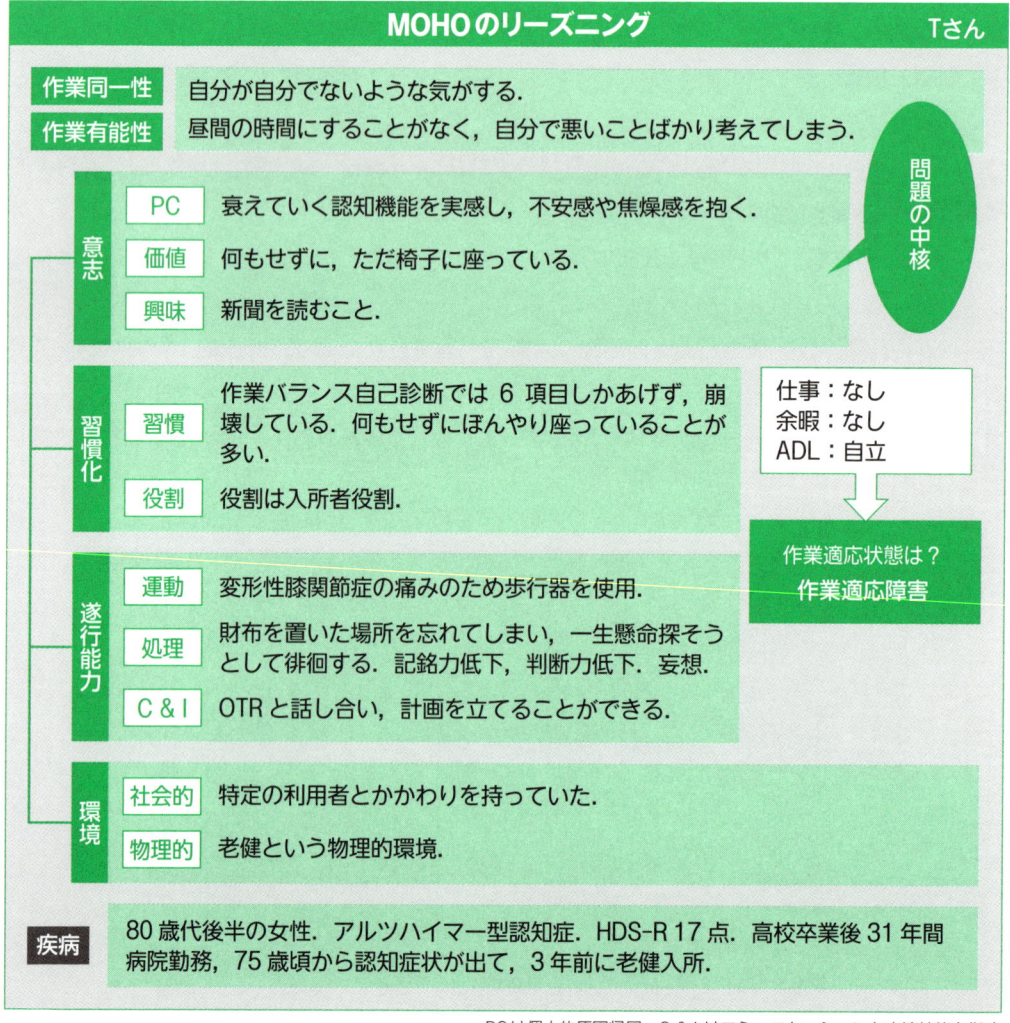

遂行能力
- **運動**：変形性膝関節症の痛みのため歩行器を使用．
- **処理**：財布を置いた場所を忘れてしまい，一生懸命探そうとして徘徊する．記銘力低下．判断力低下．妄想．
- **C & I**：OTRと話し合い，計画を立てることができる．

環境
- **社会的**：特定の利用者とかかわりを持っていた．
- **物理的**：老健という物理的環境．

仕事：なし
余暇：なし
ADL：自立
↓
作業適応状態は？
作業適応障害

疾病：80歳代後半の女性．アルツハイマー型認知症．HDS-R 17点．高校卒業後31年間病院勤務，75歳頃から認知症状が出て，3年前に老健入所．

PCは個人的原因帰属，C & Iはコミュニケーションと交流技能を指す

ている作業は「新聞を読む」のみであり，その他は義務で行っている作業であった（表1）．また，Tさんは「私には何もすることがないの．最近はずっと椅子に座っているか，うたた寝しているだけ．自分でも少しずつ呆けてきたのがわかる．自分が自分ではないような気がします」と話した．

そこで，Tさんにとっての意味のある作業を明らかにするために，APCDを実施した．APCDの施行時間は8分31秒で，「とても重要である」に分類された作業は，「編み物をする」，「洗濯物をたたむ」，「トイレをする」，「部屋の片づけや掃除をする」，「薬をつけたり飲む」などの19種目であった（表2）．Tさんは「編み物はこれまで暇さえあればやっていました．病院まで1時間かけて電車で通っていたから，その間にやっていたの．はじめは自分のセーターやマフラー，靴下や帽子を編んでいました．田舎だから電車に乗ってくる人がみんな知り合いになるの．電車で編んでいるとみんなが声をかけてくる．はじめは自分の分だけでしたが，いつの間にか電車で会った知り合いに編んであげていたの．私が編んだ物をあげるとみんな喜んでくれました」と語った．また，「私はここ（老健）だけの生活だから，知り合いと話すことはありません．この中であまり仲のよい方（入居者）はいません．でも，スタッフで良くしてくれる人がいます．その方は私をいつも気にかけてくれます．もうすぐ子どもが生まれるそうだから，何かお祝いをしたいと思っています」と語った．また，知人と話すことも語られた．その語りの中から，「編み物」はこれまで暇さえあれば行っていた作業であり，作品を編みあげて誰かに贈ることに意味があることがわかった．このように，特に「編み物をする」と「知人と話す」が重要な作業であることがわかった．また，Tさんは「昼間の時間にすることがなく，自分で悪いことばかり考えてしまうので，何か集中できることがしたい」と語っていた．

これらの結果から，中核症状とBPSDとの関係性は次のように考えられた．Tさんは短期記銘力や思考判断能力の障害により，今までできていた1日の作業遂行の習慣の構築ができなくなった．衰えていく認知機能を実感し，これまでとは違う自分に不安感や焦燥感があった．Tさんは財布を置いた場所を忘れてしまうことがあり，そのことを本当のこととして自分の大切な物がなくなったととらえてしまった．そこで，Tさんは大切な財布を探そうとして廊下を歩きまわるものの，見つからなかった．何もせずに椅子に座っていると物事を悪く考えてしまい，自分の嫌いな人に盗まれてしまったとの妄想に至った．Tさんは問題を解決しようとさらに廊下を歩きまわるが解決の糸口は見つからず，そのような自分に憤りを感じ，ただ何もせずに椅子に座って過ごすという生活スタイルになっていることがわかった（図2）．

そこで，筆頭筆者（以下，OTR）はTさんと話し合い，OTの計画を一緒に立案した．計画は話し合いの中で，以下のようになった．①昼食後から夕食までの時間に編み物などの作業が自分に好きな時にできるようなスケジュール表を作成する，②スタッフが出産休暇に入るまでに子ども用の腹巻きを作成してプレゼントする，③用意など自身で行うことが難しい場合はスタッフに手伝ってもらう．

表2 ◆ TさんのAPCDの結果

認知症高齢者の絵カード評価法　評価用紙

平成●年●月●日（●）　　被験者名：Tさん　　検査者名：井口　知也

絵カードを3つのカテゴリーに分類する									
NO.	作業名	とても重要である	あまり重要ではない	全く重要ではない	NO.	作業名	とても重要である	あまり重要ではない	全く重要ではない
1	俳句や川柳をする			✓	43	新聞を読む	✓		
2	かご編みをする		✓		44	絵を描く		✓	
3	手芸をする	✓			45	縫い物をする	✓		
4	食事の準備をする			✓	46	洗濯をする	✓		
5	刺繍をする	✓			47	部屋の片付けや掃除をする	✓		
6	囲碁や将棋をする			✓	48	カーテンや雨戸の開け閉めをする	✓		
7	数字合わせをする			✓	49	テレビを観る		✓	
8	書道や習字をする		✓		50	洗濯物をたたむ	✓		
9	カラオケをする			✓	51	顔を洗う	✓		
10	絵手紙や手紙を書く		✓		52	庭の手入れをする		✓	
11	温泉に行く			✓	53	家族と話す		✓	
12	押し花をする		✓		54	着替えをする		✓	
13	編み物をする	✓			55	本を読む		✓	
14	体操をする				56	歯磨きをする			
15	畑仕事をする			✓	57	パズルをする			✓
16	お茶やコーヒーを飲む		✓		58	レクリエーションに参加する		✓	
17	写真やはがきを整理する			✓	59	おやつを食べる		✓	
18	ラジオを聴く		✓		60	パソコンをする			✓
19	ペットの世話をする				61	日光浴をする		✓	
20	計算問題を解く				62	外に出掛ける		✓	
21	血圧管理をする		✓		63	洗濯物を取り込む	✓		
22	水墨画をする			✓	64	漬物をつける			✓
23	アイロンをかける	✓			65	いけばなをする			✓
24	園芸をする			✓	66	日記を書く		✓	
25	爪を切る		✓		67	髪を整える	✓		
26	ちぎり絵をする				68	買い物に行く			✓
27	折り紙を折る		✓		69	ヒゲをそる			✓
28	リハビリをする	✓			70	マッサージ機をかける		✓	
29	仏壇にお参りをする		✓						
30	仕事をする		✓						
31	薬をつけたり飲む	✓							
32	知人と話す	✓							
33	お風呂に入る	✓							
34	散歩をする	✓							
35	塗り絵をする		✓						
36	花の水やりをする	✓							
37	トイレをする	✓							
38	食事をとる	✓							
39	オセロをする			✓					
40	孫やひ孫と遊ぶ			✓					
41	食事の後片付けをする		✓						
42	横になって休憩する		✓						

絵カード以外の重要な作業（自由列挙枠）					
NO.	作業名	とても重要である	あまり重要ではない	全く重要ではない
1				
2				
3				
4				
5				
6				
7				
8				
9				
10				

No	特　記　事　項
13	編み物はこれまで暇さえあればやっていました．会社まで1時間かけて電車で通っていたから，その間にやっていたの．はじめは自分のセーターやマフラー，靴下や帽子を編んでいました．田舎だから電車に乗ってくる人がみんな知り合いになるの．電車で編んでいると「何を編んでいるの？」とみんな声をかけてくる．はじめは自分の分だけでしたが，いつの間にか電車であった知り合いに編んであげてたの．私が編んだ物をあげるとみんな喜んでくれました．
32	私はここの（老健）だけの生活だから知り合いと話すことはありません．この中でも仲のよい方はあまりいません．でも，スタッフで良くしてくれる人がいます．その方は私をいつも気にかけてくれます．もうすぐ子どもがうまれるそうだから，何かお祝いをしたいと思っています．

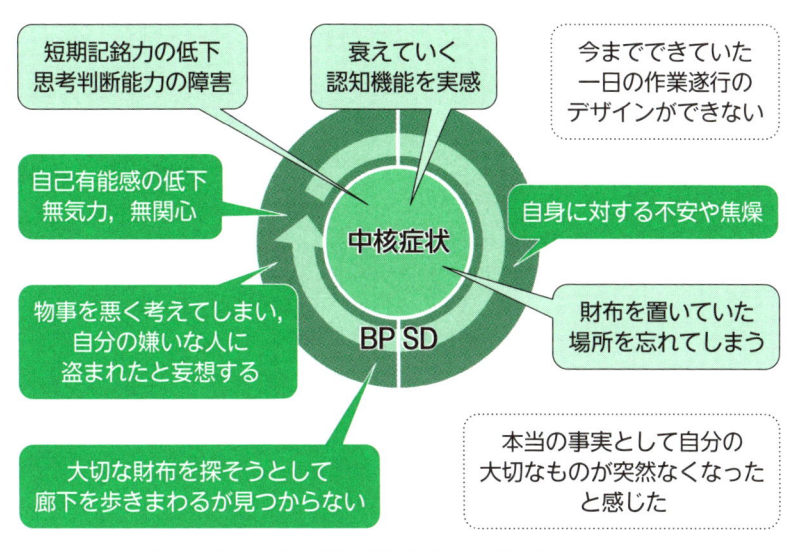

図2 ◆ Tさんの中核症状とBPSDの関係性について

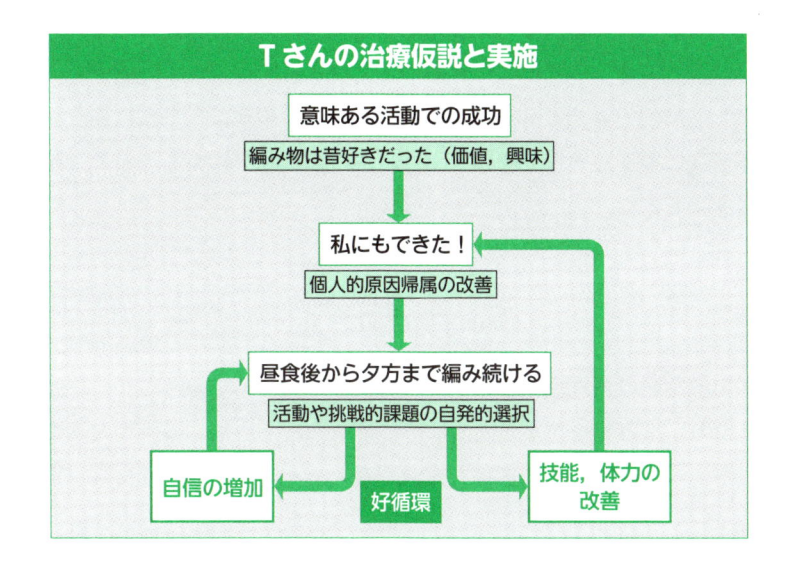

- 短期記銘力の低下 思考判断能力の障害
- 衰えていく認知機能を実感
- 今までできていた一日の作業遂行のデザインができない
- 自己有能感の低下 無気力，無関心
- 中核症状
- 自身に対する不安や焦燥
- BPSD
- 財布を置いていた場所を忘れてしまう
- 物事を悪く考えてしまい，自分の嫌いな人に盗まれたと妄想する
- 大切な財布を探そうとして廊下を歩きまわるが見つからない
- 本当の事実として自分の大切なものが突然なくなったと感じた

Tさんの治療仮説と実施

意味ある活動での成功
編み物は昔好きだった（価値，興味）
↓
私にもできた！
個人的原因帰属の改善
↓
昼食後から夕方まで編み続ける
活動や挑戦的課題の自発的選択
↓
自信の増加 ― 好循環 ― 技能，体力の改善

経過

　介入当初，Tさんは自分から編み物を始めることは少なく，OTRやスタッフにより編み物が促されたり，編み物道具が準備されたりした．編み物道具を受け取ったTさんは，昼食後から夕方近くまで編み続けることもあった．その際，OTRが「編み物を長時間していると疲れませんか」と尋ねると，Tさんは「編み物をすると楽しくて時間を忘れます」と答えた．1カ月後，Tさんは編み物道具を持ち歩き，スタッフの援助も受けずに編み物をやりたい時にやりたいだけ行うようになった．Tさんは，OTRにでき上がった腹巻きを3枚見せ，「大きさが違うものを作りました．赤ちゃんにはどれが一番合うと思いますか」と，どの腹巻きをスタッフに贈

表3 ◆ Tさんの介入後の作業バランス自己診断の結果

1日の作業	義務 × 特に自分がしなくても良いことである	義務 ○ 自分がしなければならないことである	願望 × 特にしたいとは思っていない	願望 ○ したいと思っている	この作業は次のどれですか ① とても重要 ② 重要 ③ どちらでもない ④ ない方がよい ⑤ 時間の無駄	楽しみ × 特に楽しみにはしていない	楽しみ ○ 楽しみにしている
トイレをする		○		○	②	×	
整 容		○		○	②		○
食事をとる		○		○	②		○
レクリエーションに参加する		○	×		③		○
新聞を読む		○		○	②		○
編み物をする	×			○	①		○
編み物の本を読む	×			○	①		○

※ ▇ の部分は，介入後に変化のあった項目を示す

のかを相談することもあった．完成した作品をスタッフに贈ることで感謝の気持ちを伝えることができ，スタッフや他の入所者などから賞賛された．その後，Tさんは編み物の本を読みながら，靴下や帽子などの多くの作品を作り上げ，他のスタッフに贈ることや文化祭などの催しに展示することを楽しんだ．

結　果

作業バランス自己診断の再評価の結果は，昼食後から夕食までの何もせずに座って過ごしていた時間がなくなり，編み物をすることや次の作品を作るために「編み物の本を読む」といったTさんが重要であると認識している作業が増えた．また，介入前は「整容をする」，「食事をとる」，「レクリエーションに参加する」ことは楽しみではなかったが，介入後にはそれらの作業が楽しみに変化した（表3）．このことから，徘徊や物盗られ妄想，無気力などのBPSDが発生する頻度は減り，スタッフの援助も受けずに能動的に1日の作業遂行を構成できるようになった．

事例紹介 2

Uさん：90歳代後半の女性である．診断名はアルツハイマー型認知症と脳血管性認知症の混合型認知症である．HDS-Rは8点で，1日の多くの時間に帰宅願望，妄想，幻視などのBPSDが出現していた．要介護度は要介護4，障害高齢者の日常生活自立度（寝たきり度）B2，認知症高齢者の日常生活自立度Ⅲaであった．服薬は抑肝散，アダラート（高血圧治療薬），フロセミド（利尿薬）で，BPSDが強い場合にはセレネース（抗精神病薬）を服用することがあった．左大腿骨転子部骨折の既往と加齢による筋力低下，軽度の不全麻痺があるために，立位保持や歩行の困難さがあり，フロア内は車いすを自操して移動していた．感情の抑揚や失語，失行症状があることから，入浴や食事，トイレ動作，更衣動作などADL動作全般に介助が必要であった．また，車いすからの転倒の可能性が高いことや他の利用者とのトラブルがあるために，常にスタッフが見守る必要があった．

　UさんはB市に生まれ，米やみかん作りの農家で育ち，18歳で結婚した．結婚後は子宝に恵まれ，夫と一緒に米や野菜，カイコの繭などを育てて農業協同組合に出荷して生計を立てていた．孫が生まれてからは，仕事で家を空けることが多かった息子夫婦の代わりに，農業の傍ら孫の面倒をみていた．孫が大きくなり，夫と死別してからは，野菜や花を作って生活していた．3年前に自宅で転倒して左大腿骨転子部骨折になり，人工骨頭置換術の施術のためにC病院に入院した．半年間の入院中に物忘れなどの認知症症状が強くなり，自宅生活が難しくなったために，老健に入居することになった．

　老健では認知症棟で生活し，他の利用者やスタッフとかかわることが少なく，1人で過ごしていた．Uさんは不安や妄想が強く，それらが前面に現れている時は他者とのかかわりを拒み，車いすから床に降りて靴を持って壁や窓を叩いてまわったり，スタッフに暴力を振るったりするなどのBPSDがみられた．そのため，老健では孤立する場面が多く，スタッフはどのようにかかわってよいのかわからなかった．

OT評価

　Uさんの話を傾聴すると，「みんな私を見張っている」，「食事に毒がもられている」，「もうすぐ警察が来て，息子を連れて行く」，「私にはやらないといけないことがある」と語り，Uさんの作業的生活を十分に評価することができなかった．そこで，Uさんの日常作業の遂行状況を把握するために作業質問紙（以下，OQ）を一部改変して用いた．OQは，典型的な1日の作業内容と，その個々の作業に対するクライアントの価値や興味などを評価するものである．本来はクライアントから1日の起床から就寝までの30分ごとの代表的な活動を聴取するが，本事例ではOTRがクライアントの作業を観察したり，カルテ記録や介護者から収集したりした情報

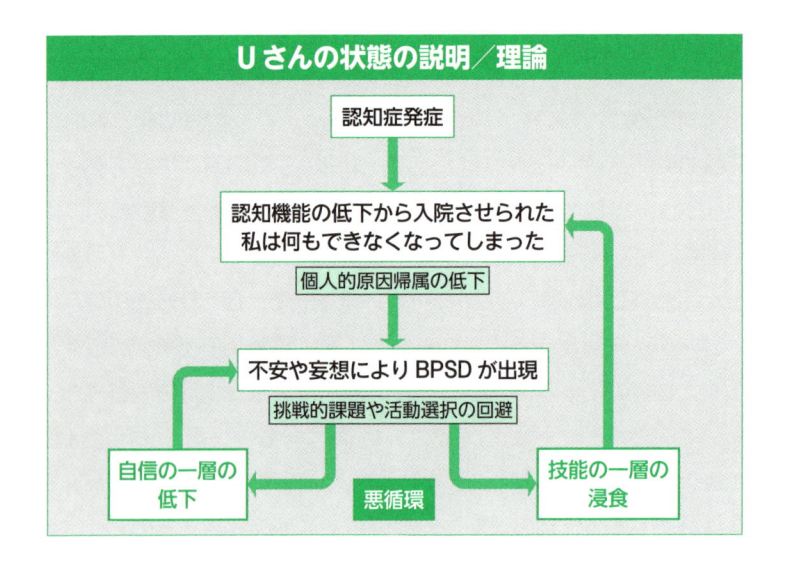

Uさんの状態の説明／理論

```
認知症発症
    ↓
認知機能の低下から入院させられた
私は何もできなくなってしまった
    ↓ 個人的原因帰属の低下
不安や妄想により BPSD が出現
    ↓ 挑戦的課題や活動選択の回避
自信の一層の低下 ← 悪循環 → 技能の一層の浸食
```

MOHOのリーズニング　　Uさん

| 作業同一性 | 私にはやらないといけないことがあると言うが，内容は不明． |
| 作業有能性 | ほとんどの時間を何もせずに過ごしている． |

意志
- PC：皆が私を見張っている．
- 価値：私にはやらないといけないことがあるが，内容は不明．　【問題の中核】
- 興味：米や野菜を作ってきたが，今はない．

習慣化
- 習慣：ほとんどの時間，何もしていない．
- 役割：何もない．入所者．

仕事：なし
余暇：なし
ADL：介助

遂行能力
- 運動：骨折と加齢での筋力低下，軽度の麻痺あり．立位保持と歩行が困難，車いすは自走可．転倒危険．
- 処理：不安や妄想が強い．BPSD．
- C＆I：他の利用者やスタッフとのかかわりが少ない．

作業適応状態は？
作業適応障害

環境
- 社会的：BPSDのため，他者とのかかわりが少ない．
- 物理的：老健の環境．

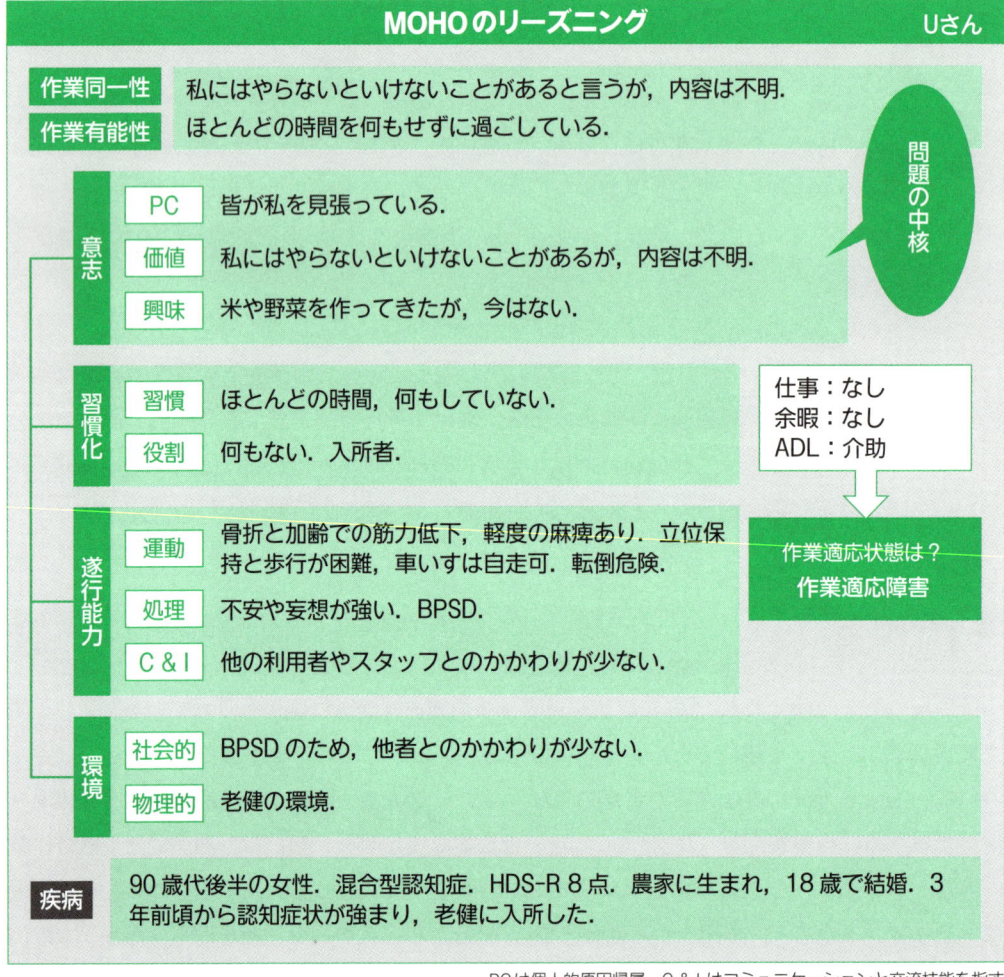

疾病：90歳代後半の女性．混合型認知症．HDS-R 8点．農家に生まれ，18歳で結婚．3年前頃から認知症状が強まり，老健に入所した．

PCは個人的原因帰属，C＆Iはコミュニケーションと交流技能を指す

に基づき，1日の作業内容を記載し，評価した．

OQの結果，Uさんは6時30分に起床し，以後，7時30分，11時30分，17時30分に「食事をし」，7時，12時，15時30分，18時に「トイレをし」，15時に「おやつを食べる」などのADLをする以外は，何もしていない時間がほとんどであった．朝食後にただぼんやり座っている時間を経て，10時から11時と16時から17時に窓や壁を叩いてまわったり，スタッフに暴力を振ったりするなどのBPSDが顕著に出現していることがわかった．

そこで，Uさんにとっての意味のある作業を明らかにするために，比較的落ち着いている朝食後にAPCDを実施した．APCDの実施時間は9分4秒で，「とても重要である」に分類された作業は，「園芸をする」，「畑仕事をする」，「仏壇にお参りをする」，「編み物をする」，「お風呂に入る」，「お茶やコーヒーを飲む」など13種目であった（表4）．Uさんは「畑仕事は子どもの頃から長くやっていた．子どもの時は手伝いばかりで嫌だった．結婚してからは野菜を作ったり，米を育てたりしていた．冬になるとカイコを繭にして，農業協同組合に持っていったんや．朝が早くて寒かった．カイコの繭をかついで，1時間くらい歩いた」，「病院に入るまでは家で花と野菜を作っていた．大根やジャガイモ，スイカも作っていた．夏は朝と夕方に水をやらないとすぐに枯れてしまう．それは毎日しないといけないこと．米を作るのも大変．水の管理や消毒，稲刈りなんかも家族総出でやっていた」と畑仕事のことを語った．また，「園芸をする」と「仏壇にお参りをする」については，「仏壇のおつとめを毎日していた．朝はお仏のご飯とお茶を新しいものに取りかえて，昼間は暑いから夕方に花を取ってきて，お仏壇に供えるんや．毎日やらないと気分がすっとしない．花を育てるのは昔から好きでやっていた．花には朝晩水やりをしないとすぐに枯れてしまう」と語った．このように，特に「畑仕事をする」，「園芸をする」，「仏壇にお参りをする」が重要な作業であることがわかった．そして，Uさんはこれらの作業を遂行できていないことを実感しており，行えていないことに対して罪悪感を持っている発言がみられた．また，APCDでのUさんの語りの中から，意味のある作業を遂行していた時間とフロア内でBPSDの発生していた時間帯が近いことも推察できた．

これらの結果から，中核症状とBPSDとの関係は次のように考えられた（図3）．Uさんは長期記憶の脱落や失語，失行などの高次脳機能障害により，自分の役割としてやらなければならない作業を他者にうまく伝えられずにいた．Uさんは，役割であった作業が遂行できないことで不安や焦燥が募った．そして，自分なりに作業をしようと試みたが，転倒などのリスクが高いためにスタッフに阻止されてしまう．意味のある作業を抑止されたUさんは憤慨し，スタッフに暴力を振るってしまった．そのことでスタッフはどのように対応してよいのかわからなくなり，BPSDが現れているUさんに対応しなくなった．Uさんは問題を解決してくれないスタッフを悪人と思い込み，その思い込みからさらに妄想に至ってしまい，怒りに満ちた表情で廊下を往復してしまうという悪循環が生じていると考えられた．

そこで，OTRはAPCDで評価された情報を基盤とし，さらにUさんに作業の文脈を聞き取ることで以下のようなプログラムを立案した．①老健の園庭にある花壇でガーベラや朝顔，ヒマワリなどを育てる園芸活動とジャガイモやサツマイモ，大根，稲などを育てる栽培活動を行

表4 ◆ UさんのAPCDの結果

認知症高齢者の絵カード評価法　評価用紙

平成●年●月●日（●）　　被験者名：Uさん　　検査者名：井口　知也

絵カードを3つのカテゴリーに分類する

NO.	作業名	とても重要である	あまり重要ではない	全く重要ではない	NO.	作業名	とても重要である	あまり重要ではない	全く重要ではない
1	俳句や川柳をする			✓	43	新聞を読む			✓
2	かご編みをする			✓	44	絵を描く			✓
3	手芸をする		✓		45	縫い物をする			✓
4	食事の準備をする	✓			46	洗濯をする		✓	
5	刺繍をする			✓	47	部屋の片付けや掃除をする		✓	
6	囲碁や将棋をする			✓	48	カーテンや雨戸の開け閉めをする		✓	
7	数字合わせをする			✓	49	テレビを観る		✓	
8	書道や習字をする			✓	50	洗濯物をたたむ	✓		
9	カラオケをする			✓	51	顔を洗う	✓		
10	絵手紙や手紙を書く		✓		52	庭の手入れをする			✓
11	温泉に行く			✓	53	家族と話す		✓	
12	押し花をする			✓	54	着替えをする		✓	
13	編み物をする	✓			55	本を読む			✓
14	体操をする			✓	56	歯磨きをする			✓
15	畑仕事をする	✓			57	パズルをする			✓
16	お茶やコーヒーを飲む	✓			58	レクリエーションに参加する			
17	写真やはがきを整理する		✓		59	おやつを食べる		✓	
18	ラジオを聴く		✓		60	パソコンをする			✓
19	ペットの世話をする			✓	61	日光浴をする			✓
20	計算問題を解く			✓	62	外に出掛ける			✓
21	血圧管理をする			✓	63	洗濯物を取り込む			✓
22	水墨画をする			✓	64	漬物をつける			✓
23	アイロンをかける	✓			65	いけばなをする			✓
24	園芸をする	✓			66	日記を書く			✓
25	爪を切る	✓			67	髪を整える	✓		
26	ちぎり絵をする			✓	68	買い物に行く			✓
27	折り紙を折る			✓	69	ヒゲをそる			✓
28	リハビリをする			✓	70	マッサージ機をかける			✓
29	仏壇にお参りをする	✓							
30	仕事をする			✓					
31	薬をつけたり飲む		✓						
32	知人と話す			✓					
33	お風呂に入る	✓							
34	散歩をする			✓					
35	塗り絵をする		✓						
36	花の水やりをする		✓						
37	トイレをする		✓						
38	食事をとる		✓						
39	オセロをする			✓					
40	孫やひ孫と遊ぶ			✓					
41	食事の後片付けをする	✓							
42	横になって休憩する			✓					

絵カード以外の重要な作業（自由列挙枠）

NO.	作業名	とても重要である	あまり重要ではない	全く重要ではない
1				
2				
3				
4				
5				
6				
7				
8				
9				
10				

No	特記事項
15	畑仕事は子どものころから長くやっていた．子どもの時は手伝いばかりで嫌だった．結婚してからは野菜を作ったり，米を育てたりしていた．冬になるとカイコを繭にして，農業協同組合に持っていったんや．朝が早くて寒かった．カイコの繭をかついで，1時間くらい歩いた．怪我するまでは家で花と野菜を作っていた．スイカも作っていた．夏は朝と夕方に水をやらないとすぐに枯れてしまう．それは毎日しないといけないこと．米を作るもの大変．水の管理や消毒，稲刈りなんかも家族総出でやっていた．
24	花も作っていた．育てるのが昔から好きやった．キクやユリ，他にも色々育てていた．花も朝から水やりをしないとあかん．朝だけじゃなくて晩もやらんと枯れる．
29	お仏壇におつとめを毎日していた．朝はお仏壇のごはんとお茶を新しいものに取りかえて，昼間は暑いから夕方に花をとってきて，お仏壇に供えるんや．毎日やらないと気分がすっとしない．

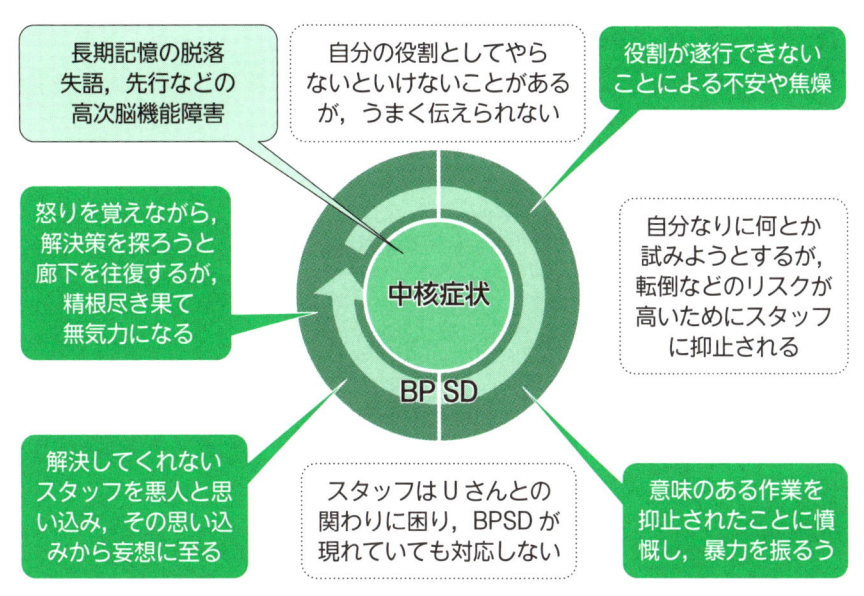

図3 ◆ Uさんの中核症状とBPSDの関係性について

中核症状
BPSD

- 長期記憶の脱落，失語，先行などの高次脳機能障害
- 自分の役割としてやらないといけないことがあるが，うまく伝えられない
- 役割が遂行できないことによる不安や焦燥
- 自分なりに何とか試みようとするが，転倒などのリスクが高いためにスタッフに抑止される
- 意味のある作業を抑止されたことに憤慨し，暴力を振るう
- スタッフはUさんとの関わりに困り，BPSDが現れていても対応しない
- 解決してくれないスタッフを悪人と思い込み，その思い込みから妄想に至る
- 怒りを覚えながら，解決策を探ろうと廊下を往復するが，精根尽き果て無気力になる

う．②屋内でも園芸活動と栽培活動を行えるように，プランターに花や野菜，稲の苗を植えて育てる．③何もせずに座っている9時から10時と13時から14時の時間帯に花と野菜の水やりなどの管理活動を行う．④仏花にするために16時から17時の間に，育てている花を取って仏壇にお参りをする．これらのプログラムはOTRが不在の場合でも行えるように，スタッフに伝達して日々のケアに取り入れるように計画した．

経過

　当初，園芸活動や野菜の栽培活動，仏壇へのお参りの開始には声かけや軽介助などの援助が必要であった．フロアでは怒りに満ちた表情で徘徊していたUさんであったが，これらの作業に参加した際には笑顔を見せ，OTRやスタッフ，他の入居者とのコミュニケーションの機会が増えた．園芸活動や栽培活動では，管理の方法に手馴れていないOTRやスタッフに，「こんなことをしていたら茎が折れてしまう．茎の両端に添え木をして，紐で結ばないといけない．強く紐を締めすぎたら育ちが悪くなるから，やさしく紐を結んでほしい」，「水やりは暑い時にやっても意味がない．暑くなる前の午前中にやらないといけない」，「稲が大きくなってきたら根をもっとはらさないといけない．そのためには水を少し抜こう」などと指示を与えていた．一緒に栽培活動をしていた入居者には「あんたのところはどのような肥（肥料）を使っていたんや．肥もあんまりやると根が腐ってしまうから，やる量が難しいな」と相談しながら行っていた．開始当初には声かけなどの活動に対する促しが必要であったが，1カ月後にはOTRやスタッフの顔を見ると，Uさんから「ぼちぼち水やりに行こか」と声をかけてくることも多かった．その頃からBPSDが前面に現れる頻度は減り，活動以外でも他者とかかわる機

会が多くなった．3カ月後には作った野菜を使った調理活動，育てた大根や白菜を使った漬物活動などに積極的に参加することができた．3カ月間のOTを通じて，Uさんは自身が取り組んでいる作業の意味を語ることがあった．特に「仏壇にお参りをする」ことについては，Uさんが大切に育てていた孫を不慮の事故で亡くしたエピソードを語り，その孫を供養するために自分の作った花を供えていることがわかった．

結　果

OQの初期評価では，何もせずに座っている時間を経て，10時から11時と16時から17時に窓や壁を叩いてまわることやスタッフに暴力を振るうなどのBPSDが顕著に出現していた．そこで，BPSDが発生している時間に合わせて，Uさんにとっての意味のある作業を実施した．OQの再評価では，Uさんが何もせずに座っていた9時から10時と13時から14時の時間帯に「花と野菜の水やり」などの管理活動を行うことや，仏花にするために16時から17時の間に「育てている花を取り，仏壇参りをする」といった作業にほぼ毎日従事することができた．これらの作業は，OTRかスタッフが一緒に実施した．開始当初は活動の声かけなどの援助を要したが，活動を重ねるごとにUさんからOTRやスタッフに活動を催促することもあり，Uさんの生活歴に沿った作業が習慣として定着し，自分で活動選択ができるようになった．また，スタッフは作業を通じて語られるUさんのエピソードを知ることで，Uさんとかかわる糸口を見出すことができた．そのことで，Uさんとスタッフは他の時間でもコミュニケーションが取れるようになり，ときには空いた時間にスタッフが「おしぼりや洗濯物をたたむ」といった活動を依頼することもあった．その頃から，UさんのBPSDが出現する頻度が減り，意味のある作業に従事する生活を送ることができた．

考　察

1 認知症高齢者に対するクライアント中心と作業に焦点を当てたOT実践について

OTのリーズニングは，OTRがクライアントを理解し，そしてクライアントへのOT計画を作成して実施し，追跡するために理論を用いることである[7]．MOHOのリーズニングはクライアント中心である[7]．クライアント中心の原則とは，クライアントがOTの目標と方法とを決定する上で積極的なパートナーとなることを尊重し，そのための情報を提供し，それを可能にする過程と定義されている[8]．そうした実践を行うためにOTRはクライアントとの対話を重ねることが必要になる．しかし，認知症高齢者は個人的に意味のある作業とその文脈を評価することが難しくなる．アルツハイマー型認知症は，一般に海馬領域を含む側頭葉内側部の病変に始まり，頭頂葉などの後頭脳の病変と移行していく[9,10]．そのため，海馬や側頭葉内側部の病変による記憶障害と後方脳病変による失語に加えて，概念操作の流暢性低下などの高次脳機能

Uさんの治療仮説と実施

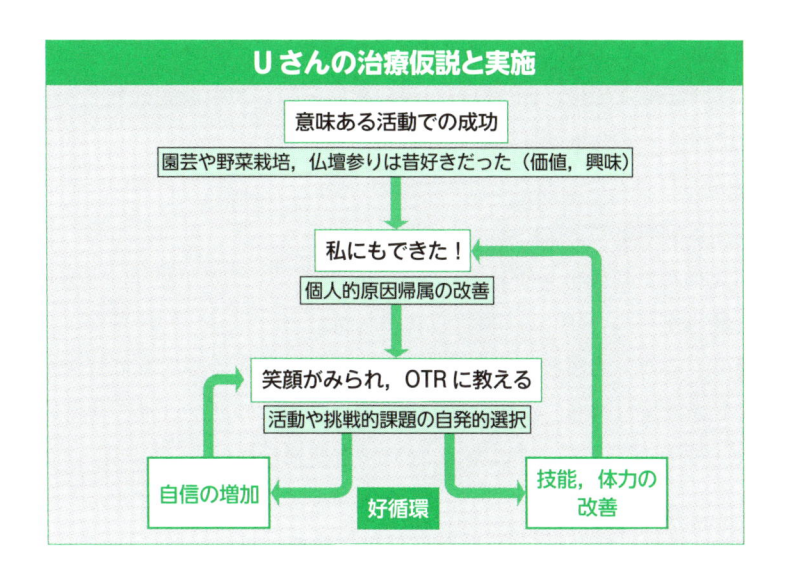

```
意味ある活動での成功
園芸や野菜栽培，仏壇参りは昔好きだった（価値，興味）
         ↓
      私にもできた！
     個人的原因帰属の改善
         ↓
   笑顔がみられ，OTRに教える
   活動や挑戦的課題の自発的選択
    ↙         ↘
自信の増加  ←好循環→  技能，体力の改善
```

障害が影響し，クライアントとOTRとの対話を円滑に進めることができなくなる．したがって，認知症高齢者の作業ニーズの聴取は，多くの情報の中から必要な項目を選定する自己報告の評価法などの従来の評価方法では難しくなり，クライアントの文脈に沿った意味や価値のある作業の提供が難しくなる．

　本論では，施設生活の中でBPSDが出現し，適応的な作業遂行ができていない認知症高齢者に対し，APCDを実施してクライアント中心の考え方と作業に焦点を当てたOT実践を試みた．今回，APCDを実施したTさんとUさんは記憶や思考判断能力の低下，失語症などの中核症状を持つことから，意味のある作業の焦点化とOT計画の立案に向けた対話が難しい状況であった．しかし，OTRはAPCDを用いたことでTさんとUさんにとって意味のある作業を明らかにしただけではなく，その文脈を評価したことでクライアントとの対話を重ねることができ，効果的なOTプログラムの実施につなげることができた．これはAPCDが認知症高齢者の個人的で意味のある作業とその文脈を評価でき，作業に関する情報を共有することでクライアントと積極的なパートナーとなれることを示している．このことから，APCDは従来の方法では難しかった認知症高齢者の意味のある作業に焦点を当てることに有用であり，クライアント中心のOTを促進する評価法であると考えられた．

2 BPSDを作業適応障害ととらえた認知症高齢者へのOT介入について

　BPSDは介護者が最も悩まされる認知症の症状で[11]，介護者のかかわりによっては症状を悪化させてしまうことがある[12]．現在，認知症に対する包括的なケアの概念として，脳の器質的病変による中核症状の改善は難しいが，実際の介護や生活で困る症状であるBPSDを出現させずに，その人らしい生活を送れるような援助が求められている[12-15]．また，国際精神医学会では，症状の出現頻度と介護者の負担の程度の観点からBPSDを3グループ（1～3群）に分類しており[16]，比較的管理が容易である繰り返しの質問やつきまといの段階（3群）で，環境の調整

や職員の対応を変えることでBPSDの悪化に至らないとの報告がある[17-19]．このことからも，認知症高齢者に対するOTでは，BPSDの出現や悪化を防ぎ，中核症状を持ちながらもその人らしい生活を過ごすための援助をする必要がある．

本事例のTさんとUさんは記憶や思考判断能力の低下，失語症などの中核症状のために，自分らしい作業で1日を構築できないことや他者に作業ニーズをうまく伝えることができなかった．作業ニーズを満たされなかったTさんとUさんは不安・焦燥が募り，環境を変化させることができずに，管理が難しいBPSDに陥ってしまった．BPSDは，介護者の観点からは問題行動としてとらえられるが，当事者の観点では作業ニーズを満たそうとして解決策を探った結果として出現している．すなわち，認知症高齢者のBPSDはクライアントの作業適応障害の状態であるととらえることができる．そのため，OTRが認知症高齢者のBPSDを理解して作業適応を促進するためには，クライアントの作業と作業的生活を理解することが必要である．

本論では，MOHOを理論的基盤とし，BPSDを作業適応障害ととらえてOT介入を行った．MOHOはクライアントの信念，見方，ライフスタイル，経験，そして文脈に対して焦点を当て，作業適応障害の改善をはかる[20]．TさんとUさんは中核症状の進行やBPSDの出現によって，従来の方法では信念，見方，ライフスタイル，経験，そして文脈を評価することは難しい．そこで，OTRはAPCDを用いて，TさんとUさんに絵カードを見せながら作業に対する思いを語ってもらった結果，OT介入の糸口を見つけることができた．ナラティブとは，「物語」や「語り」を意味する言葉であるが，野口は「自己を語る行為によって，人生物語を修正し更新していく」と説明しており，対象者にとって語りを確かに聞き届けてくれる人の存在が大きな役割を果たすとも述べている[21,22]．Kielhofnerは人の作業同一性と作業有能性の両者は，自分の作業的生活に意味づけ，また，作業的生活を行うことに関して進み，作業的生活への適応あるいはその欠如は作業的ナラティブをどのように語るかの中に映し出されていると述べている[23]．このように語りはOT上で重要な視点であり，認知症高齢者の作業と作業的生活を評価するために必要な情報である．

本論ではAPCDを用いたことで，ただ作業名を抽出するだけではなく，従来の方法では聞き取ることができなかったクライアントのこれまでの暮らしの背景や体験した作業，その時に生じた感情に関する語りを聴取することができた．具体的には，Tさんの「自分が大切に思っている人に感謝の気持ちを伝えるために編み物を行う」，Uさんの「孫を供養するために花を育てて仏壇参りをする」という意味のある作業とその文脈の理解である．OTRはこれらの作業ニーズを明らかにし，作業適応障害の状況を評価したことや作業ニーズを満たす作業遂行をコーディネートしたことで，BPSDの改善をはかり，事例の適応的な作業参加につなげることができた．このことから，認知症高齢者のBPSDに対する効果的なOT介入には，BPSDを作業適応障害としてとらえ，クライアントの信念，見方，ライフスタイル，経験，文脈に焦点を当てることが重要であることがわかった．そして，認知症高齢者の作業適応障害の理解とその効果的な改善には，MOHOを理論的基盤としたAPCDを用いることが有用であり，認知症者へのOTは未だ体系的な理論や技術が確立されているとは言い難いわが国の状況[24]を考慮する

と，APCDは臨床的意味が深い評価法であると考えられる．

3 APCDの有効的な活用について

　APCDは，OTのリーズニングにおいて，認知症高齢者にとっての意味のある作業を明らかにし，クライアント中心のOTを促進する有用的な評価法であることが示された．また，OTRはBPSDを作業適応障害としてとらえることで，認知症高齢者に対して効果的なOT介入を行うことができた．しかし，認知症高齢者にとっての意味のある作業を特定するだけでは，クライアントの日常生活の過ごし方（習慣・役割）や作業的生活をどのように受け止めているのか（価値，個人的原因帰属）などを評価することができず，作業適応障害として認知症高齢者の意味のある作業と中核症状，BPSDの関係性を明らかにすることが難しくなる．本論では，APCD以外に，Tさんでは作業バランス自己診断を，UさんではOQを併用した．これらの評価を重ねることでより多くの情報を得ることができ，BPSDが出現している理由を推論できたことから，認知症高齢者の作業行動の適応につなげることができた．そのため，認知症高齢者に対するOTでは，APCDを効果的に活用するためには，クライアントの語り（ナラティブ）や日々の行動様式に留意しながら，OQ，作業バランス自己診断，役割チェックリスト，人間作業モデルスクリーニングツールなどのMOHOの評価法の併用が有用であることが示唆された．

文　献

1) 荻原喜茂：認知症に対する作業療法．作業療法27：216-220，2008．
2) 井口知也，山田　孝，小林法一：絵カードを用いた認知症高齢者の作業評価法の作成〜絵カードの表面的妥当性の検討〜．作業行動研究14：237-245，2011．
3) 井口知也，山田　孝，小林法一：認知症高齢者のAPCDの信頼性と妥当性の検討．作業療法30：526-538，2011．
4) 小林法一，宮前珠子：施設で生活している高齢者の作業と生活満足度の関係．作業療法21：472-481，2002．
5) 小林法一，宮前珠子，村田和香：作業の意味に基づく作業バランスの評価−老人保健施設入所者を対象とした利用方法の検討−．作業療法23（特別号）：641，2004．
6) 小林法一，宮前珠子，村田和香：義務的作業と願望的作業のバランスによる日常生活の評価−評価法としての有用性−．作業療法24（特別号）：175，2005．
7) Kielhofner G（山田　孝・監訳）：人間作業モデル−理論と応用，改訂第4版．pp159-172，協同医書出版社，2012．
8) Crepeau EB, Schell BAB, Cohn ES：Profile of the Occupational Therapy Profession：Contemporary Occupational Therapy Practice in the United States. Crepeau EB, Cohn ES, Schell BAB (Eds.)：Willard & Spackman's occupational therapy, 11th ed. pp216-221, Lippincott Williams & Wilkins, 2008.
9) 田邊敬貴：痴呆の症候学．pp68-69，医学書院，2000．
10) 中村　祐，武田雅俊：アルツハイマー病の症状．鹿島晴雄・編：アルツハイマー型痴呆の診断・治療マニュアル．pp13-41，ワールドプランニング，2001．
11) 池田　学・編：認知症−臨床の最前線．pp158-163，医歯薬出版，2012．
12) 山口晴保・編著：認知症の正しい理解と包括的医療・ケアのポイント，第2版．pp128-129，協同医書出版社，2010．
13) 小川敬之，竹田徳則・編：認知症の作業療法エビデンスとナラティブの接点に向けて．pp43-54，医歯薬出版，2009．
14) 三好春樹，東田　勉・編：新しい認知症ケア 介護編．講談社，2012．
15) 數井裕光，杉山博通，坂東潮子，武田雅俊：認知症知って安心−症状別対応ガイド−．メディカルレビュー社，2012．
16) 安宅勇人，高橋　正，新井平伊：BPSDの症状．臨床精神医学29：1225-1231，2000．

17) 水野　裕：BPSDへの対応の現状と課題．老年精神医学雑誌21：36-43，2010．
18) 大澤　誠：デイケア（通所リハビリテーション）におけるBPSDのアプローチ．総合ケア17：46-50，2007．
19) 中野正剛，宮村季浩，平井茂夫，他：認知症に伴う行動・心理症状（BPSD）への医療介入に関する実態調査．老年精神医学雑誌22：313-324，2011．
20) Kielhofner G（山田　孝・監訳）：人間作業モデル－理論と応用，改訂第3版．pp82-199，協同医書出版社，2007．
21) 野口裕二：物語としてのケア．医学書院，2002．
22) 野口裕二：ナラティヴ・アプローチ．勁草書房，2009．
23) Kielhofner G（山田　孝・監訳）：人間作業モデル－理論と応用，改訂第3版．p141，協同医書出版社，2007．
24) 村木敏明：認知症への取り組みの歴史．小川敬之，竹田徳則・編：認知症の作業療法エビデンスとナラティブの接点に向けて．pp23-35，医歯薬出版，2009．

6. 認知症高齢者の絵カード評価法を用いた実践

事例 16
軽度アルツハイマー型認知症高齢者に対する認知症高齢者の絵カード評価法を用いた作業療法

青山克実, 山田 孝, 井口知也, 岩永拓也

要旨 軽度アルツハイマー型認知症の高齢のクライアントに, 人間作業モデルに基づき開発された「認知症高齢者絵カード評価法（以下, APCD）を用いて介入した. APCDから価値, 興味, 役割と強く結びついている「庭の手入れ」という作業が導かれ, それを行うことで意志, 習慣化, 能力が改善し, 施設への早期入所につながった. クライアントへの介入を通して, 軽度認知症高齢者に対して人間作業モデルに基づく介入が適していること, APCDが作業の目標を達成するためにクライアントと協業することに有効であること, 軽度アルツハイマー型認知症のクライアントにとって意味ある作業を通して作業的生活の再構築を支援することが, 作業適応に有効であることが示唆された.

キーワード 認知症高齢者の絵カード評価法（APCD）, 軽度認知症高齢者, 意味のある作業, 日課, 地域包括ケアシステム

はじめに

わが国は, 団塊の世代が75歳以上となる2025年（平成37年）を目指して, 重度な要介護状態になっても住み慣れた地域で自分らしい暮らしを人生の最後まで続けられることができる地域包括ケアシステムの構築を目指している[1]. 高齢者の急増に伴って認知症高齢者も増加しており, 2012年（平成24年）に厚生労働省が公表した2010年（平成22年）の日常生活自立度Ⅱ以上の認知症高齢者数は280万人で, 2025年（平成37年）には470万人になると推計している[2]. 認知症対策は, 地域包括ケアシステム構築に向けた取り組みの中でも重要な施策の1つに位置づけられており, 2012年（平成24年）には認知症施策推進5か年計画（オレンジプラン）が公表された[3]. そこでは, 標準的な認知症ケアパスの作成普及と認知症初期集中支援チームの設置を柱とし, 早期発見・早期介入へと認知症ケアの方向転換を図ろうとしている. 一般社団法人日本作業療法士協会は, 認知症初期集中支援チーム対応プロジェクト委員会を設置し, モデル事業への参画や認知症初期・在宅支援に対応する作業療法士（以下, OTR）のための研修会などを重点課題研修として開催し, 将来を見据えた対応を検討している[4]. 今後, 認知症高齢者の増加が見込まれる社会の中で, OTRが保健医療福祉の専門職として貢献することは大きな課題の1つと考えられる. 明確な理論的基盤に基づいた認知症高齢者に対する作業療法（以下, OT）介入を積み重ね, どのように貢献できるのか示していくことが必要であると考え

られる．

　今回，軽度アルツハイマー型認知症と診断されて精神科病院に入院していた男性に対し，井口らが人間作業モデル（以下，MOHO）に基づいて開発した認知症高齢者の絵カード評価法（以下，APCD）[5]を用いて介入した．その結果，約5カ月で退院して救護施設に入所し，デイケアを利用しての地域生活に結びつけることができた．APCDは，クライアントにとっての意味のある作業を明らかにすることを目的としている[6]．

　本研究の目的は，クライアントへのOT介入の経過を通して，軽度アルツハイマー型認知症高齢者に対するMOHO理論やAPCDを用いたOT介入の有効性を検討することである．

事例紹介

Vさん：60歳代後半の男性で，診断名はアルツハイマー型認知症である．既往歴は，X−4年に椎骨脳底動脈狭窄症，X−1年に糖尿病の診断を受けていた．独居生活を送っていたが，X−4年頃より物忘れがみられ，X−1年より生活保護を申請し受給していた．X年にA大学病院でアルツハイマー型認知症と診断され，その後はB病院で通院治療しながら，なんとか独居生活を送ってきた．しかし，認知機能の低下が顕著になるにつれて，受診も滞りがちになった．X＋1年はじめから金銭管理ができなくなり，幻覚・妄想もみられるようになった．その後，深夜に徘徊し，自宅の鍵をなくして近隣に迷惑をかけ，警察に保護された．友人2人と生活保護課職員の同伴で当院を受診し，X＋1年5月中旬に医療保護入院となった．

生活歴：C市で3人きょうだいの第2子として出生した．高校卒業後，水産会社に就職して5～6年勤め，その後，D県で格闘技ジムに入り，30歳までに日本チャンピオンになった．その後は，E県内で飲食業をしていたが，50歳過ぎに経営不振で廃業し，帰郷した．その後，2カ月ほど漁船に乗った後，再び飲食業をはじめたが，X−8年に廃業した．この間，家を売却し，2度の結婚と離婚をした．家族と疎遠になった後は，内縁の妻と暮らしていたが，生活保護を申請してからは独居生活を送っていた．独居生活開始後も，内縁の妻が身の回りのことや金銭管理などの面倒をみていた．入院後，内縁の妻は面会が滞り，担当精神保健福祉士（以下，PSW）に退院後の生活の世話をすることはできないと話していた．離婚した妻や娘との連絡は取れない状態であった．内縁の妻と生活するようになってからは，庭の手入れや植物への水やりなどを役割としていた．本人は，趣味は釣りやスポーツ，園芸，飲酒などであると語っていた．生活保護受給中で，要介護認定は申請していない．

入院後の生活の様子：入院後1カ月頃までは，薬物療法と病棟内の生活指導を中心に治療が進められた．軽度のせん妄から夜間徘徊と不眠が見られ，日中には眠気を訴えることがあったが，徐々になくなっていた．その後，病棟でのOT活動として体操やレクリエーション，映画鑑賞，病棟内フリー活動（読書や手工芸など）に参加

するようになったが，集中力や持続性に欠け，途中で離席することが多く，自室で過ごすことが多い状態であった．個別OTの導入が検討され，X＋1年6月下旬から開始した．

OT評価

1 生活の概況（病棟生活の様子）

日常生活活動（以下，ADL）は，洗面や入浴，排泄，食事などの行為はできているが，ときどき置いた場所や預けた日用品を忘れてしまうことがあり，看護師が指摘すると「そうだった，そうだった」などと取り繕う対応が目立った．声をかけると病棟活動に参加するが，離席し帰室してしまうことが多く，持続性に欠けた．本人は何か用事を思い立って離席するが，活動に参加していたこと自体を忘れていることがときどき見られた．日中，部屋で過ごすことが多く，ときどき他患者と交流している場面もみられた．しかし，看護師や他患者との会話では，聞かれたこととは異なる内容の返答をしたり，怪訝な表情を見せたりすることがあった．

Vさんは，「トラブルの仲裁が自分の仕事」と語り，病院・ナースステーションのことを仕事のための「事務所」と表現していた．実際に口論になった他患者間に入り，仲裁することもあった．他者とのトラブルなどに発展することはなかった．

2 臨床認知症評価法－日本版（CDR-J）

臨床認知症評価法－日本版（Clinical Dementia Rating – Japanese；CDR-J）は，観察により評定できる認知症の重症度評価である[7]．「記憶」「見当識」「判断力と問題解決」「社会適応」「家庭状況および趣味・関心」「パーソナルケア」の6項目からなる．それぞれの項目について，健康（CDR 0），認知症の疑い（CDR 0.5），軽度認知症（CDR 1），中等度認知症（CDR 2），重度認知症（CDR 3）の5段階で評価し，総合的な重症度を判定する．Vさんの認知症の程度は，記憶：1，見当識：2，判断力と問題解決：1，社会適応：2，家庭状況及び興味・関心：1，パーソナルケア：1であり，総合的な重症度は軽度（CDR 1）と判断された．

3 認知症行動障害尺度（DBD）

DBDは，介護者に対する質問表で，28の質問項目から構成されている[8]．1週間の行動障害の出現頻度を「まったくない」「ほとんどない」「ときどきある」「よくある」「常にある」の5段階を0～4点で評価する．合計点は0～112点で，得点が高いほど行動障害の出現頻度が高いことを示す．今回は病棟看護師の情報から評価した結果，20/112点であった．同じことを何度も聞くこと，置き場所を忘れること，夜間の中途覚醒，昼間の傾眠などがときどき見られた．また，病棟内の徘徊や物事への関心の薄さなどがみられた．

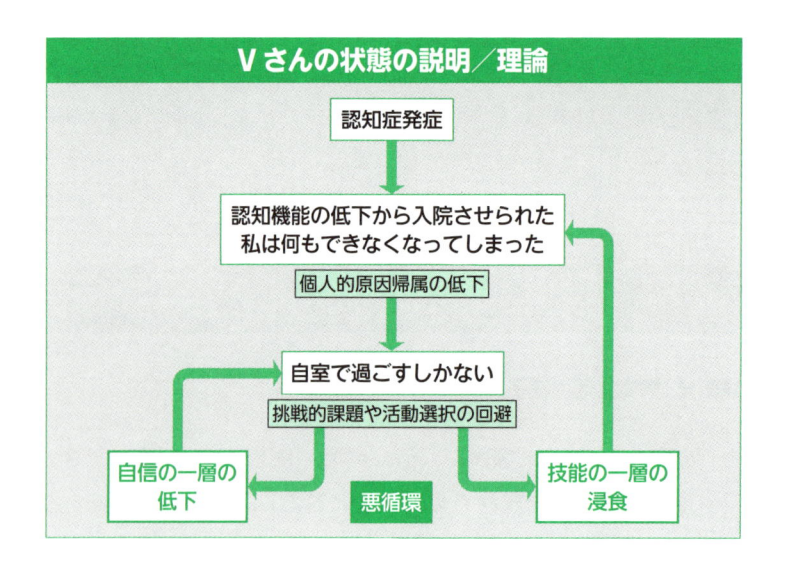

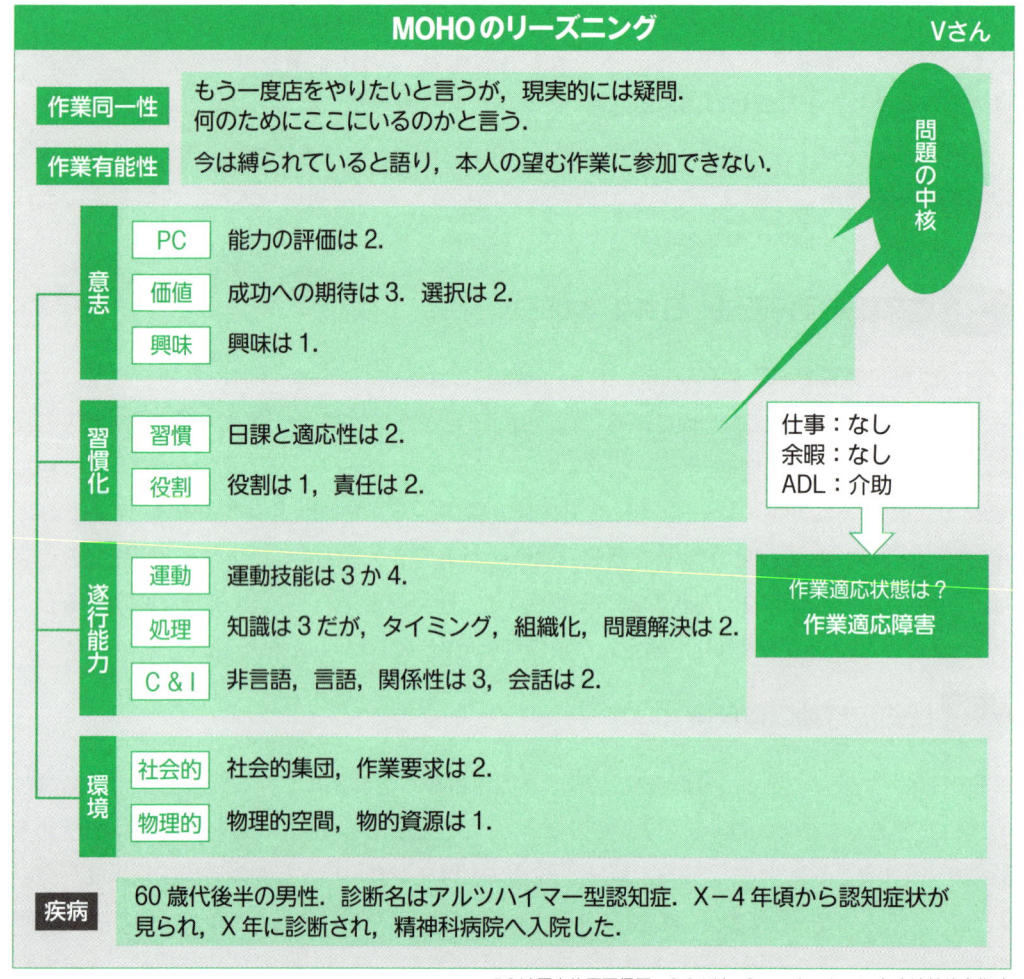

Vさんの状態の説明／理論

```
認知症発症
    ↓
認知機能の低下から入院させられた
私は何もできなくなってしまった
    ↓ 個人的原因帰属の低下
自室で過ごすしかない
    ↓ 挑戦的課題や活動選択の回避
自信の一層の低下 ← 悪循環 → 技能の一層の浸食
```

MOHOのリーズニング　　Vさん

作業同一性		もう一度店をやりたいと言うが，現実的には疑問．何のためにここにいるのかと言う．
作業有能性		今は縛られていると語り，本人の望む作業に参加できない．

意志
- PC：能力の評価は2．
- 価値：成功への期待は3．選択は2．
- 興味：興味は1．

習慣化
- 習慣：日課と適応性は2．
- 役割：役割は1，責任は2．

遂行能力
- 運動：運動技能は3か4．
- 処理：知識は3だが，タイミング，組織化，問題解決は2．
- C&I：非言語，言語，関係性は3，会話は2．

環境
- 社会的：社会的集団，作業要求は2．
- 物理的：物理的空間，物的資源は1．

疾病：60歳代後半の男性．診断名はアルツハイマー型認知症．X−4年頃から認知症状が見られ，X年に診断され，精神科病院へ入院した．

問題の中核

仕事：なし
余暇：なし
ADL：介助

作業適応状態は？
作業適応障害

PCは個人的原因帰属，C&Iはコミュニケーションと交流技能を指す

4 精神・認知機能

入院時の改訂長谷川式簡易知能評価スケール（以下，HDS-R）は10点，Mini-Mental State 検査（以下，MMSE）は18点であった．減点項目は，記銘力，遅延再生，見当識（場所・時間），計算力，空間認知（図形模写）であった．

5 作業同一性と作業有能性

「もう一度お店をやろうと思っている」と語るが，経済的・社会的背景，医学的側面から考えると現実的には疑問であった．また，「僕はここに何のためにいるの」とか，「ここには治療のためにいるの」とも語っていた．前述した本人の仕事に対する認識も含めて作業同一性は混沌としていた．作業有能性は，「今は縛られている」などと語り，本人の望む作業に参加できている状況ではなかった．

6 人間作業モデルスクリーニングツール

クライアントの作業参加の概要を評価するために人間作業モデルスクリーニングツール（以下，MOHOST）[9]を実施した．クライアントとの非構成的面接場面，OT場面，看護師からの情報をもとにMOHOSTを採点した結果，54/96点であった（図1）．

7 APCD

Vさんにとっての意味のある作業を明らかにするために，APCD[5]を実施した（表1）．「とても重要である」は37作業，「あまり重要でない」は29作業，「全く重要でない」は4作業であった．特に語りがあった作業は，「花の水やりをする」，「庭の手入れをする」，「体操をする」，「オセロをする」であった．「（内縁の）妻が生花の賞を何度ももらった．自分は草取りや水やりを一生懸命手伝っていた．自分がやらないといけない仕事だった」といった語りが数回繰り返

作業への動機づけ				作業のパターン				コミュニケーションと交流技能			処理技能				運動技能				環境:		
能力の評価	成功への期待	興味	選択	日課	適応性	役割	責任	非言語的技能	会話	音声による表現	関係性	知識	タイミング	組織化	問題解決	姿勢と可動性	協応性	力と努力	エネルギー	物理的空間	物的資源	社会集団	作業要求
F	F	F	F	F	F	F	F	F	F	F	F	F	F	F	F	Ⓕ	F	F	F	F	F	F	F
A	Ⓐ	Ⓐ	Ⓐ	Ⓐ	Ⓐ	A	Ⓐ	Ⓐ	Ⓐ	Ⓐ	Ⓐ	Ⓐ	A	A	A	Ⓐ	Ⓐ	Ⓐ	Ⓐ	A	Ⓐ	A
Ⓘ	I	I	Ⓘ	Ⓘ	Ⓘ	Ⓘ	I	I	Ⓘ	I	I	I	Ⓘ	Ⓘ	Ⓘ	I	I	I	I	Ⓘ	Ⓘ	Ⓘ	Ⓘ
R	Ⓡ	R	Ⓡ	Ⓡ	R	Ⓡ	R	R	R	R	R	R	R	R	R	R	R	R	R	Ⓡ	Ⓡ	R	R

○：初回評価　□：再評価
F：作業参加を促進する，A：作業参加を支持する，I：作業参加を抑制する，R：作業参加を制限する

図1◆MOHOST評価

表1 ◆ VさんのAPCD結果

認知症高齢者の絵カード評価法　評価用紙

X+1年8月6日（火）　被験者名：Vさん　検査者名：作業療法士

絵カードを3つのカテゴリーに分類する

NO.	作業名	とても重要である	あまり重要ではない	全く重要ではない
1	俳句や川柳をする	✓		
2	かご編みをする	✓		
3	手芸をする		✓	
4	食事の準備をする	✓		
5	刺繍をする	✓		
6	囲碁や将棋をする		✓	
7	数字合わせをする		✓	
8	書道や習字をする		✓	
9	カラオケをする		✓	
10	絵手紙や手紙を書く		✓	
11	温泉に行く	✓		
12	押し花をする		✓	
13	編み物をする			✓
14	体操をする	✓		
15	畑仕事をする	✓		
16	お茶やコーヒーを飲む	✓		
17	写真やはがきを整理する	✓		
18	ラジオを聴く		✓	
19	ペットの世話をする		✓	
20	計算問題を解く		✓	
21	血圧管理をする		✓	
22	水墨画をする		✓	
23	アイロンをかける		✓	
24	園芸をする		✓	
25	爪を切る		✓	
26	ちぎり絵をする		✓	
27	折り紙を折る		✓	
28	リハビリをする	✓		
29	仏壇にお参りをする			✓
30	仕事をする	✓		
31	薬をつけたり飲む		✓	
32	知人と話す	✓		
33	お風呂に入る	✓		
34	散歩をする	✓		
35	塗り絵をする	✓		
36	花の水やりをする	✓		
37	トイレをする	✓		
38	食事をとる	✓		
39	オセロをする	✓		
40	孫やひ孫と遊ぶ	✓		
41	食事の後片付けをする			✓
42	横になって休憩する		✓	
43	新聞を読む	✓		
44	絵を描く	✓		
45	縫い物をする		✓	
46	洗濯をする	✓		
47	部屋の片付けや掃除をする	✓		
48	カーテンや雨戸の開け閉めをする		✓	
49	テレビを観る	✓		
50	洗濯物をたたむ			✓
51	顔を洗う	✓		
52	庭の手入れをする	✓		
53	家族と話す	✓		
54	着替えをする	✓		
55	本を読む	✓		
56	歯磨きをする	✓		
57	パズルをする	✓		
58	レクリエーションに参加する		✓	
59	おやつを食べる		✓	
60	パソコンをする	✓		
61	日光浴をする	✓		
62	外に出掛ける	✓		
63	洗濯物を取り込む		✓	
64	漬物をつける		✓	
65	いけばなをする		✓	
66	日記を書く	✓		
67	髪を整える	✓		
68	買い物に行く		✓	
69	ヒゲをそる	✓		
70	マッサージ機をかける	✓		

絵カード以外の重要な作業（自由列挙枠）

NO.	作業名	とても重要である	あまり重要ではない	全く重要ではない
1				
2				
3				
4				
5				
6				
7				
8				
9				
10				

No	特記事項
14	「体のどこかを使っていないと頭が悪く…」「自分の健康のためにも…」
36	「（現在の内縁の）奥さんが生花の賞を何度ももらった．自分は草取りや水やりを一生懸命手伝っていた．自分がやらないといけない仕事だった」52；庭の手入れをするでも同様の語りがあった．
39	「ギャンブルはやっていた，株とかカードとか…」

て聞かれた．そのほかに「自分の健康のためにも運動は大事」，「体のどこかを使っていないと頭が悪くなる…」，「ギャンブルをやっていた，株とかカードとか」などと語っていた．また，「お酒をたらふく飲みたい」，「釣りがしたい」，「（過去に日本チャンピオンになった）格闘技ももう一度やってみたい」などとも語っていた．

8 MOHOによる初期評価のまとめ

意志：個人的原因帰属は，行為の1つひとつに対する自己効力は保たれていたが，記憶障害や「ここはどこでしたかね」といった見当識などの認知機能の問題に対する自覚により，「何かおかしい」といった状態で混沌としていた．

「仕事」をすることや他者の面倒を見ることに価値を見出しており，「花の水やりをする」，「庭の手入れをする」，「体操をする」，「オセロをする」などの作業を「とても重要」と位置づけていた．興味も釣りやスポーツ，園芸，飲酒などと表現するが，取り組むことはできていない状況であった．

習慣化：日課は特になく，構造化された病棟生活に受動的に適応している状態であった．行為自体のパターンは維持されてはいるものの，日用品の保管場所や生活スケジュールの変化などから，1日の中での行為を効果的なパターンとして組織化することは難しい状況であった．「他者の仲裁」を自分の役割と語り，スタッフもトラブルに発展しない限り見守っていた．ただ，ここ（病院）に何のためにいるのかはしっかりと認識していなかった．

遂行能力：身体機能には特に生活の支障になるような障害はなかった．運動技能ではやや立ち上がりや屈むことなどに努力を要する場面はあったが，歩行や姿勢などは保たれていた．処理技能は，1つひとつの行為は保たれていたが，日用品の保管場所を忘れていたり，いったん場を離れると活動に参加していたことを忘れたりするなど，効率良く効果的に生活の中に配置するには声かけが必要な状態であった．コミュニケーションと交流技能は，会話の内容がかみ合わず取り繕うような場面があるが，それ以外は病棟内でのスタッフや他患者との関係性は保たれていた．

環境：閉鎖病棟に入院中で，「今は縛られているからね」と語るなど，好きなことや生産的なことをする機会や物理的環境は制限されていた．

9 MOHOのリーズニング

Vさんは，認知機能の低下という内的変化により様々な作業の問題を抱え，その結果入院に至り，パターン化されていた社会生活から病院の生活へという環境の変化を体験していた．病院という慣れ親しみのない環境での生活と認知機能の低下は，今までパターン化されていた作業参加と遂行を妨げ，意志，習慣化，遂行能力，環境の悪性のダイナミックスを生み出していると考えられた．また，それらのダイナミックスが，不安や有能性の低下，作業同一性の混乱を招き，作業遂行の機会が乏しい閉鎖病棟という首尾一貫した環境の中で，患者役割へと導かれている状態にあると判断した．このような悪循環がさらなる認知機能の低下，作業参加や遂

行の問題，認知症の行動・心理症状（以下，BPSD）へとつながるリスクが高い状態にあると考えられた．

OT介入計画

1 基本方針

　Vさんの問題の中核は「習慣化（習慣と役割）」にあると判断した．そのため，VさんがAPCDで「とても重要である」と位置づけ，今まで習慣にしてきた「花の水やり」と「庭の手入れ」という作業への参加を通して，作業的生活を再構築し，習慣化することを目標に介入を開始することにした．まずは，作業を通して探索に働きかけ，現在の悪循環から良循環への転換をはかっていくことにした．また，病棟での「仕事」と位置づけている「トラブルの仲裁」は，他患者とのトラブルにならない限り見守ることを病棟スタッフと申し合わせた．ADLでは，記憶障害による日用品の保管場所の確認や生活課題の把握には支援的にかかわり，保たれている行為のパターンを維持できるよう見守ることとした．内縁の妻との問題，介護保険の申請，入院前の住まいと退院後の入居先の調整は，担当のPSWと情報交換しながら進めていくことにした．

2 OTプログラム

　面接とAPCDで「とても重要である」と答え，特に作業の語りが聴取できた「庭の手入れ」と「花の水やり」を，OT室の裏庭の手入れや花や野菜への水やりをするというプログラムを提案した．Vさんも「いいですね，やりましょう」と提案に同意し，週2回，特に病棟課題（体操や処置，服薬など）がない15時から16時に実施することにした．はじめは，1対1の個人OTから実施し，作業自体が習慣化してきたら，パラレルな場でのOTプログラムに移行することにした．

　既に植えてある植物への水やりを中心に行うが，裏庭では本人が気になるところや，その中での作業には制限せずに，支援するようにかかわる．また，こちらから提案したり指示するのではなく，本人が組み立てる作業を支援し，見守るというスタンスでかかわっていくことにした．

経　　過

　X+1年8月6日から10月24日までの経過を2期に分けて検討する．

1 第1期：導入－個別OT

　3週目までを第1期とした．OT室裏庭の見学から始めた．雑草のように茂っている朝顔，プ

ランターで栽培している野菜，生い茂りお互いが絡みあっている南天や無花果，小さな杉の木などに関心を向け，表情も引き締まっていた．開始当初から，興味を引き，目についたところから除草作業や水やりなどに取りかかった．それらの行為自体はできることから，OTRは安全の確認のための見守りと必要な環境調整を中心にかかわった．作業工程の間に他の植物などに注意が向くとそれに取り組んでしまうなど，連続性が保てないこともあるが，助言を求めることなく，自分で行為を計画し遂行することができていた．

開始当初は，個別OTの時間に病棟に迎えに行き，促してようやく参加していた．しかし，開始後3週目からは病棟で筆頭筆者や共著者である病棟担当OTRを見かけると笑顔で挨拶し，「今日は行けるの」などと声をかけてくるようになった．また，手入れをしている植物の状況を確認するなどの発言も聞かれるようになった．作業自体が習慣化されてきたと判断し，9月中旬には個人OTから既存のOTプログラム（パラレルな場での個別OT）へと移行し，「庭の手入れ」を継続して支援することにした．

2 第2期：パラレルな場での個別OT

3週目～12週目を第2期とした．介入時には，病棟までの移動中，「ここはどこですかね」と話し，病院であることを伝えると怪訝そうな表情を見せた．「おかしくなったのでしょうか」との発言も聞かれた．また，病棟のナースステーションを事務所と表現し，他患者のトラブルの仲裁の仕事をしているといった発言もあり，自分のいる場所やその理由，自分の状況などが混沌としているようだった．病棟での生活状況には大きな変化はなく，記憶障害による生活パターンの確認が必要であったが，作業への参加と病棟での治療活動，記憶障害に対する看護師の生活支援を続けるうちに，「頭がおかしくなってね」などと記憶障害のことや治療のために病院に入院していることも本人なりに認識し始めているような発言が聞かれるようになった．また，病院で仕事をしているという発言もなくなり，「庭の手入れ」を「楽しみ」と表現し，興味や楽しみの作業として習慣化され，作業に対する動機は高い状態を保つことができていた．花壇作りの途中で，抜けてしまった鍬を木ネジなどで自分で修理したり，OTRにアドバイスや提案したりすることも増え，1時間程度集中して取り組み，終了時は笑顔でスタッフに挨拶して帰棟するようになった．「庭の手入れ」として，「自然に生えていた紅葉の鉢への植え替え」，「南天や無花果や杉の木の剪定」，「朝顔の手入れと除草」，「寄せ植え用の花壇の下地作り」，「朝顔と紅葉の寄せ植え」，「除草作業」などに取り組んだ．OTRが病棟に行くと「今日は（庭の手入れ）やらないの」や「今日は何をしようかね」と庭の手入れに対して意欲的であり，庭の手入れが本人の中で定着してきた．病棟内での活動（塗り絵や音楽鑑賞）への集中力も以前に比べ増し，持続できる時間が増えた．

3 退院までの手続き

担当PSWが内縁の妻との関係や今後の生活の場について調整を進めた．個別OT開始当初から，内縁の妻の面会も滞っており，「嫁のことが気になる」とか「どうなっておるのか心配で

ね」などと話していた．内縁の妻は入院以前からの長い付き合いで，金銭管理や身の回りの世話を行ってくれたようであり，彼女は「長く面倒見てきたので，ついでに」とのことだった．入院当初より，内縁の妻へ協力を要請していたが，協力は難しい状況が確認され，10月中旬，本人にも伝えた．予測していたことだったのか，本人にさほどの動揺はみられなかった．今後は単身での生活か，生活保護法下の入所施設である病院近隣の救護施設への入所が検討された．

4 転 帰

X+1年10月28日，一度の見学を経て救護施設に入所する形で退院し，現在は週に1回当院の精神科デイケアへの通所となった．

結 果

以下に，主な変化点のみ記載した．CDR，精神・認知機能には変化はなかった．

1 認知症行動障害尺度（DBD）

20/112点から16/112点に減少した．夜間は徘徊することがなくなり，しっかりと睡眠を取ることができるようになった．また，日中はベッドに横になったり寝入ったりすることもほとんどなくなった．日常生活の行為の組み立てには支援を必要としたが，顕著なBPSDにつながることはなく，温和な状態で生活していた．

2 作業同一性と有能性

「お店をやりたい」という語りは聞かれるが，病院で「仕事をしている」とか「何のためにいるの」といった発言はなくなり，「庭の手入れ」を「楽しみ」と表現し，自分の役割として定着してきた．「縛られている」という語りもなくなった．

3 MOHOST

54/96点から64/96点に改善した（図1）．

4 MOHOによる再評価のまとめ

意志：「庭の手入れ」という作業への興味が高まり，取り組みも自主的に選択する場面が増えた．また，自分の記憶障害の問題に対して現実的な認識を語るようになり，作業に対する有能性や自己効力，作業への動機の程度は保たれていた．

習慣化：「庭の手入れ」が日課として定着し，生活が構造化され，パターン化された．また，「庭の手入れ」を自分の役割と認識し，主体的に取り組むようになった．行為のパターンは維持され，作業中の行動も状況の変化に応じ，修正・調整することができるようになった．

遂行能力：記憶障害などの心身機能面の変化はなかった．

環境：Vさんにとって興味や価値ある作業に参加する病院内での機会，場，道具などの環境的支援が得られた．また，内縁の妻との関係は解消されたが，病院生活の中で作業に一緒に取り組む人という状態は保たれていた．

考　察

1　Vさんの作業的変化

　Vさんは記憶機能や見当識の低下という内的変化と，「縛られている」と表現する病院という生活環境への外的変化の中で，作業適応障害を抱え，意志，習慣化，遂行能力，環境のダイナミックスに悪循環が生じていた．今回，Vさんに，MOHOに基づくAPCDを用いて意味のある作業を明らかにし，介入を行った．Vさんは記憶機能や見当識の低下により自分自身や置かれている状況を十分に把握できずにいることで，自分の能力に疑問を感じ，不安を抱えている状態にあると考えられた．Vさんにとって「庭の手入れ」という作業は，単に興味のある作業というだけでなく，「世話を受ける」という立場にあった自分の能力を維持するために必要な作業であり，価値を置く作業であったと推察された．

　人は自分の生活を再組織化する時，探索—有能性—達成といった意志の連続性を通して進んでいくとされる[10]．記憶機能や見当識の低下という内的変化と入院という外的変化を経験したVさんにとって，過去の興味や役割であった「庭の手入れ」という作業をうまく探索し，楽しめたことは，自己の能力や価値，役割を再び確認できた探索の段階だったと考えた．首尾一貫した環境の中で「庭の手入れ」という意味のある作業の成功体験を繰り返す中で，「日課」として定着し，「楽しみ」となる有能性への変化から，OTRへのアドバイスや提案，紅葉の植え替え，花の寄せ植え，木の剪定などの作業へと広がっていくという達成の段階まで変化を促すこ

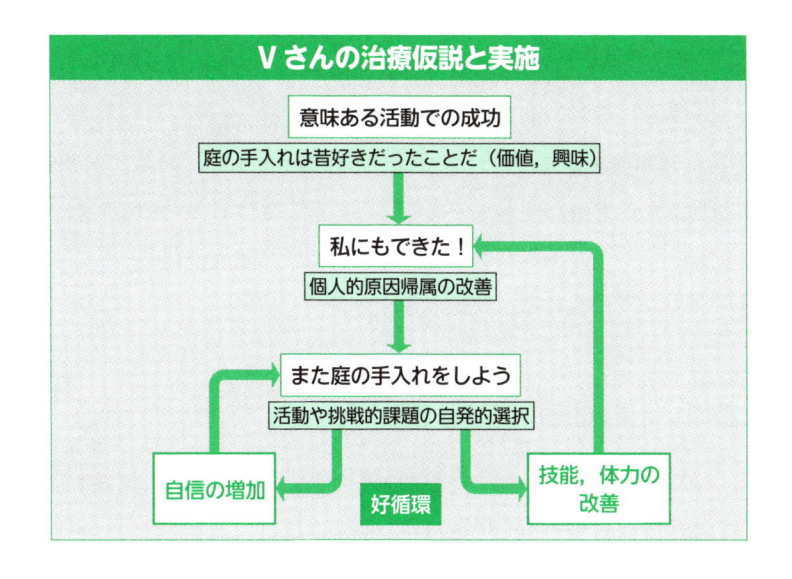

Vさんの治療仮説と実施

意味ある活動での成功
↓
庭の手入れは昔好きだったことだ（価値，興味）
↓
私にもできた！
個人的原因帰属の改善
↓
また庭の手入れをしよう
活動や挑戦的課題の自発的選択
↓
自信の増加　　好循環　　技能，体力の改善

とができ，作業的生活の再構築につながったのではないかと考えた．

Vさんにとって，価値，興味，役割と強く結びついている「庭の手入れ」という作業は，整備されていく裏庭，育つ植物，剪定をして見栄えが良くなる木々など，成果が直接見えやすく，言語による肯定的なフィードバックが得やすいものであった．そのような作業の特徴が，「予想—選択—経験—解釈」という良性の意志の過程[11]を生み出し，作業的変化を支えた1つの要因であったと考えられた．

2 MOHO理論やAPCDを用いた介入の有効性

馬場ら[12]は，軽度認知症者に意味のある作業の実現に向けた取り組みを協働して行い，能動的に生き生きと生活を送るようになった実践を報告している．成果を得ることができた要因は「意味のある作業」の種類が増えたことをあげている．このことから，軽度の認知症の段階から，クライアントが望む作業をできるようにすることによって，その人らしい生活を再構築し，中核症状の進行やBPSDの予防につながるのではないかと考えた．

MOHOは，環境の中で作業が動機づけられて日常生活へと結びつけられるパターン，作業適応障害，および作業の意味と満足感に着目している．また，人間を全体的にとらえる全体論的な実践モデルである[13]．意味のある作業を通して人がどのように変化し発達するかという見方も提供している[14]．今回MOHOに基づき介入したVさんは，認知機能が低下し，その他の様々な要因によって作業適応障害が引き起こされ，生活が破綻へと向かいつつある軽度認知症の状態であった．そのVさんが動機づけられ，行為のパターンを保つことができた作業へと結びつけることで，作業的生活を再構築することができたと考える．認知症高齢者への支援を考える時，意味のある作業を通して作業的存在へと導くMOHOは最適な実践理論であると考える．

一方，認知症高齢者にとって意味のある作業をクライアントと協業することは困難な場合が多い．山田は，認知症高齢者に対処しているOTRにニーズ調査を実施し，作業の目標を決める上で用いる評価法について，特に使っていない者が50%，具体的な評価法は認知症そのものの評価法であるHDS-RやMMSEの使用が残りの50%であると報告している[15]．今回，APCDを用いて協業することで，Vさんの作業に対する価値や興味，語りを引き出すことができた．井口らは，APCDは認知症高齢者にとって意味ある作業を明らかにすることであり，クライアント中心のOTを促進する有用な評価法であることを示している[16]．APCDは，作業の目標を設定するために協業することが困難なケースが多い認知症高齢者の作業への参加を支援する上で有効なツールであると考えられた．今後も様々な事例で活用し，その有効性を検討していきたい．

3 作業に基づいた認知症に対するOT介入

厚生労働省は，2025年（平成37年）までに地域包括ケアシステムの構築を目指している．その中に認知症初期集中支援チームを位置づけ，認知症に対する早期発見・早期治療とケアの

あり方の転換を図ろうとしており[1-3]，認知症高齢者が，できるだけ住み慣れた地域で，自分らしい暮らしや人生を最後まで続けることができるようなシステムを構築しようとしている．一般社団法人日本作業療法士協会も，認知症初期集中支援チームを重点課題の1つに位置づけ，取り組みを始めている[4]．人が，自分らしい暮らしや人生を続けるためには，作業的存在としてあり続けることを支援することが重要であると考える．作業的存在として自分を維持するには，作業を行うことによって達成感を持ち，自己の能力に対する有能感を得ることによって動機づけることへの支援が必要である[17]．

APCDを使用したことにより，Ｖさんにとって意味のある作業の提供から得られた達成感や有能感は，作業への動機を高め，作業的存在としての生活を再構築することに貢献できたと考えられた．また，今回は，行為のパターンが保たれている軽度認知症の状態から介入できたことも奏功したと考える．認知症者に対するOTを考える時，できるだけより軽度の状態からクライアントにとって意味のある作業を明らかにし，作業に基づいたOTを展開していくことが，認知症高齢者の自分らしい生活や人生に貢献できると考える．

まとめ

今回，APCDを用いて，作業に基づいた介入を行った結果，退院に結び付いた軽度アルツハイマー型認知症高齢者に対するOTを報告した．今後，認知症高齢者に対するOTは，社会的にも職能団体にとっても重要な領域の1つになると考えられる．認知症高齢者に対する作業に基づくOTを実践するためには，MOHOを理論的基盤とすることが有効であると考えられた．また，より軽度の状態からAPCDを用いて，作業に基づく実践が有効であると考えられた．

文献

1) 厚生労働省：地域包括ケアシステムについて．厚生労働省（online），〈http://www.kantei.go.jp/jp/singi/kokuminkaigi/dai15/siryou1.pdf〉，(accessed, 2015-6-3)．
2) 厚生労働省：認知症高齢者数について．厚生労働省（online），〈http://www.mhlw.go.jp/stf/houdou/2r9852000002iau1-att/2r9852000002iavi.pdf〉，(accessed, 2014-6-3)．
3) 厚生労働省：認知症施策推進5か年計画（オレンジプラン）．厚生労働省（online），〈http://www.mhlw.go.jp/stf/houdou/2r9852000002j8dh-att/2r9852000002j8ey.pdf〉，(accessed, 2014-6-3)．
4) 一般社団法人日本作業療法士協会：第二次作業療法5ヵ年戦略（2013-2017）．一般社団法人日本作業療法士協会，2013．
5) 山田　孝・監修：認知症高齢者の絵カード評価法（APCD）．日本作業行動学会，2014．
6) 井口知也，山田　孝，小林圭一：認知症高齢者の絵カード評価法を用いた2事例の報告～認知症高齢者に対するクライエント中心の考え方と作業に焦点をあてた作業療法実践を目指して～．作業行動研究17：75-87，2013．
7) 竹田徳則：評価の実際．小川敬之，竹田徳則・編：認知症の作業療法　エビデンスとナラティブの接点に向けて．pp99-119，医歯薬出版，2009．
8) 溝口　環，飯島　節，江藤文夫，他：DBDスケール（Dementia Behavior Disturbance Scale）による老年期痴呆患者の行動異常評価に関する研究．日本老年医学会雑誌30：835-840，1993．
9) 山田　孝・監訳：人間作業モデルスクリーニングツール　使用者手引書．日本作業行動学会，2008．
10) de las Heras, et al.（山田　孝・訳）：意志質問紙（VQ）Ver.4.1．日本作業行動学会，2007．

11) Kielhofner G（村田和香・訳）：意志. 山田　孝・監訳：人間作業モデル－理論と応用，改訂第4版. pp34-54, 協同医書出版社, 2012.
12) 馬場美香, 西田征治, 高木雅之, 他：認知症に対するクライエント中心の訪問作業療法. 作業療法32：390-396, 2013.
13) 竹原　敦：人間作業モデル. 宮口英樹・監修, 認知症をもつ人への作業療法アプローチ－視点・プロセス・理論－. pp96-103, メジカルビュー社, 2014.
14) Kielhofner G（石井良和・訳）：行うこと, なること, 作業の変化と発達. 山田　孝・監訳：人間作業モデル－理論と応用，改訂第4版. pp140-155, 協同医書出版社, 2012.
15) 山田　孝：認知症高齢者に対する作業療法士のニーズ調査. 作業行動研究17：136, 2013.
16) 井口知也, 山田　孝, 小林法一：認知症高齢者の絵カード評価法を用いた2事例の報告～認知症高齢者に対するクライエント中心の考え方と作業に焦点を当てたOT実践を目指して～. 作業行動研究17（第23回日本作業行動学会学術集会抄録集）：136, 2013.
17) 竹原　敦：作業療法の理論と認知症の作業療法. 小川敬之, 竹原徳則・編：認知症の作業療法. pp120-126, 医歯薬出版, 2009.

索 引

【数字，欧文】

3者面接　43，46，47
ADL　→日常生活活動の項を参照
AMPS　→運動および処理技能評価の項を参照
APCD　→認知症高齢者の絵カード評価法の項を参照
arts and crafts　→アーツ・アンド・クラフツ運動の項を参照
BI　→バーセルインデックスの項を参照
BPSD　→認知症の行動・心理症状の項を参照
Br-stage　→ブルンストロームステージの項を参照
C-ADL　→できるADLの項を参照
CDR-J　→臨床認知症評価法－日本版の項を参照
DBD　→認知症行動障害尺度の項を参照
FIM　→機能的自立度評価法の項を参照
HDS-R　→改訂長谷川式簡易知能評価スケールの項を参照
Kielhofner,G　2
Kuhn,T　6
Mini Mental State 検査（MMSE）　50，213
MMSE　→Mini Mental State 検査の項を参照
MOHOST　→人間作業モデルスクリーニングツールの項を参照
MOHOのリーズニングの表　19
NPI興味チェックリスト　183，188
OPHI-Ⅱ　→作業遂行歴面接第2版の項を参照
OQ　→作業質問紙の項を参照
OSAⅡ　→作業に関する自己評価・改訂版の項を参照
P-ADL　→しているADLの項を参照
PGS　→パラチェック老人行動評定尺度の項を参照
PSD　→脳卒中後うつの項を参照
PSW　→精神保健福祉士の項を参照
QOL　→生活の質の項を参照
QOL26　→WHOクオリティ・オブ・ライフ26の項を参照
reconstruction aids　8
Reilly,M　38
SF36　99，100，104，107，108，111，113
Taylor,RR　6
T字杖　152
WFOT　→世界作業療法士連盟の項を参照
WHOクオリティ・オブ・ライフ26（QOL26）　98，99，100，104，107，108，111，113，129，132，137

【あ】

アーツ・アンド・クラフツ運動　8
遊び　16，17，189
　　──や余暇活動　14
アルツハイマー型認知症　204，210

【い】

生きた経験　84，87，94，96
意志　14，15，18，25，52，72，84，99，161，168，187，215，219
　　──の過程　15，220
　　──の連続性　219
維持期　98，105，108
意識障害　115
意志質問紙　24
移乗　53，65
一般システム理論　3
易疲労性　180
意味のある活動　19，31，37，38，49，146，183，188，189，191，201，204，205，207，210，213，219，220，221
意味を持つ作業　64，71，72
陰性の感情　124

【う】

うつ傾向　37，60
うつ状態　33，140
運転　52，55，58
運動および処理技能評価（AMPS）　24，151
運動学モデル　2，9
運動技能　14，17，23，24，85，89
運動機能訓練　75
運動コントロールモデル　144
運動性失語　80

【え】

絵はがき　166
園芸　201，203

【お】

オープンシステム　46
屋外歩行　103
オレンジプラン　→認知症施策推進5か年計画の項を参照

【か】

介護老人保健施設　75, 84, 98, 115, 128, 191
階段昇降　103
改訂長谷川式簡易知能評価スケール（HDS-R）　29, 40, 85, 117, 118, 128, 132, 137, 213
海馬　204
回復期リハビリテーション病棟　28, 37, 39, 47, 48, 49, 61, 71, 72, 160, 168
開放システム　2
　　　──の力動性　2
会話　37, 186
科学革命　6
家族　18, 149
語り　84, 183, 192, 195, 206　→ナラティブの項も参照
価値　6, 9, 14, 15, 18, 19, 20, 30, 34, 37, 45, 95, 112, 113, 145, 152, 156, 188, 189, 191, 207, 219, 220
　　　──のある作業　191
　　　──を置いていた作業　52
　　　──を置く作業　49, 50, 56, 58, 60, 71, 167
活動選択　83, 121, 204
家庭復帰　39
感覚統合モデル　2, 99
感覚統合療法　117
環境　9, 14, 20, 23, 25, 28, 66, 72, 85, 99, 112, 126, 154, 156, 160, 165, 168, 215, 219
　　　社会的──　14, 17, 18, 30, 35, 46, 77, 146
　　　物理的──　14, 17, 30, 35, 81, 215
環境設定　33
環境調整　217
還元主義　9
緩和ケア　179, 180

【き】

記憶障害　217
機械論パラダイム　9, 10
危機期　6
起居動作　85
技能　9, 169
機能訓練　2, 10, 11, 42, 79, 84, 106, 145, 149, 157, 158, 169
機能再建助手　→reconstruction aidsの項を参照
機能障害　2
機能的自立度評価法（FIM）　50, 57, 62

希望　189
記銘力　170
協業　28
興味　9, 14, 15, 20, 24, 35, 45, 105, 110, 112, 134, 152, 156, 183, 188, 189, 217, 218, 219, 220
　　　──ある作業　186
興味チェックリスト　24, 100, 105, 109, 122, 169, 183
筋緊張亢進　54

【く】

クライアント中心　14, 19, 20, 28, 65, 205, 207
クラフト細工　106, 107, 133, 134
クリニカルリーズニング　35
車いす座位　53

【け】

経験　18
傾聴　42, 54, 135, 188, 192, 199
言語障害　100, 102
現実制約作用　85, 94, 96
現実組織化作用　96
見当識　170

【こ】

構音障害　61
高次脳機能　50, 64
　　　──障害　201, 204
構成的評価法　22, 74
行動障害　115, 125
合目的的動作　17
高齢機能障害　3
高齢者版興味チェックリスト　118
個人的原因帰属　2, 14, 15, 18, 21, 52, 76, 146, 149, 152, 156, 157, 161, 163, 165, 166, 167, 207, 215
コミュニケーションと交流技能　14, 17, 23, 24, 85, 215
　　　──評価　24
混合性失語　150

【さ】

在宅生活支援　160
在宅復帰　103, 104, 108, 112, 168
栽培　201, 203

作業形態　18, 25
作業行動　2, 9
作業行動場面　83
　　　──尺度　87, 88, 89
作業参加　16, 18, 23, 61, 64, 71, 179, 187, 188, 189, 215
作業質問紙（OQ）　24, 199, 204, 207
作業従事　25, 58
作業遂行　16, 17
作業遂行歴面接第2版（OPHI-Ⅱ）　83, 88
作業生活史　83
作業選択　83, 169
作業適応　5, 14, 18
　　　──障害　5, 47, 48, 52, 85, 124, 168, 191, 206, 220
　　　──状態　157
作業的生活　206, 207, 216
作業的存在　220, 221
作業的ナラティブ　96, 169, 206
作業同一性　5, 15, 18, 23, 83, 85, 94, 95, 96, 169
　　　──尺度　87, 88, 89
作業に関する自己評価・改訂版（OSAⅡ）　23, 39, 42, 43, 44, 45, 46, 47, 74, 99, 100, 104, 108, 129, 149, 150, 157
作業に焦点を当てた介入　180
作業に焦点を当てたモデル　14
作業のパターン　23, 116
作業剥奪　72
作業バランス自己診断　193, 198, 207
作業パラダイム　9
作業役割　83
作業有能性　5, 15, 18, 23, 83, 96, 169
　　　──尺度　87, 88, 89
作業歴　141, 173, 176, 177
左側無視　50, 64
サブシステム　4

【し】

自我の統合対絶望　95
自己効力感　84, 112, 113, 187, 188, 189
自己組織化　147
仕事　14, 16, 17
自己評価　24
自殺企図　55, 57, 58
自叙伝　60, 66, 67, 83, 84, 87, 88, 89, 94, 95, 96
システム　4
　　　──理論　9

自宅復帰　49, 57, 64, 68, 69, 71, 73
失語症　140
しているADL（P-ADL）　99, 104, 107, 108, 111
社会構成主義　96
社会的喪失　85
習慣　8, 9, 14, 16, 18, 20, 24, 29, 34, 45, 46, 52, 64, 72, 124, 152, 155, 156, 165, 167, 168, 169, 188, 193, 204, 207, 215, 216
習慣化　14, 16, 18, 25, 72, 84, 89, 99, 123, 125, 160, 161, 166, 189, 216, 217, 219
住宅改造　161
終末期　180
手工芸　105
趣味　160
障害老人の日常生活自立度（寝たきり度）　192, 199
焦点を当てた見方　6
小児の機能障害　3
小児版作業に関する自己評価　23
叙述的リーズニング　35
処理技能　14, 17, 23, 24, 85, 89, 215
資料収集　164
ジレンマ　37
神経発達学的アプローチ　165
神経発達学モデル　164
身体障害　3
信頼関係の構築　188
心理社会的障害　3
心理療法　9

【す】

遂行　20, 34, 215
遂行基準　19
遂行能力　14, 18, 25, 37, 51, 64, 65, 66, 69, 72, 76, 85, 89, 99, 125, 154, 156, 215, 219
　　客観的──　14
　　主観的──　14
水彩画　173
スケジュール帳　195

【せ】

生活史　183, 188
　　　──の叙述　83
生活の質（QOL）　49, 98, 128, 140
生活歴　87, 100, 105, 109, 138, 162, 204
生産的活動　89
精神分析モデル　9

精神保健福祉士（PSW）　216, 217
生体力学的アプローチ　165
生体力学モデル　144, 161, 164, 169, 170
世界作業療法士連盟（WFOT）　10
全身性機能障害　187
選択　15
　　活動——　15
　　作業——　15
前パラダイム期　6, 8
全米作業療法推進協議会　8
せん妄　117, 125, 126

【そ】

喪失　187
側頭葉内側部　204

【た】

ターニングポイント　87, 88, 94, 95
ダイナミカルシステム理論　4
旅　140, 144
ダブルシステム　47, 146, 147, 149, 155
短下肢装具　152
短期目標　42, 102, 105, 110, 133, 170
探索　58, 59, 219
短縮版・小児作業プロフィール　23

【ち】

地域包括ケアシステム　209, 220
地域リハビリテーション　149
注意障害　50
中核症状　201
中核的構成概念　6
昼夜逆転　65, 66, 68
長期目標　42, 102, 105, 110, 133, 170
超高齢者　28, 84
治療戦略　25
治療的仮説　164

【つ】

通所リハビリテーション　134, 149, 161, 170
杖歩行　100, 112

【て】

デイケア　81
適応　28

できるADL（C-ADL）　99, 104, 107, 108, 111
転倒の危険　170
転倒への恐怖心　160, 161

【と】

動機づけ　9, 15, 23, 220
頭頂葉　204
道徳療法　8
閉じこもり　169
徒手筋力検査　85, 170

【な】

内発的動機づけ　125
ナラティブ　38, 72, 86, 144, 146, 169, 183, 188, 207
ナラティブアプローチ　60
ナラティブ・スロープ　83, 84, 87, 89, 94, 95, 96
ナラティブ・リーズニング　83

【に】

日常生活活動（ADL）　14, 16, 17, 39, 85, 98, 106, 113, 140, 211
日課　16, 64, 83, 85, 120, 123, 215, 218
人間作業　14
人間作業モデルスクリーニングツール（MOHOST）　23, 61, 71, 116, 120, 122, 129, 130, 133, 136, 137, 138, 180, 181, 186, 187, 189, 207, 213, 218
認知機能の低下　171
認知症　115, 128, 170, 191
　　——高齢者　204, 205, 207, 220
認知症行動障害尺度（DBD）　211, 218
認知症高齢者の絵カード評価法（APCD）　24, 85, 191, 205, 206, 207, 210, 213, 216, 219
認知症高齢者の日常生活自立度　192, 199
認知症初期集中支援　209
認知症初期集中支援チーム　220
認知症施策推進5か年計画（オレンジプラン）　209
認知症短期集中リハビリテーション　115
認知症短期集中リハビリテーション実施加算　128
認知症の行動・心理症状（BPSD）　192, 198, 201, 203, 204, 205, 206, 207, 216, 218

【ね】

寝たきり　39

ネット手芸　33，37，38

【の】

脳血管障害　46
脳梗塞　40，51，100，104，108，161，162
脳出血　75
脳卒中　98
脳卒中後うつ（PSD）　49，140，145，147
能力　20
　　　──の自己認識　14，15，35，188，191

【は】

バーセルインデックス（BI）　152，161，166，170
徘徊　115，118，126，170
排泄　53，54，103
パラダイム　6，8
　　　──の転換　7，11
パラダイム期　6，7
　　　──への回帰　6
パラチェック老人行動評定尺度（PGS）　117
半構成的面接　83

【ひ】

非構成的評価法　22，51，74
非構成的面接　156
左片麻痺　104，108
左被殻出血　150

【ふ】

不穏言動　84
復職　52，55，56，58，112
ブルンストロームステージ（Br-stage）　29，40，50，64，71
文脈　168

【へ】

変化
　　　増大的──　58
　　　転換的──　58
　　　破滅的──　58

【ほ】

包括的評価法　23
訪問介護　170

訪問看護　170
　　　──ステーション　160
訪問リハビリテーション　160，161，169
ポータブルトイレ　29，31，32，33，34，54
歩行　105
　　　──訓練　79，80

【ま】

末期がん　180，187
マッサージ　134

【み】

右片麻痺　39，40，75，76，100，140，150，161，166

【め】

面接　162，163，167

【も】

妄想　115，117，126，195，201

【や】

役割　8，9，14，18，20，24，29，34，37，43，46，52，64，76，105，112，120，152，154，156，160，165，168，169，188，191，207，215，216，218，219，220
　　　──獲得　125
　　　──期待　19
　　　──再獲得　155，157，158
役割台本　16
役割チェックリスト　24，85，102，109，162，163，167，169，207
役割同一性　16

【ゆ】

有能感　9
有能性　58

【よ】

要素還元論　9
腰椎圧迫骨折　116
腰痛　117
余暇　57

予想　15

【り】

リーズニング　169, 204, 207
理学療法士及び作業療法士法　10
リクライニング式車いす　62, 65
立位保持　50

量的研究　99
料理訓練　43, 45
臨床実習　10
臨床認知症評価法－日本版（CDR-J）　211

【れ】

レース編み　135, 136, 137

事例の初出一覧

事例1
武山雅代，山田　孝，村田和香，佐藤朗代，小林法一：在宅に復帰した超高齢女性からみた回復期リハビリテーション病棟での作業療法の意味．作業行動研究8：35-41，2004．

事例2
牧山大輔，笹田　哲，山田　孝：回復期作業療法によって主婦役割を再獲得した事例〜夫婦両者へのOSA-Ⅱの活用〜．作業行動研究14：184-192，2010．

事例3
宗形智成，山田　孝：脳卒中で高次脳機能障害を経験し，自殺したいと語った男性クライアントに対する回復期リハビリテーション病棟での作業療法．作業行動研究16：201-209，2012．

事例4
宗形智成，山田　孝：回復期リハビリテーション病棟で肯定的な人生物語を紡ぎ出し，自宅復帰したADL全介助レベルの事例．作業行動研究17：36-45，2013．

事例5
山田　孝，石井良和：「作業に関する自己評価」により，状態悪化を引き起こしていた友人の死別体験が明らかになった高齢障害者に対する支援．作業行動研究7：54-59，2003．

事例6
佐藤晃太郎，山田　孝：人生と自己を再構築する超高齢者との協業〜100歳の自叙伝作り〜．作業行動研究16：237-247，2013．

事例7
篠原和也，山田　孝：脳卒中維持期の対象者に人間作業モデルを用いた作業療法実践の3事例の報告．作業行動研究14：41-50，2010．

事例8
長谷川由美子，山田　孝：人間作業モデルスクリーニングツール（MOHOST）の活用により認知症の行動障害の軽減に至った事例．作業行動研究14：274-282，2011．

事例9
色部千春，篠原和也，山田　孝：通所リハビリテーションを利用する認知症高齢者に対する人間作業モデルスクリーニングツールを用いた作業療法の効果．作業行動研究15：20-28，2011．

事例10
石川哲也，鈴木憲雄，京極　真，山田　孝，平井夏樹：「何もしたくない」と語った脳卒中後うつの女性が旅することで多くの作業参加に至った一例〜夫婦間における相互的社会的環境の良循環〜．作業行動研究11：38-44，2007．

事例11
田村浩介，原田伸吾，笹田　哲，山田　孝：通所リハビリテーション1事例に対する役割再獲得のための作業療法介入〜夫婦システムを考慮する必要性について〜．作業行動研究14：283-290，2011．

事例12
川又寛徳，山田　孝：一枚の絵はがきがもたらした変化からみる在宅生活支援．作業行動研究8：24-29，2004．

事例13
南　征吾，野藤弘幸，山田　孝：作業同一性を反映した作業に焦点をあてた訪問リハビリテーションがクライアント夫婦のコミュニケーションと交流を深めた事例．作業行動研究12：95-102，2009．

事例14
早川　亮，南　征吾，河津　拓，野藤弘幸，山田　孝：作業に焦点をあてた介入により，終末期において作業参加が改善した事例．作業行動研究15：29-37，2011．

事例15
井口知也，山田　孝，小林法一：認知症高齢者の絵カード評価法を用いた2事例の報告〜認知症高齢者に対するクライエント中心の考え方と作業に焦点を当てた作業療法実践を目指して〜．作業行動研究17：75-87，2013．

事例16
青山克実，山田　孝，井口知也，岩永拓也：軽度アルツハイマー型認知症高齢者に対する『認知症高齢者の絵カード評価法』を用いた作業療法の有効性．作業行動研究18：17-25，2014．

事例でわかる 人間作業モデル

2015年 9月15日　第1刷発行©
2020年 6月15日　第3刷発行

編著者	山田　孝
発行者	中村三夫
発行所	株式会社協同医書出版社
	東京都文京区本郷 3-21-10　〒113-0033
	電話(03)3818-2361　ファックス(03)3818-2368
	ＵＲＬ　　http://www.kyodo-isho.co.jp/
印　刷	永和印刷株式会社
製　本	有限会社永瀬製本所

ISBN978-4-7639-2140-6　　　定価はカバーに表示してあります

JCOPY〈(社)出版者著作権管理機構 委託出版物〉

本書の無断で複写は著作権法上での例外を除き禁じられています．複写される場合は，そのつど事前に，(社)出版者著作権管理機構（電話 03-5244-5088，FAX 03-5244-5089，e-mail: info@jcopy.or.jp）の許諾を得てください．

本書を無断で複製する行為（コピー，スキャン，デジタルデータ化など）は，「私的使用のための複製」など著作権法上の限られた例外を除き禁じられています．大学，病院，企業などにおいて，業務上使用する目的（診療，研究活動を含む）で上記の行為を行うことは，その使用範囲が内部的であっても，私的使用には該当せず，違法です．また私的使用に該当する場合であっても，代行業者等の第三者に依頼して上記の行為を行うことは違法となります．